U0209091

卓越医院 管理实践

ZHUOYUE YIYUAN GUANLI SHIJIAN

连鸿凯　主编

河南人民出版社

·郑州·

图书在版编目(CIP)数据

卓越医院管理实践 / 连鸿凯主编 . — 郑州 ：河南人民
出版社，2024. 10
ISBN 978-7-215-13540-6

I. R197. 32

中国国家版本馆 CIP 数据核字第 2024CK7115 号

河南人民出版社 出版发行
（地址：郑州市郑东新区祥盛街 27 号 邮政编码：450016 电话：0371-65788025）
新华书店经销　　　　　河南金之汇信息技术有限公司印刷
开本　710 mm×1000 mm　　　　1／16　　　　印张　22.25
字数　342 千
2024 年 10 月第 1 版　　　　　　2024 年 10 月第 1 次印刷

定价：70. 00 元

《卓越医院管理实践》编委会

序　言

又是一年玉兰花开！

郑州市中心医院已经走过了整整 70 个年头。从 1954 年建院，到今天国家创伤区域医疗中心落户我院，医院进入国家医疗服务新体系战略布局。医院综合实力跻身全省前列，成为"国家区域医疗中心北京积水潭医院郑州医院、郑州大学附属郑州中心医院、郑州市中心医院"三位一体的最佳体验医院。

走得再远，也不能忘记走过的路。1954 年，中华人民共和国纺织工业部抽调上海专家组建河南纺织管理局联合医院；1975 年归属郑州市，更名为郑州市第四人民医院，1996 年，获批成为三级甲等综合医院；1997 年，更名为郑州市中心医院；2011 年，成为郑州大学附属郑州中心医院；2016 年，成立郑州市中心医院医疗集团；2023 年，获批国家区域医疗中心建设项目。70 载砥砺前行，历代中心医院人传承"海纳百川、兼容并蓄"的海派优秀文化基因，熔铸"精艺、敏捷、创新、卓越"团队精神气质，薪火相传、拼搏实干，将奋斗历程铭刻于心。

具有远见卓识的领航者，科学预判战略定位。医院始终以"病人的需要是第一位的"为出发点和落脚点，运用卓越绩效管理理念，创立了以创伤、代谢学科群为引领的"一急一慢"学科发展体系，并进一步提出"建设诊疗精准、管理精益、体验最佳的国家区域医疗中心"的目标，勇攀高质量发展高峰。

全方位整合医疗资源。向上连接"国家队"——国家医学中心北京积水潭医院，实现技术、品牌、管理"三平移"。建立郑州市中心医院医疗联合体和中国创伤救治联盟河南省创伤救治联盟，促进优质医疗资源扩容下沉。获批郑州大学创伤与代谢研究院，促进了新质生产力的发展。郑州市中心医院的高级实践护士培养，推动了护理专业化学科发展。建设智慧医院，点燃高质量发展新引擎。建立互联网医院，打破医疗边界，使医疗服务更普及，就医体验更舒适。

关键过程管理，要素精准连接，效用最大发挥。医院开展精准医疗，实施品牌战略，打造"专精特新"技术高地。日间手术和加速康复，刷新就医速度。成为国家日间手术试点医院和全国第一批日间医疗质量规范化管理哨点医院，落地"无痛、无血、无栓、无应激、无感染、无风险""六个无"的专科疾病加速康复模式。强化急危重症"时间窗"管理，打造"1小时创伤急救圈"。慢性病智能精准管理，制定个性化健康解决方案，倡导健康生活方式，让健康触手可及。挂靠中国生物物理学会肥胖症研究分会，构建起"促、防、诊、控、治、康"分类闭环管理的代谢学科群体系。创建低感染医院，双重风险转变为双重受益。门诊一站式综合服务，从舒心就医到精准就医，就医获得感、幸福感、安全感进一步增强。

硕果盈枝，收获四方赞誉。市民信赖，员工自豪，同行赞许，政府满意。单孔腹腔镜完全腹膜外腹股沟疝修补术、颈深淋巴静脉吻合术、内科胸腔镜"一镜加一针"巨型肺大疱减容术等多项医疗技术填补省内空白。妇产科、消化内科、骨科入选"十四五"首批省级临床重点专科。日间手术年突破2万例。荣获国家加速康复外科骨科试点医院突出成效奖，2024年第一季度平均住院日降至5.76天。医院获批河南省创伤医学中心，分秒必争、高效救治，日急诊量居全国前列。河南省创伤救治联盟实现全省104个"千县工程"县域全覆盖。"代谢减重技术""腔镜甲状腺技术"进一步树立品牌效应，手术量居全省前列。健康管理40万名慢性病患者，"互联网医院"累计粉丝数突破200万。医院获批多项国家自然青年科学基金项目、河南省重点研发专项项目。荣获"全国百姓放心示范医院""提升医疗服务十大举措标杆单位""河南省群众满意医院"等称号。

郑州市中心医院倡导以最佳质量、最短时间、更低费用，实现患者获益最大化。践行卓越绩效管理模式，奠定基业长青之基，成就名科名院之名，彰显质量强院之实。中心医院就是患者心中最好的医院之一，中心医院的平台、管理、团队、构架、体系就是未来医院当下的最佳实践。

窗外玉兰花香扑面而来。使命在肩，初心如磐。阔步行进在新时代里，郑州市中心医院代表区域顶尖水平的国家区域医疗中心的建设发展，必将前景美好、未来可期！

郑州市中心医院党委副书记、院长　连鸿凯

2024 年 5 月

目 录

第一篇 构建新体系

第二篇 引领新趋势

第一篇

构建新体系

第1章

建设北京积水潭医院郑州医院
打造国家区域医疗中心典范

一、北京积水潭医院郑州医院建设背景

北京积水潭医院郑州医院是在国家区域医疗中心建设的背景下应运而生的。

(一)国家区域医疗中心建设

设置国家医学中心及区域医疗中心(以下简称"中心")是卫生健康领域供给侧结构性改革的重要内容,对于进一步完善区域优质医疗资源配置,促进优质资源下沉,建设中国特色分级诊疗制度具有重要战略意义。"十三五"规划实施以来,国家围绕影响人民健康的长期性、复杂性问题,结合高质量发展需求,支持建设若干综合类和专科类中心。通过"委省共建"等形式,从中央到地方对中心建设给予了大量政策支持和资金投入,以期通过发挥中心的辐射引领作用,减少患者外转率,减轻患者就医负担。

原国家卫生和计划生育委员会于2017年1月发布的《"十三五"国家医学中心及国家区域医疗中心设置规划的通知》指出:"国家医学中心和国家区域

医疗中心以一个适宜规模的医院为主体，联合本区域内其他医院（含1家中医医院）共同承担区域中心的功能和任务。"区域医疗中心应当承担医疗、教学、研究、预防和管理五个方面的功能任务，深入推进疑难危重症诊断与治疗、加强高层次医学人才培养、推动高水平基础医学研究与临床研究成果转化、解决重大公共卫生问题，推动高水平医院管理以及医改任务落实，并发挥引领、辐射和带动作用。

2019年10月，国家发展改革委、国家卫生健康委、国家中医药管理局等多部门联合印发《区域医疗中心建设试点工作方案》，确定河北、山西、辽宁、安徽、福建、河南、云南、新疆8个患者流出多、医疗资源薄弱的省份开展试点建设，在优质医疗资源短缺地区建成一批高水平的临床诊疗中心、高层次的人才培养基地和高水准的科研创新与转化平台，形成区域医学高地。

2021年7月，国家发展改革委、国家卫生健康委、国家中医药管理局等多部门联合印发《关于印发〈新增国家区域医疗中心建设输出医院名单〉的通知》，扩大政策覆盖范围，新增31家国家区域医疗中心建设输出医院，加快优质医疗资源扩容和区域均衡布局，"十四五"末基本完成国家区域医疗中心全国规划布局建设。

河南省委、省政府高度重视国家区域医疗中心建设项目，目前河南省已成功申报儿童、心血管、神经疾病、肿瘤、精神、呼吸、妇产、中医（肿瘤）、中医（脑病）、中医（儿科、呼吸、心脑血管）、中医（骨伤）、创伤骨科12个国家区域医疗中心建设项目。这12个项目就是12朵金花，其中的创伤骨科更是花落郑州市中心医院。

（二）建设北京积水潭医院郑州医院，是历史的选择，是中心医院的责任担当

1. 创伤骨科建设是重大公共卫生问题。

随着中国城市化进程的加速推进，居民生活节奏不断加快，各类创伤发生率明显增加。据不完全统计，中国每年因创伤就医高达6,200万人次，每年因创伤致死人数达70万—80万，占死亡总人数的9%左右，是排名第5的死

亡原因，而在 45 岁以下人群中，伤害性死亡则是排第 1 的死因。河南劳动人口占比居全国末位，创伤的高致死率、高致残率对家庭、社会造成的危害更大。另外，我国骨科疾病发病率和复发率都较高。据文献报道，目前我国 40 岁以上人群原发性骨关节炎（OA）的总体患病率已高达 46.3%，而且有逐渐上升的趋势。国家卫生健康委 2018 年 10 月公布的首个中国骨质疏松症流行病学调查结果显示：骨质疏松症已成为我国中老年人群的重要健康问题，50 岁以上人群骨质疏松症患病率为 19.2%，其中女性患病率达 32.1%，男性为 6.0%；65 岁以上人群骨质疏松症患病率达到 32.0%，其中女性为 51.6%，男性为 10.7%。患骨科疾病将成为导致人民群众生活质量明显下降的一个重要因素。《2020 年河南统计年鉴》显示，2019 年，损伤和外因、肌肉骨骼系统和结缔组织疾病位于河南省市级医院住院患者病种前 10 位，疾病构成占比 9%，严重威胁人民群众健康。

2. 建设北京积水潭医院郑州医院的现实深远意义。

国家卫生健康委医政医管局医院质量检测系统和中国创伤救治联盟大数据平台两个数据库数据显示，截至 2020 年 10 月，全国有 1,015 家综合医院建立了创伤中心 / 创伤外科，占比仅 3% 左右；28 个省（自治区）有 500 多个县级医院建立了创伤中心，创伤救治体系仅覆盖全国约 1/6 人口（约 2.3 亿）。中国创伤中心和区域性创伤救治体系建设方兴未艾、任重道远。

河南作为人口大省，与国内发达地区相比，创伤骨科等专业救治能力差距明显，不能满足区域内人民群众日益增长的对优质医疗服务资源的强烈需求。北京积水潭医院是第一批被纳入国家区域医疗中心试点范围输出单位，具有领先的医疗技术水平和较高的国内知名度，在创伤救治方面多有建树，其创伤骨科是国家卫生健康委临床重点专科。

为更好满足人民群众的医疗需求，在各级党委政府部门的高度重视和大力支持下，2023 年 7 月，郑州市中心医院与北京积水潭医院合作共建北京积水潭医院郑州医院（以下简称项目医院）国家区域医疗中心项目正式获批。郑州市中心医院严格按照国家区域医疗中心建设标准扎实推进项目医院的建设，努力打造国家区域医疗中心"河南样板"。

二、全国部分兄弟省份区域医疗中心落实情况

（一）各级主管部门对区域医疗中心的投入和政策保障力度不断加大

区域医疗中心建设，对国家有关部门、省级人民政府、输出医院均规定了明确的责任与义务，要求区域医疗中心所在省份加强建设投入和政策支持，积极引导各区域医疗中心落实其功能定位。浙江省和广东省在建设用地、资金保障及高层次人才引进政策等多方面给予区域医疗中心建设大力支持，推动打造区域"高地"；上海市以打造亚洲医学中心为目标，投入大量专项资金支持开展临床能力提升、科研平台建设与公共卫生保障等重大项目建设。在保障性政策改革方面，部分省份逐步探索完善了医疗服务价格调整和医保支付等相关的配套支持政策。例如，河南省开通特需医疗门诊绿色通道，特需门诊费用与输出医院保持一致；辽宁省上调国家儿童区域医疗中心三四级手术、疑难危重症救治、麻醉与护理等方面的医疗收费，在省内现行医疗服务基准价格的基础上，按照上浮不超过 10% 的比例，由该中心自主定价，对省内未核定价格的医疗服务项目，允许其根据同质同价原则，参照国家儿童医学中心的项目价格收费。

（二）逐步探索建立医疗中心管理运行机制

区域医疗中心积极探索建立管理运行机制。主要做法包括：一是明确组织架构，完善内部管理机制。多数区域医疗中心由输入医院院长担任中心主任，实行中心主任负责制，建立中心管理办公室，下设专门职能部门和业务部门，负责具体工作的实施与开展；同时制定中心章程和内部运行管理制度，并就院长办公会议事规则、财务管理制度等关键环节加强管理。二是逐步建立同类中心多主体医院间的协同运行机制。例如，国家批准国家儿童医学中心由首都医科大学附属北京儿童医院、上海交通大学医学院附属上海儿童医学中

心和复旦大学附属儿科医院联合建立。3 家医院通过主任联席会议制度、工作简报制度及学术交流制度，建立了协同运行机制，高效推进国家儿童医学中心工作的开展。三是加强科学决策，保障规范运行。部分中心成立了理事会，由输出医院院长、输入医院地区政府、卫生健康委、输入医院等人员组成，负责根据国家政策制定区域医疗中心建设规划，承担重大决策的咨询及监督，指导和督导中心的日常运作。

（三）各医疗中心承担职责任务有效落实

1. 疑难危重症收治数量和救治能力稳步提升。国家医学中心 2019 年收治的疑难危重症患者数量较 2017 年增长 29.28%；2019 年，国家医学中心各主体医院出院手术患者四级手术比例为 19.45%—69.23%，均高于 2019 年全国三级公立医院绩效考核中该指标的数据（17.24%）。对照各中心设置标准中的《疑难危重症病种清单》和《核心技术清单》，计算医疗中心近年收治病例中疑难危重症病种的占比，输出医院最高为 97.35%，输入医院最高为 100.00%；近 4 年开展核心技术覆盖清单占比方面，输出医院最高为 98.50%，输入医院最高为 96.80%。

2. 高层次人才队伍建设和辐射输出成效显著。其中中日友好医院作为国家呼吸医学中心的主体医院之一，将专科医师规范化培训、专科医师规范化进修、专科单项规范化进修相结合，打造了呼吸与危重症医学科专科医师高质量团队。

3. 重视基础医学研究和成果转化。国家医学中心通过国家级、省级重点实验室和国家临床医学研究中心等科研平台，积极组织开展高水平医学研究，承担国家级课题，发表高质量科研成果，并推动科研成果转化，编制疾病诊疗指南、技术规范和有关标准。2019 年，国家医学中心牵头制定或参与制定国际指南 23 项，较 2017 年增长 27.78%。科研投入与产出方面，88.89% 的国家医学中心主体医院每百名卫生技术人员科研经费连续 3 年保持在 200 万元以上，最高超过 1,000 万元；而 2018 年度全国三级公立医院绩效考核结果中，每百名卫生技术人员科研经费超过 200 万元的医院占比仅为 5.64%。

4.加强现代医院管理。以建立现代医院管理制度为抓手,实施结构性调整,不断推进医院管理科学化、规范化和精细化。2019 年,国家医学中心主体医院医疗服务收入在医疗收入中的占比最高为 30.64%,国家区域医疗中心主体医院该指标最高值为 39.89%;其信息互联互通标准化成熟度测评均达到四级或以上水平。

三、北京积水潭医院郑州医院建设现状

(一)四方共建,推动项目落地

项目建设坚持四方共建,即由河南省人民政府、郑州市人民政府、北京积水潭医院和郑州市中心医院联合共建国家区域医疗中心。

省、市政府及各相关委局高度重视国家区域医疗中心项目,围绕工程建设、体制机制、资金保障、技术引入、人才引进、科技创新、人员编制、医疗保障等方面制定政策清单。对于工作推进中遇到的新情况、新问题,通过"一事一议"机制协调解决,积极推进国家区域医疗中心建设。

1.建立分包牵头推进机制。河南省推进国家区域医疗中心建设领导小组采取"一项目医院一对策方案、一项目医院一牵头领导"方式,建立国家区域医疗中心建设项目领导分包牵头推进机制,不断强化责任落实,持续加强督促协调,追踪问效,全力推进国家区域医疗中心建设高质量发展。2023 年 11 月 10 日,省、市政府领导带队回访北京积水潭医院,以推进国家区域医疗中心建设。回访中,省、市政府领导分别就项目医院建设过程中应尽的责任进行表态,将从资金保障、医保政策、派驻人员薪酬及保障等方面予以支持,并要求北京积水潭医院增加项目常驻管理干部及专家数量,不断提升北京积水潭医院郑州医院的医疗服务能力,提升区域医疗服务水平,为人民群众提供优质便捷的医疗服务,早日实现"大病不出省"的目标。此次回访是省委、省政府,市委、市政府推动国家区域医疗中心建设的重要举措,进一步推动了与北京积水潭医院的深入合作。

2. 完成省、市协议签订。按照批复文件最新要求，2023 年 10 月 17 日，郑州市人民政府与首都医科大学附属北京积水潭医院重新修订了合作共建国家区域医疗中心协议。2023 年 12 月 29 日，河南省人民政府与首都医科大学附属北京积水潭医院正式签订合作共建协议。

3. 启动长期派驻事项，举行项目医院揭牌仪式。2023 年 12 月 28 日，北京积水潭医院郑州医院执行院长查晔军、副院长杨德金、创伤骨科专家刘国会、泌尿外科专家周宁被派驻到郑州。2023 年 12 月 29 日，河南省宋争辉副省长、北京积水潭医院蒋协远院长共同为"北京积水潭医院郑州医院"揭牌。揭牌仪式上，郑州市副市长陈红民为蒋协远院长颁发北京积水潭医院郑州医院总院院长聘书。12 月 29—30 日，蒋协远院长带领 10 名临床科主任等共 22 名专家指导国家区域医疗中心项目建设，召开见面会、项目建设座谈会，开展查房会诊与业务指导、义诊、学术讲座，调研项目医院与过渡院区工作。

4. 创新医疗服务体制机制。北京积水潭医院专家在郑州特需诊察费参照北京积水潭医院特需 / 国际医疗门诊专家出诊费标准执行。郑州市医保局已完成论证并报备省医保局，特需门诊收费编码已获批，北京积水潭医院专家已开诊。2023 年，河南省科学技术厅出台的《进一步加强国家区域医疗中心建设的若干支持政策》明确指出：支持区域医疗中心作为科研项目的独立承担单位，给予单列申报计划指标申报各类省级科技计划，并在同等条件下优先予以支持；支持区域医疗中心输出医院派驻人员依托输入医院牵头申报省级科技计划，其不受执业医师证注册地等限制；重点支持区域医疗中心输出医院派驻人员申报中原学者、中原科技创新领军人才、中原科技创业领军人才等中原英才计划（育才系列）项目。

（二）京豫携手，深化合作机制

2023 年，北京积水潭医院郑州医院执行院长查晔军多次到我院指导过渡期合作方案及学科建设方案。经与北京积水潭医院充分协商，根据专业建设发展实际，北京积水潭医院根据需求分层分类、分批分次派驻人员。

1. 开通"北京—郑州 24 小时手术绿色通道"。对于创伤急救技术及确定性治疗，以患者需求为导向，建立北京—郑州创伤急会诊联动机制。持续深化远程会诊工作，搭建区域医疗协同远程会诊中心，随时启动远程会诊、在线诊疗。深化创伤患者疑难病例讨论机制。

2. 建立专科固定对接机制。第一批派驻创伤骨科、关节外科、泌尿外科等 4 位专家长期驻扎。北京积水潭医院派驻专家担任科室执行主任，指导学科建设，从医、教、研、防、管等多方面开展深度合作，力争 3 年内引进至少 20 项新医疗技术，全面提升学科综合能力与医疗技术水平。此外，为尽快实现项目医院与北京积水潭医院同质化管理，北京积水潭医院与郑州市中心医院建立人才共享互动机制，充分做好项目医院人才储备工作。

（三）久久为功，成效初现

1. 项目建设方面。北京积水潭医院郑州医院国家区域医疗中心项目依托郑州市中心医院高新医院（双湖院区）实施。郑州市中心医院高新医院（双湖院区）工程建设项目是市政府重点建设项目，2022 年 4 月开工建设，目前项目推进顺利。项目医院工程主体部分加紧施工，门诊医技综合楼标段、病房楼标段、行政科研楼标段主体均已封顶。急诊楼、门诊医技楼、行政科研楼、住院部等计划于 2025 年 3 月完工。原工期计划 2025 年年底投入使用。

2. 医疗技术方面。2023 年，北京积水潭医院指导疑难复杂手术 20 例，填补空白技术 2 项。2023 年开展远程会诊 102 例，涉及创伤相关专业 19 个。安排胸外科、泌尿外科、创伤骨科、足踝外科、运动医学科、矫形骨科、小儿骨科、骨肿瘤科、脊柱外科、放射影像科、重症医学科、康复医学科等专业专家到院会诊、查房、手术指导，开展学术交流。北京积水潭医院专家会诊响应效率较其他大医院高出 50%，有效提升了患者就医体验。据统计，24.5% 病例患者能在非工作时间段享受到北京积水潭医院高效优质的医疗服务。

2024 年，制定《外科能力提升行动计划》《关于创伤骨科、关节外科、脊柱外科、泌尿外科质量控制工作方案（试行）》，实施质量控制周会制度。与北京积水潭医院建立创伤骨科联合大查房制度，系统提升相关专业团队业务能力。

3.科学研究方面。2024年制定《北京积水潭医院郑州医院临床科研能力提升培训实施方案》，遴选120余项院内临床科研项目，由北京积水潭医院专家评审选优，拟推荐纵向项目申报，进一步加强医院临床型科研人才储备，遴选高水平临床科研团队。2024年4月12日，开始第一期科研系统方法学培训，参加培训195人。2023年，在输出医院的指导带动下，医院获批郑州市创伤医学研究重点实验室，取得各级纵向科研立项63项，其中国家自然科学基金青年项目3项。获批河南省自然科学奖2项、市厅级科研成果奖励16项。发表论文115篇，其中SCI 62篇、中华核心11篇、北大中文核心42篇。参与发表国家级团体标准2项、指南与专家共识14篇。

依托医院创伤骨科连鸿凯教授申报的"腹部和盆腔损伤出血控制技术的集束化研究"项目获批河南省重点研发专项，"骨质疏松症患者创伤的急救措施与治疗研究"项目获批郑州大学天健先进生物医学实验室重点研发专项。连鸿凯教授团队与北京积水潭医院蒋协远教授团队合作开展"骨质疏松骨折患者的急救措施优化与相关治疗"科学研究；与北京积水潭医院吴新宝教授团队合作开展"严重创伤后（血流动力学不稳定骨盆骨折早期救治）紧急止血的方法和产品"科学研究。康复医学科王景信教授参编了由北京积水潭医院蒋协远教授等领衔编写的《中国下肢骨折术后负重专家共识（2023）》，于2023年2月发表于《中华创伤骨科杂志》。

4.教学培训方面。每周一至周三定期举行北京积水潭医院郑州医院骨科临床能力提升培训，以及骨科无菌术等外科技能培训，由北京积水潭医院骨科相关专家线上授课，医院相关人员参加听课。截至2024年3月，已培训20场次，我院累计参与培训894人次。北京积水潭医院重症医学科白颖主任到郑州的国家级继续教育项目"重症创伤诊治新进展学习班"上授课，授课的题目是"严重骨折围手术期凝血管理"。

5.人才培养方面。郑州市中心医院现有硕士研究生导师51人，其中创伤骨科相关专业17人；2023年招录创伤骨科相关专业硕士研究生9人，目前在院培养硕士研究生共计100人。年度完成13所医学院校7个专业430名实习生的实践教学任务。目前拥有住院医师规范化培训专业基地18个，涵盖创伤骨科大部分核心科室和部分支撑科室。2023 年共招录创伤骨科相关专业学员 49 人。

我院派出神经外科、胸外科、泌尿外科、康复医学科等专业的 5 名医师、1 名护士、1 名技师到北京积水潭医院进修创伤专科,已累计选送 21 人次进修培训。2024 年 3 月 25—29 日,派出第一批管理干部及骨干 9 人前往北京积水潭医院开展为期一周的交流学习,参加输出医院院周会与科室日常工作,促进管理共享,为双方深度合作、共建国家区域医疗中心储备人才梯队。

6. 省内就医外转情况。2023 年,辐射带动和提升河南省医疗技术水平和服务能力,逐步降低跨省、跨区域就医数量。北京积水潭医院河南省患者住院率从 7.1% 下降到 6.1%,降低了创伤骨科疾病患者外转就医诊疗的负担。

四、项目医院未来展望

初心不改,使命催征。2024 年,郑州市中心医院将"全面建设国家区域医疗中心"纳入十项重点工作,进行强力推进。未来,我们将进一步贯彻落实国家区域医疗中心政策要求,持续加强与上级部门主动沟通。全面深化与北京积水潭医院合作,实现资源、平台、信息、人才、技术共享。将中心打造成以创伤骨科、创伤救治为优势学科的"大专科、强综合"北京积水潭医院郑州医院,引领区域创伤骨科发展。实现跨省、跨区域就医大幅减少和"大病不出省"的目标,降低河南省乃至中部地区严重创伤、创伤骨科专科疾病患者诊疗负担。力争全面建成立足河南、服务中原、辐射中部区域,具有全国示范效应的国家区域医疗中心。

第2章

医联体建设探索与实践

一直以来，中国医疗卫生资源尤其是优质医疗资源总量不足、结构不合理、分布不均衡，特别是基层医院，人才缺乏已成为保障人民健康和深化医改的重要制约因素。习近平总书记指出，要把人民健康放在优先发展的战略位置，重点引导医疗卫生工作重心下沉。分级诊疗制度是我国"五项基本医疗制度"（分级诊疗制度、现代医院管理制度、全民医保制度、药品供应保障制度、综合监管制度）之首，也是开展医疗卫生体系供给侧结构性改革的重要抓手。郑州市中心医院贯彻分级诊疗制度建设的十六字方针，即"基层首诊、双向转诊、急慢分治、上下联动"，不断探索建立医疗联合体等多种分工协作模式，发挥大型三甲医院的技术优势和引领作用，促进和带动基层医疗机构的技术、管理与服务升级，助力医疗服务体系建设，更好服务于人民群众健康。

一、国内外医联体建设现状

（一）英国：国家医疗服务体系（NHS）

英国的医联体被称作国家医疗服务体系（National Health Service，NHS），由各级公立医院、社区医疗中心、各类诊所和养老院等组成。在英国，大多数城镇都有自己的医院联合体，能够为国民提供日常所需的医疗服务。NHS

的宗旨是实现医疗服务的公平和可及，通过实施以社区全科医生首诊为基础和双向转诊为途径的分级医疗体系制度，实现了医疗服务体系内的资源整合。英国的健康质量框架（Quality Outcomes Framework，QOF）被列入全科合同，其评估指标直接与全科医生的薪酬挂钩，患者转诊时必须注册家庭医生并签约；除急诊危重症外，一般病患必须经全科医生转诊，否则医保不予支付，医院也不直接收治。

英国通过实施社区全科医生首诊制度和双向转诊制度，实现了医疗服务体系内的纵向资源整合。英国以自由执业的全科医生作为医疗体系的守门人，并由他们决定卫生资金的流向和患者的就医选择。90% 的门诊由全科医生承担，只有约 20% 的患者会流向专科医院。

（二）美国："凯撒模式"

凯撒医疗集团是目前美国最大的医联体，其开创的"协作医疗模式"对"促进健康"的关注度高于"治愈疾病"，其健康管理结果更是作为评价医疗服务结果的重要指标。它主要有两种模式：一是资金预付模式。资金预付模式实质是一种会员制度，普通群众通过向凯撒基金健康计划 (Kaiser Foundation Health Plan，KFHP) 缴纳不同档次的会员费成为不同等级的会员，KFHP 将会费预付给由医生或医生团队组成的营利性组织——永久医疗集团 (Permanent Medical Groups，PMGs)，以及非营利性质的凯撒基金医院 (Kaiser Foundation Hospitals，KFHs)。二是医疗服务传递合作模式。KFHP 收取会费后会与 PMGs 一起为会员制订不同的医疗服务计划，并由会员自主从 PMGs 中选择自己的家庭医生，当会员的病情超出家庭医生的诊疗范围时，由该医生负责将会员转诊到 KFHs，进行专科医疗。KFHP、PMGs 与 KFHs 组织之间实现了一种闭环形式的合作模式，相互排他，实现了初级卫生保健和专科医疗的合作，建立了严格的分级诊疗制度，也确保了该体系运行的效率与稳定性。

美国强制性的家庭医生制度以及无转诊介绍下高额的费用，使分级诊疗模式效果非常明显。

（三）江苏镇江医疗集团

2009 年，江苏康复医疗集团成立。其在建立之初，就被定位为以资产为纽带的紧密型医疗集团。首先，在组织架构方面，镇江市政府委托卫生局作为出资人履行办医职能，成立以镇江市第一人民医院为核心，包括 5 家二级医院和 10 家社区卫生中心的医疗集团。其在管理体制上的创新突破是，实施与卫生行政部门管办分离，建立了公立医院法人治理结构，既具有公益性，也充分调动了各参与主体的积极性。

其次，在资源整合方面，组建了临检、影像、采购配供、消毒供应、信息和社区卫生管理 6 大中心，建立公立医院与社区卫生机构之间的双向转诊的分工协作机制。在加大社区标准化建设的同时，对基层医疗卫生服务实行网格化管理，使社区卫生服务机构的整体服务水平得到显著提高，并且合理分流病患，促进形成"小病在社区，大病进医院，康复回社区"的就医模式。这种方式在缓解"看病难"的同时，也让医疗集团共享医疗资源，使医疗卫生服务体系的整体效率得到提高，提高了医疗资源的利用率，降低了运营成本。同时，建立合理有效的激励机制，在选人用人机制上更加灵活，在分配制度上引入绩效工资制，调动了医务人员的积极性；对大医院下派医生坐诊社区进行财政补贴，且下派医生会优先晋升职称。在社区开设康复联合病房，对下转至社区的康复患者，由医院派遣主任和护士长，并解决设备、药品、护工、转诊等问题，开展同质化医疗护理服务。

最后，在配套政策等方面，镇江充分发挥卫生管理部门统筹管理医疗保险和医疗卫生服务的优势，进行了以总额预算、按病种付费、按人头付费等方式相结合的组合支付方式改革。

（四）深圳罗湖医疗集团

2015 年，深圳以罗湖区为试点，启动以行政区为单元的医疗机构集团化改革。罗湖医疗改革整合了 5 家医院和 23 家社区康复中心，组建医疗集团。在人员编制一体化、运行管理一体化、医疗服务一体化的原则下，集团内的医生实现了自由流动，解决了基层缺医的问题，为居民提供"预防—保健—治疗—康复—护理—养老"全程服务。在资源方面，优化重组医院内部"同类"资源，集约设立医学检验、放射影像、消毒供应、健康管理、物流配送、信息管理等资源共享中心，大大降低了运营成本。在组织架构方面，罗湖医院集团通过组建统一法人统筹全区医疗资源，构建新的法人治理结构，建立责任共同体，解决了区属医院设置小而全、重复建设、效率低下、同质竞争等问题；通过做强社区康复中心，做实家庭医生签约服务，努力破解社区康复中心"缺医、少药、没检查"难题，建立健康共同体，解决社区康复中心优质资源匮乏、群众不信任等问题。集团采用"医保经费总额包干、节余奖励"的新型医保支付模式，倒逼医院不断提升技术水平和服务质量，实现从"治病挣钱"向"防病省钱"的转变。由于不限制居民选择医院，且居民在外就医的医保费用要从集团总额中支付，医院集团只有通过做好预防保健和健康管理，让签约参保人少生病、少生大病，才能多获益。

罗湖医疗集团的一大创新点是，以医院集团打包整体支付为纽带，建立"总额管理、结余留用、合理超值负担"的激励机制。另一亮点是，将居民健康状况等作为量化指标，将考核结果与财政补助、集团领导班子年薪挂钩；实施基层全科医生享受公立医院在编人员同等待遇举措，将基层工作经历作为集团医务人员回城、职务晋升的条件等。

包括上述江苏和深圳的先进单位在内的中国医联体的建设实践，为中国医疗事业的改革作出了充分的贡献。医联体建设的最终目标是借助"整合医疗"，实现连续的、长期的群众健康保障，实现从治好病到防好病的转变，向保障全民健康的"健联体"迈进。

二、医联体建设的实践与探索

2012 年 11 月 17 日，在原河南省卫计委和郑州市政府的支持下，由原郑州市卫计委主导，以郑州市中心医院为牵头单位，与医院驻地附近的 44 家医疗机构签约组成跨行政隶属关系的河南省首家区域医疗联合体。医联体内各医疗机构均为独立法人单位，郑州市中心医院对医联体成员单位实施帮扶，建立医联体内分级诊疗、双向转诊、人才培养等机制，建设分层级、功能完善的防治康复相结合的新型城市医疗服务体系。以中心医院的技术力量带动基层医疗机构能力的提升，在共同章程框架下，相互协作、共享资源，为群众提供安全、连续的基本医疗服务。2014 年，医联体联合省内县级医院组建了协同发展战略联盟，2016 年，郑州市中心医院医疗集团成立。郑州市中心医院医联体的组建开启了以"优化资源，分级诊疗"为目标的实践之路。

（一）医联体内部组织架构

2012 年 10 月 23 日，郑州市中心医院正式牵头成立医联体理事会，并起草医联体共同章程，明确组织架构、战略目标、合作模式等。郑州市中心医院医联体是区域内具有独立法人身份的医疗机构，成员单位秉承自主自愿原则，在医联体章程下，共同协作，共同发展。医联体理事会为最高决策机构，下设医联体理事会办公室，负责协调管理具体医联体事务。医联体专家顾问办公室，则主要为医联体发展提供建议。2013 年 12 月，组建了医联体医疗、护理、院感质量管理委员会，对医联体内的医疗、护理、院感质量进行监测、指导（见图 2-1）。

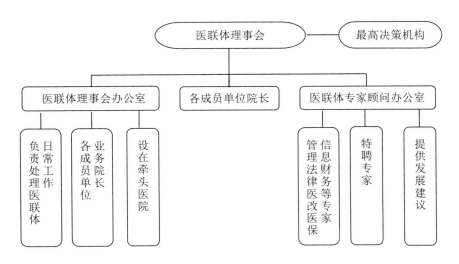

图 2-1　医联体组织架构

（二）构建医联体信息化资源共享网络

以"规划先行，资金支持"为指导原则，医联体制订了系统完整的信息化构建方案，并经过多种渠道，向市政府争取到对医联体信息化建设的支持。2013 年 6 月，成立了医联体远程诊断中心。远程诊断中心向成员单位免费投放远程心电 93 台，连接远程影像 48 家单位，开通远程会诊 58 家单位，初步搭建起医联体远程诊断网络。

（三）质量巡查，同质化医疗的极佳途径

针对医联体成员单位多、分布广的特点，由医联体医疗、护理、院感质量管理委员会制定质量巡查内容，医联体理事会办公室制订巡查计划，巡查组专家指导、检查、培训相结合，坚持规范开展质量巡查工作。

10 余年来，共完成巡查 16 次，出具巡查报告 5,000 余份，参与质量巡查工作的专家有 200 余人。

（四）双向转诊，互联互通生命的"桥梁"

2015 年 8 月，郑州市中心医院组建医联体综合服务中心，开通 1 个号码 6 条专线，统筹调派转运车、急救车，免费接送医联体内转诊转检患者。2017 年，在医联体综合服务中心的基础上，整合全院资源，成立 96595 综合服务平台，开展了双向转诊、预约诊疗、综合调度、健康管理、投诉受理及满意度调查各项业务，在医联体内形成规范高效的闭环管理和"一键式"便捷服务模式。双向转诊制度，对转诊患者实行免费接转诊服务，建立双向转诊日报、月报、分析讲评以及转接诊服务质量考评等制度，促进患者下转，监督服务质量，打造双向转诊绿色通道，搭建了互联互通的保障生命的"桥梁"。医联体积极探索转诊信息化，于 2020 年 8 月上线郑州市中心医院双向转诊系统。互联网双向转诊系统终端包括 PC 端和移动端，功能包含上转（检查、住院、日间手术）、下转（门诊、住院）、管理审核、沟通反馈、消息提醒、数据统计等模块。

医联体成立至今，双向转诊人次逐年攀升（见图 2-2）。

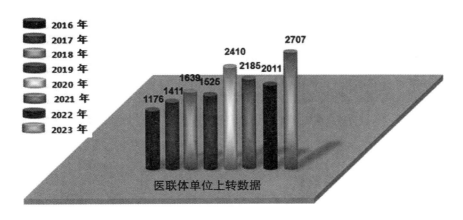

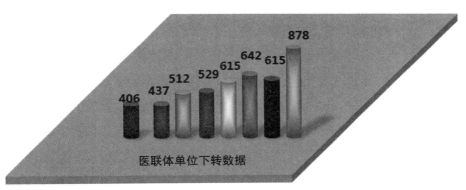

图 2-2　医联体单位上转、下转数据

（五）远程培训，为梦想插上翅膀

建立远程培训制度，出台医联体相关培训方案、培训计划、人才培养工作规范等，免费接收成员单位医务人员进修学习，并免费提供住宿。2019 年年初，郑州市中心医院依托互联网开通了医联体远程教学培训平台，定期面向成员单位开展远程培训。每年制订远程培训计划，组织中心医院临床科室业务骨干，以关键技术、急危重症一体化救治技术等为主要培训内容，对成员单位的相关技术人员进行培训。截至 2023 年年底，累计进行远程培训 182 场，每期参与单位 30 余家，累计培训 4.5 万余人次。培训效果显著，整体满意度达 97% 以上。通过持续性培训,医联体的管理、技术能力被基层单位广泛认可,医联体各成员单位的技术管理水平也显著提高。

2020 年,医联体正式上线远程课程点播学习平台,培训课程视频录制剪辑制作后及时上传至平台,学员注册登录平台即可根据需求不限次数点播学习。截至 2023 年年底,制作上传课程视频共计 105 个,视频课程得到基层单位医务人员的普遍好评。

（六）精准帮扶，医师的快速成长之路

本着"按需帮扶,按需供给"的原则,深入了解医联体成员单位的发展意愿、技术能力,针对实际情况,郑州市中心医院对医联体成员单位开启了"变大水漫灌为精准滴灌,变输血帮扶为造血帮扶"的新型帮扶模式。

如何让基层医院的技术、设备、人才、管理再上一个新台阶,更好、更方便地为患者服务,是郑州市中心医院领导者经常思考的重要内容。郑州市中心医院医联体成员单位多,体制不同,管理模式不同,各方需求不一,因此,帮扶不能"一刀切"。比如,位于新密市的郑州中康医院,加入郑州市中心医院医联体的时间较晚,之前与郑州市中心医院的联系并不紧密。精准帮扶工作开展以来,郑州市中心医院神经内科六病区主任刘喜灿负责中康医院的帮扶工作,此后,两院间交流逐渐多了起来。郑州中康医院是国家卫生计生委脑卒中筛查与防治基地医院、中国卒中中心联盟医院,脑卒中患者很多。郑州市中心医院作为河南省最早建设的卒中中心之一,是国家高级卒中中心,曾获得全国"卒中先锋奖"金奖。于是,刘喜灿以郑州市中心医院高级卒中中心建设的成功经验为基础,针对郑州中康医院实际情况,采取了一系列帮扶措施。邀请中心医院急诊与重症医学中心、CCU、血管外科、心脏外科等多学科专家联合查房、会诊、作专题培训。精准帮扶,提高了郑州中康医院救治危重患者的能力。

（七）探索医联体建设新模式

为落实全市卫生健康工作会议精神,郑州市中心医院承担起高新区沟赵

社区卫生服务中心联建任务。在该中心原有人员和对其技术帮扶的基础上，我院围绕公共卫生服务能力、基本医疗、急诊急救、信息化建设等，对其开展全面规划和改造，创立了对医联体成员单位全面帮扶的新模式。在 2 个月内，完成了社区卫生服务中心标准化建设，组建公卫、家庭医师团队，为所辖社区居民提供"一对一"基本医疗服务。全面运营郑州市 65 号急救站，全年该急救站出诊时间平均为 8 分钟，死亡率下降至 2.67%，基本满足了辖区群众公共卫生和基本医疗需求。2023 年，全年高新区沟赵社区卫生服务中心就诊 124,803 人次，同比增长约 20%；出院患者约 1,520 人次，同比增长 13%；业务总收入首次突破 3,000 万元，达到 3,056 万元，同比增长 41%。

（八）市县一体，推进紧密型县域医共体建设

2023 年 6 月 10 日，郑州市医改办下发《郑州市市县一体推进紧密型县域医共体建设提质增效工作方案》，要求进一步落实市委、市政府关于市县一体高质量推进紧密型县域医共体建设，促进优质医疗资源扩容、均衡布局、下沉基层，形成市级统筹、市县联动、数字赋能、分级诊疗的有序就医新格局。郑州市中心医院积极响应文件精神，将医共体建设纳入医联体框架之中，制定下发医院工作实施方案、推进计划，组织召开工作推进研讨会，成立工作专班，借鉴医联体合作、专科共建、远程协作、急危重症协同救治等方面的实践经验，对县域医共体薄弱专科重点帮扶，支持县域五大中心建设，致力于解决远程心电、影像、病理等疑难诊断问题并进行质控。对口援建专科疾病的县域就诊率达到 90% 以上，树立了"市县一体、专科共建、技术突破、管理提升"四个标杆，全面提升了县域卫生健康服务保障水平。

截至目前，医联体成员单位有 100 家（见图 2-3），职工 1.8 万余人，其中医疗卫生技术人员 1.3 万余人，开放床位 1.3 万余张，服务覆盖五 5 区 6 县市，服务人口 300 多万。

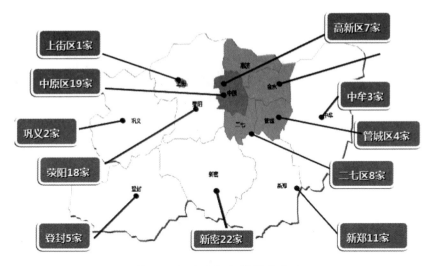

图 2-3 医联体成员单位分布

通过 10 余年的医联体探索建设，在上级部门的正确领导和各成员单位共同努力下，医联体各项业务都得到了一定程度的发展和提高。截至 2023 年年底，医联体各成员单位门急诊共计 6,352 万余人次，年均增长 28.65%；出院共计 304 万余人次，年均增长 34.68%。从"竞争"到"协作"，医联体建设实现了医疗机构资源共享，并与基层医院建立了技术设备共建共享、人员培训灵活多样的带动帮扶长效机制。在这个过程中，5 家成员单位从一级医院荣升为二级医院；18 家成员单位陆续筹建了胸痛、卒中、创伤中心；多项适宜技术在医联体单位落地生根，协助组建专项技术团队 28 个，救治基层患者千余人。

郑州市中心医院医联体以保障和改善人民健康为中心，立足群众需求，积极探索，勇于实践，得到了各级领导的关怀关注和社会各界的广泛认可。2014 年 4 月 9 日，时任国务院副总理刘延东亲临郑州市中心医院调研考察医联体工作，并对医联体工作给予高度评价；同年，时任河南省省委书记、省人大常委会主任谢伏瞻以及省卫生健康委有关领导多次到我院调研医联体工作，均高度认可医联体建设。医联体建设也得到同行的认可，自成立以来，接待了全省近 100 家医疗机构到我院参观交流。2018 年，郑州市中心医院连获省、市卫生健康委"医联体建设工作先进集体"荣誉称号；2019 年 12 月 19 日，成功举办河南省医联体建设现场观摩会；2021 年，我院的《以医联体为

抓手　提供连续性服务》先进典型案例获国家卫生健康委医政医管局通报表扬；2022 年，在全国医联体建设实践案例征集活动中，我院的《迭代升级医联体探索之路　深耕细作夯实区域服务能力》案例荣获城市医疗集团十佳典范单位第 2 名、最佳人气奖等荣誉。

三、构建医联体"1小时急救圈"，形成精准闭环救治链

根据国家《"健康中国 2030"规划纲要》和《关于推进分级诊疗制度建设的指导意见》，作为三级医院的郑州市中心医院，提供急危重症和疑难复杂疾病的诊疗服务，是一项重要任务。

经过对基层急危重症救治水平不足原因的调研和分析（见图 2-4），基层医疗机构存在院前急救时间长、急救设备落后、急诊科布局设置不合理、医务人员配比不合理、现场救治与救治医院缺乏信息联动等问题，导致急危重症患者致死率、致残率高的现状。因此，建立科学、高效、快速的医联体内"1小时急救圈"迫在眉睫。

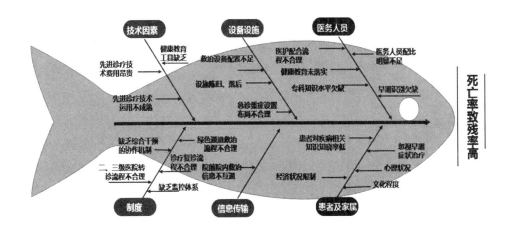

图 2-4　基层医疗机构急危重症救治存在问题

（一）探索一体化救治，打造"区域黄金时间救治圈"

郑州市中心医院积极探索一体化救治，积极打造"区域黄金时间救治圈"：强化优化绿色通道，做到快速诊断与治疗、先诊疗后收费、导管室24小时值班、一键启动导管室；积极探索医联体内各医院之间联动机制，联合打造危重症院前院内急救一体化、智能化综合救治体系，建立患者从急诊、抢救、留观、重症监护治疗、康复和门诊随访一体化院内急诊医疗服务系统，形成闭环管理。

（二）打造"1小时急救圈"，建设医联体急危重症救治体系

以患者的需求为导向，以患者的生命安全为目标，"打造'1小时急救圈'，建设医联体急危重症救治体系"（见图2-5）是郑州市中心医院医联体2018年10件实事之一。

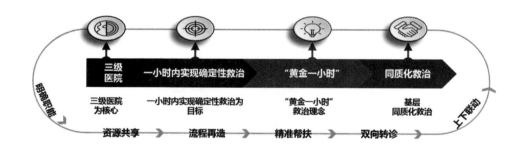

图 2-5 "1小时急救圈"建设

以郑州市中心医院胸痛中心、卒中中心、创伤救治中心为着力点，以急诊重症协会为抓手，在医联体内推行完善"三大中心"规范化、体系化建设；成立"三大中心"质控巡查小组，以"三大中心"的成熟技术和救治体系，有计划、有步骤地在区域内推广，面向医联体内紧密层——二级医院开展精准帮扶。通过"三大中心"质量控制小组，设定质控评价标准，制定质量巡查工作机制，实现同质化管理；设立专科秘书，加强涉及"三大中心"相关专业之

间的交流与合作。每周一次派专人到负责医院开展工作，工作内容包括帮助对方建立急诊急救规范化体系，提升急诊应急处置能力，规范双向转诊绿色通道流程，最终达到与紧密层医院实现同质化管理的目的。在体系化建设的同时，共同探讨做好双向转诊患者的管理工作，定期向转诊单位反馈和交流。

3 年来，共完成相关专业巡查 40 余次，专业培训讲座 130 余场，培训医务人员 2,000 余人，协助成员单位打造标准化急救站和创建"三大中心"。成员单位的"中心"建设通过国家验收的单位由 12 家提升到 40 家，增幅达 191.67%；救治人次占比由 2.58% 提升至 8.26%，救治成功率由 80.50% 提升至 88.26%。

（三）推进文化建设，提升核心竞争力

医院的高质量发展，需要打造自己的核心竞争力，医院文化建设是核心竞争力的重要内容。

瑞典著名品牌宜家初创于 1943 年，从文具邮购业务开始，发展成为在全球 42 个国家共有 180 家连锁店的大企业。其成功之道源于"平等主义、容忍错误、关注客户"这一关键性的文化标签。可见，文化是企业的灵魂。

早在郑州市中心医院医联体成立之初，医联体的文化生活就被作为一项常态化的工作持续推进，随着医联体各项管理制度越来越完善，医院抽调了专职人员，将医联体的文化同质化建设纳入重要议程并作为一项重要工作任务抓紧抓实。有针对性地采取一系列具体措施，分别在物质文化建设、精神文明创建、完善制度文化、养成行为模式等方面下功夫。具体来说，敦促医联体成员单位成立专门的文化宣传部门；负责给医联体单位宣传人员进行写作培训；负责给医联体成员单位进行统一标识系统的培训；定期制作医联体期刊；组织各种形式的文体活动。

在这个过程中，郑州市中心医院，协同各成员单位，努力践行"生命守护　健康陪伴"的初心使命，积极推进文化建设，形成拼搏进取、勇于创新的文化氛围，并以文化软实力涵养医联体各成员单位的发展动力，在区域内相互支持、共享资源，实现共荣、持续发展。

（四）扬帆起航，高质量推进创伤救治体系建设

建设国家区域医疗中心是国家"十四五"时期深入实施健康中国战略、着力解决群众异地就医和看病难问题的重大部署。2023 年，国家发展改革委办公厅、国家卫生健康委办公厅、国家中医药管理局综合司印发《第五批国家区域医疗中心项目名单》，河南省申报的北京积水潭医院郑州医院榜上有名。郑州市中心医院是北京积水潭医院郑州医院的承建者，医院将依托于国家著名医院建成国家创伤区域医疗中心。

在创伤救治医疗领域，郑州市中心医院一直进行着不懈努力，且做出了成绩：成立郑州市创伤救治中心，创建"创伤实体病房 + 创伤综合救治团队"高效运行模式；成功构建"1 小时创伤急救圈"模式，在《中华创伤杂志》发表的论文《区域性创伤救治体系中郑州市"1 小时创伤急救圈"模式初步探索》，被院士及专家评价为是中国大型城市区域性创伤救治体系建设的有益参考模式；成立中国创伤救治联盟河南省创伤救治联盟，获批全国严重创伤规范化救治培训中心河南分中心（国家卫生健康委认定），全省推进区域创伤救治体系建设，业绩位居全国前 3 位；联盟内创伤智能急救系统覆盖率 100%；作为河南省唯一的市级医院承担省级医学中心建设，2023 年医治严重创伤 751 人，居全国前列；严重创伤病种覆盖率 96.88%，严重创伤并发症覆盖率 100%，关键技术清单覆盖率 96.34%，达国家创伤区域医疗中心设置标准；2016 年以来，创伤中心接诊 29.83 万人次，住院 3.23 万人次，抢救严重创伤患者 2,461 人次。

国家创伤区域医疗中心建设是国家医疗的重大部署，郑州市中心医院将以国家创伤区域医疗中心建设为契机，在新的起点迎接新的使命和挑战，进一步打造急危重症快速精准救治体系，把医院打造成为服务中原人民、符合时代要求的新中心医院！

第3章

创建低感染医院　塑造卓越品牌

郑州市中心医院在高质量发展中，逐步构建起全员、全部门、全过程的感染防控（以下简称感控）体系。不仅引入了多专业、跨部门合作的管理模式，还强调了每个员工都是感控的实践者。通过采取这种模式，成功地将感控文化融入医院的每一个角落。实现感控管理的标准化，构建了"大感控模式"，形成了感染防控长效机制，标志着我院已经进入 3.0 感控时代，形成了医院的卓越感控品牌。

一、国外医院感染防控发展历程及现状

医院感染的防控历史可以追溯到 19 世纪 40 年代。伊格纳兹·塞梅尔维斯（Ignaz Semmelweis）是一位匈牙利医生，出生于 1818 年，1844 年毕业于维也纳大学，获医学博士学位。他通过流行病学方法研究了导致产妇死于产褥热的原因，并推行了手卫生措施，有效降低了产妇因产褥感染而死亡的比率。在医院感染防控历史中，19 世纪中期以个体努力为主，如南丁格尔和李斯特分别通过改善医院管理、加强护理和采用无菌技术等措施，显著降低了患者的病死率。20 世纪中期，医院感染学科初步建立，美国等国家开始设立医院感染管理机构，配备专业人员，并在国家层面开展监测，制定防控指南，使医院感染防控走向专业化。至今，现代医院感染防控理念已经形成，其特征

是多学科合作、循证防控、专业杂志和专著的支持以及专业学术组织的建立等。专业杂志、专著和专业学术组织的出现，为专业人员提供了良好的交流平台。同时，医院感染的概念也发生了变化，从医院获得性感染到医院感染，再到医疗保健相关感染，其相应的知识、技术、措施、范围和内涵也都发生了变化。

在全球医院感染防控工作中，英国和美国等发达国家发挥着引领作用。美国通过对医院感染的监测，推动感染防控工作的发展，而英国则着重于微生物学和重要病原菌的防控。在长期的实践中，这些发达国家的感染防控形成了以下特点：

组织架构方面，形成了覆盖不同层级的医院感染管理网络；法规与指南方面，发展了一系列完整的法律条文和技术指导方针，为医院感染管理工作提供了规范化的标准和操作指引；知识与技术方面，构筑了包括监测、预防、控制和评估在内的综合知识体系和技术方法，并研究了医院感染的模式及其影响因素；预防措施方面，采用了多项策略以预防特定类型的感染，如呼吸机相关肺炎、血管导管相关血流感染、导尿管相关尿路感染，以及手术部位切口感染等。

2023年第76届世界卫生大会上，世界卫生组织发布了首个《全球感染预防和控制战略草案》，明确了感染防控的目标：确保每个获得或提供卫生保健的人都不会受到相关感染。这是一个具有里程碑意义的事件，标志着全球卫生领域对感染防控工作的重视达到了新的高度。特别值得一提的是，如果能够遵循良好的手卫生和其他符合成本效益的措施，70%的医院感染是可以避免的。这为感染防控工作提供了明确的方向和目标。

二、国内医院感染防控发展历程及现状

我国医院感染的研究和规范化管理工作起步于1986年，其发展可以分为四个阶段。第一阶段，1986—1993年，主要建立了医院感染管理组织，包括卫生部建立的国家医院感染管理领导小组和医疗机构建立的医院感染管理组织，为医院感染管理工作提供了组织保障。第二阶段，1994—2002年，以国家颁布《医院感染管理规范（试行）》和《医院感染诊断标准》为特点，为医院感染管理工作的深入开展奠定了基础。第三阶段，2003—2011年，这一时期的触发点是我国经历了传染性非典型肺炎（SARS）的大规模暴发，这一公共卫生事件促使医院感染控制受到前所未有的关注和重视。在此背景下，一系列关键的国家法规和标准，如《医院感染管理办法》《医务人员手卫生规范》等得到进一步的完善和推行。这些规范的实施极大加强了医院感染防控的基础性工作，使国内的实践方法与国际标准趋于一致，从而推动了医院感染管理工作的整体进步。相关的科研活动和学术沟通也显著增强，为中国医院感染管理注入了新的活力。自2012年起为第四个阶段，这个阶段，医院感染管理的推进变得有条不紊，其工作有了系统性特点，医院感染管理学科纳入了平台学科建设。同时在此阶段，学术研究持续深化，循证感染防控理念以及跨学科合作的重要性被广泛认可并推广实施。

我国在医院感染管理方面取得了重要进展：其一，形成了一系列的法规和标准，为医院感染管理的系统性、一致性和科学性奠定了坚实的基础。其二，从国家到地方的卫生管理机构以及医疗机构内部，均建立了相应的医院感染管理组织，并培育了一支具有专业素养的人才队伍，保障了管理工作的有效实施。其三，持续开展高效的医院感染监测工作，并采用现代信息技术、基于循证证据的预防策略及科学的管理方法，有效降低了医院感染发生率，为保护国民健康和节约医疗资源作出了积极贡献。其四，我国在面对重大公共卫生事件时，具有快速的反应能力和有效的防控策略。其五，学术领域互动频繁，学术标准持续提高，国际合作日益增强，科研工作深入推进，这都为提升中国医院感染管理的标准和水平发挥了重要作用。

我国医院感染管理飞速发展。国家卫生健康委公布的《医院感染管理质量控制指标（2015年版）》（细分指标13个）及《医院感染管理医疗质量控制指标（2024年版）》（细分指标12个），给出了指标导向，同时将其纳入《三级医院评审标准（2022年版）》中进行考核。此外，国家卫生健康委组织制定了《国家三级公立医院绩效考核操作手册（2024版）》，也明确了逐步降低Ⅰ类切口手术部位感染率的要求。

2023 年，全国医院感染监测网调查显示，监测单位医院感染现患率从 2012 年的 3.2% 下降到 2022 年的 1.6%。根据相关文献报道，美国同期现患率为 3.2%—4%，欧洲为 5.9%。从数据上看，我国医院感染的发生率要低于欧美国家水平，呈逐年下降趋势。这体现了中国在医院感染控制方面取得了显著成效，并且在全球范围内处于较为领先的地位。

我国医院感染管理工作还面临一些新的问题。其一，各地区和各医院之间的发展不平衡，同质性有待提高。其二，基层医疗机构的医院感染管理工作需要进一步加强。其三，新兴医疗模式下的医院感染管理亟须标准化。其四，需要加强医院感染防控措施的执行力度。其五，医院感染相关的科研和循证工作需要加强。其六，医院感染暴发仍然时有发生。其七，中国作为人口大国，大量易感人群的存在也是一个严峻的挑战，如何降低这部分人群的医院感染发生率，是一个值得研究的问题。

三、借鉴国内医院感控管理的先进经验

早在 2018 年，郑州市中心医院就在国内首次提出了"低感染医院"的概念，比较早地投入了"低感染医院"的创建工作之中。为了更好地开展这项工作，我们深入开展了调查研究和实地考察，以学习和参考国内领先和知名医院的感控管理模式、创新举措和实践经验。

北京大学第一附属医院感控管理体系，可以总结为"五个化一提升"，即系统化、人性化、精细化、常态化、循证科学化，以及提升感控管理精细化，真正为临床服务。其亮点包括：推行感染管理护士制度，防控措施落实排头兵；将管理工作当成课题研究，科学循证化管理；运用风险评估工具，提高管理效能；对疑难病例开展讨论，提升医院感染诊断能力；将手卫生理念贯穿始终。首都医科大学宣武医院采取的方法是，科学动态筛选考核指标，通过构建绩效考核指标体系，持续提升医院感染管理水平。中南大学湘雅医院感染控制中心是全国首家感染控制方面的湖南省临床重点专科，其感染会诊、感染病例讨论在全院感染性疾病诊断与防治方面发挥着重要作用。四川大学华西医院感染管理部从系统改变、教育培训、评估和反馈、工作场所提醒、安全的文化五个方面改进手卫生；2013 年，以总分第一的好成绩获得了"亚太手卫生卓越奖"，也是迄今国内唯一一家获此殊荣的医院。复旦大学附属中山医院感染病科对科室设置和管理模式进行创新，首次提出了"感染病科 3.0 版"的概念，即开设具有感染性疾病诊治和预防双重功能的"大感染病科"；同时，该科还建立了国内首个"ID（感染性疾病）+IP（感控）+CM（临床微生物）"的"三位一体"模式，以打破感染科和感控管理部门间的壁垒；在这种模式下，感染病科不仅关注已经发生的感染病例，还积极参与预防措施的实施，以减少感染的发生。浙江大学第二附属医院感染管理模式简称为"6+9 模式"："事前、事中、事后"+"全流程、全过程、全方位"的管理；依托信息化，引进了医院感染实时监控与预警系统、多重耐药菌信息化预警系统等；在感控管理中展现出了高效与创新，实现了感染防控风险全流程管理、多重耐药菌感染防控的全过程管理。

　　以上先进医院的成功经验，为我院建立完善的感染防控体系、创建"低感染医院"提供了很好的借鉴和参考。

四、创建低感染医院实践中的管理策略

　　感控管理工作是一项科学性很强的工作，对确保医疗安全和提升医疗服务质量至关重要。但医疗服务活动，总会伴随着医院感染的风险。关于这个问题，郑州市中心医院党委副书记、院长连鸿凯认为："我国社会正进入老龄化时代，高龄和危重患者的增加，使得住院患者面临更大的风险。对于易感的住院患者来说，他们面临双重风险，即诊疗操作、手术等带来的风险和发生感染的风险。应当着力打造标准化的感染防控体系，这样不仅可以保护患者的安全，也可以提升医院的声誉和质量。"

　　着力打造标准化的感染防控体系，降低医院感染风险，创建"低感染医院"，不断追求零感染目标，是郑州市中心医院高质量卓越发展的重要组成部分。

（一）制定创建低感染医院的战略目标

2019 年 1 月 26 日，郑州市中心医院第四届二次职代会提出了创建低感染医院的目标。这一目标不仅将感控工作上升为医院管理的重要战略，更是对患者安全和医疗质量的坚定承诺。总体的目标包括：打造特色鲜明的"大感控体系"；医院感染各项监测指标持续改进有成效；树立感控品牌，构建标准化感染防控体系，护佑患者安全。

（二）外部因素分析

创建低感染医院既是社会发展的需要，也是医院高质量发展的需要。

从患者角度分析，创建低感染医院，可将患者面临的双重风险转变为双重受益，既降低了感染风险，同时也降低了平均住院费用、缩短平均住院日、加速患者康复。

从社会角度分析，随着社会老龄化程度持续加深，高龄、危重患者增多；医院发展迅速，一院多区，感染高危科室多；新的诊疗方法和技术不断产生与应用，对感染防控管理提出了新的挑战；信息化高度发展，人人是自带流量的自媒体，对医疗质量关注度升高；三级公立医院绩效考核，DRG（按疾病诊断相关分组付费）、DIP（按病种分值付费）付费方式的改革，使得创建"低感染医院"势在必行。

从发展前景分析，通过创建"低感染医院"，树立感控品牌，使之成为医院的一张闪亮名片，护佑患者安全，助推医院高质量发展。

（三）内部因素分析

我们运用态势分析法（SWOT）对医院现状进行了分析。

优势（S）：

感控管理三级架构完整，感控管理组织和制度健全。

成立了感控管理委员会，将感控工作纳入党委会议题，及时研究解决实际问题；定期召开研讨会，指导各科室制定标准操作规程，完善制度，更新流程，培训并考核。

手卫生设施配备充足，医院每年投入 400 余万元用于手卫生设施配备，提升手卫生依从性。

探索智慧感控管理模式，医院信息系统功能完备，包括医院感染实时监控系统、医院信息系统（HIS）、临床药学管理系统（PASS），助力感染防控。引入"感控工作间"App、ATP 荧光检测仪等，使感控工作更方便快捷。

劣势（W）：

医护人员感控意识水平有待提升；

医护人员有效执行能力有待提升；

有不合理使用抗菌药物的现象。

抗菌药物治疗前病原学送检时机不精准，病原学送检率不高，无菌体液标本送检占比较低，病原学标本送检质量有待提升。

机遇（O）：

医院党委和职代会提出创建"低感染医院"，为感染防控打下坚实基础。

以三甲医院评审、卓越绩效管理、医院质量管理改进为契机，促进感染防控质量不断提升。

威胁（T）：

河南省细菌耐药形势严峻，多重耐药菌检出率不断攀升。

三级公立医院绩效考核制的实行，DRG（按疾病诊断相关分组付费）、DIP（按病种分值付费）付费方式的改革，给医院工作提出了更高、更新的要求。

（四）对策与改进

行政职能部门及各临床科室的感控管理小组借助 PDCA 管理工具，分析查找原因，推动目标持续改进。

对策一：建立职责明确、运转高效的感染防控组织体系。医院下发了《关于进一步明确感染防控工作责任分工的通知》，明确全院各临床及行政职能科室感控工作的责任分工。健全感控管理体系，临床科室感控小组增至 133 个，感控医师 / 技师、感控护士共 226 人，增设行政职能部门感控专干 31 名。成立第三方外包服务质量管理委员会，对第三方人员进行有效监管。

对策二：感染防控质量管理精细化。医院指令管理科室设立感控医师/技师、感控护士，督导感控措施落实。制定感染防控标准流程、清单式考核细则，分专业制定清单式质量考核标准15个；建立重点环节核查清单5个。建立保洁人员培训效果检查评价考核机制，成立由总务科牵头，护理部、保洁人员管理部门（第三方）、感染防控专/兼职人员、临床科室人员共同参加的环境物体表面清洁与消毒质量控制小组，利用直接观察法结合荧光标记、消毒后采样等方式，评估保洁工作效果。存在问题及时反馈，持续改进。建立感控总值班制度，查房人员包括1名感控医师、1名感控护士、1名行政职能感控专干，每日对感控措施落实情况进行督导并在早晨交班时反馈。

对策三：多维度培训考核，提升全院全员感控知识与技能水平。定期推送国内外最新的感控资讯，分享感控经验。制定《郑州市中心医院感染防控全院培训考核方案》，开展全员培训及考核。制定《感染防控能力提升培训计划》，对感控医师、感控护士进行专项培训及考核。开展感控知识竞赛与技能专项考核。

对策四：建立评价考核机制。建立感控管理目标责任制，设定科室目标值，对科室医院感染防控效果进行评价，纳入绩效管理，持续改进感控管理质量。每年年底评选优秀感染防控科室及优秀感染防控医师、护士。考核结果与职称晋升、绩效分配、评优评先等挂钩。

对策五：智慧管理，手卫生监测提质增效。采用感控工作间App作为辅助工具，以隐蔽的方式收集真实可靠的手卫生依从率数据。定期使用ATP荧光检测仪监测手卫生的执行情况。通过现场指导，提高员工的手卫生意识。

对策六：实现多重耐药菌感染防控的全过程管理。建立多重耐药菌感染/定植患者"日督导、周巡查、月反馈"工作模式以及多重耐药菌管理季例会制度。将多重耐药菌管理例会与疑难重症感染多学科会诊（MDT）病例讨论相结合，对多重耐药菌感染患者的预防、诊断、治疗进行精准指导。

对策七：智慧感控，构建标准化感染防控体系。医院充分利用信息化手段，规范各项监测、评估等流程，实现全过程管理。医院感染实时监控系统提供实时预警，及时发现感染散发病例、聚集性病例，科学防控；内镜清洗消毒追踪监控系统实现对内镜清洗、消毒、储存、使用的全过程监控，让每一条内镜都用得放心；消毒供应中心清洗包装灭菌质量监控、药学部临床药学管理等系统充分发挥大数据优势，构建信息化监测堡垒，使感染防控体系固若金汤。

对策八：以讨论促整改，强化感染防控能力。每月组织管床医师、检验科、药学部等相关科室进行"疑难预警病例讨论"，明确诊断。在全面质量管理办公室的支持下，筛选典型案例进行分析，在讨论中提升能力。

对策九：弘扬感染防控文化。2021年10月21日，感染防控文化作为医院"2021年管理成果"隆重发布。印制《感染防控文化手册》，开展"感控文化宣传周"活动。

对策十：多渠道广泛宣传，提升感控品牌影响力。利用省、市质控中心平台、协会宣讲、公众号发布等形式，多渠道广泛宣传，提升感控品牌影响力。定期组织省内相关医院、我院医联体单位及联盟单位学员来院参观、学习、实践等。

（五）感染防控成效显著，取得硕果

感染防控指标持续向好，医院感染发病率逐年下降。每1,000名住院患者感染人数从2016年的12.6人降低至2023年的3.7人。2023年，我院的感染患病率（0.37%）远低于全国及河南省同级医院调查结果（2022年最新资料：全国≥900张床位的医疗机构医院感染患病率为2.40%；河南省≥900张床位的医疗机构医院感染患病率为1.68%）（见图3-1）。

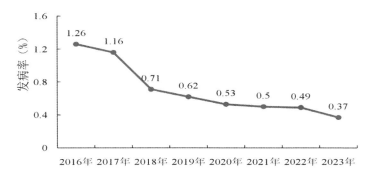

图3-1　2016—2023年我院医院感染发病率

　　追踪患者诊疗全过程,让围手术期、留置中心静脉导管、留置尿管、使用呼吸机等患者的集束化感控措施得到正确、有效的实施。2023 年,我院血管导管相关血流感染、呼吸机相关肺炎、导尿管相关尿路感染发病率分别下降至 0.15‰、0.076‰、0.42‰(见图 3-2)。手卫生依从率、正确率持续提升(见图 3-3)。

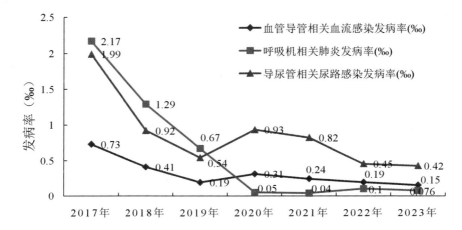

图 3-2　2017—2023 年我院血管导管相关血流感染发病率、呼吸机相关肺炎发病率、导尿管相关尿路感染发病率

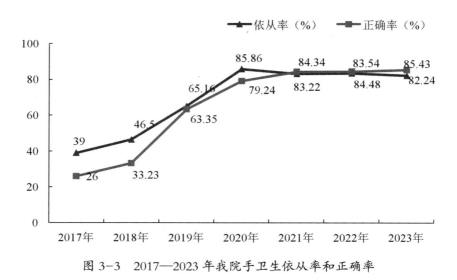

图 3-3　2017—2023 年我院手卫生依从率和正确率

实现多重耐药菌患者从入院到出院的全过程管理。多重耐药菌感染发生率逐步下降，2023 年多重耐药菌感染发生率下降至 0.027%（见图 3-4）。

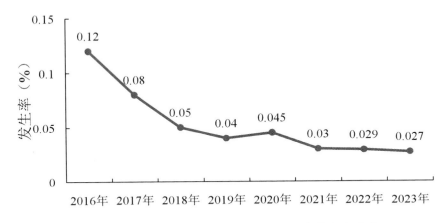

图 3-4 2016—2023 年我院多重耐药菌感染发生率

Ⅰ类切口手术部位感染率在"国考"（三级公立医院绩效考核）中连获满分，Ⅰ类切口手术部位感染率逐年下降（见图 3-5）。

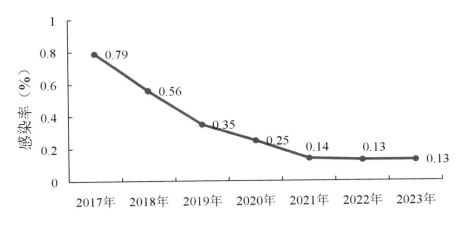

图 3-5 2017—2023 年我院Ⅰ类切口手术部位感染率

科研创新能力稳步提升。获批河南省、郑州市市级科研立项 2 项，发表相关科研论文 10 余篇，其中 SCI 2 篇。申请发明专利 1 项。2021 年，我院获"国家手术部位感染监测网卓越基地"称号，时任大外科主任的李学民荣获中华医学会外科分会"抗感染突出贡献专家"荣誉称号，感染预防控制科主任秦红英荣获"抗感染卓越先锋"荣誉称号。2023 年，徐赛男等撰写的《清单式管理降低 ICU 院内感染风险发生率》的 PDCA 案例，荣获中国医院协会第 29 届全国医院感染管理学术年会的攀登案例奖。

第二篇

引领新趋势

第4章

卓越医疗 质量为先

医院质量特别是医疗质量关系到人民群众的健康权益和对医疗服务的切身感受。随着医疗卫生领域新政策的不断发布，医院质量管理的内涵和外延有了拓展。从线下诊疗到线上互联网医院，从医疗护理到行政后勤保障，从预约挂号到出院随访，从健康教育到康复指导，各环节都渗透着医疗质量管理要素。医院质量管理模式从侧重于终末结果分析转向关注环节质量的实时监控，从粗放式经验管理模式转向专业化、精细化、科学化管理模式，并与信息化深度融合。郑州市中心医院始终秉承"病人的需要是第一位的"服务理念，医院质量管理经历了等级医院评审阶段、全面质量管理阶段和卓越绩效管理阶段，逐步探索出具有"精益敏捷"特色的健全的医院质量管理体系，全院医疗水平稳步提升。

一、医疗质量与医疗质量管理

医院的质量安全与公众健康福祉紧密相连，因此，医疗质量无疑是医院管理的核心。我国《医疗质量管理办法》将医疗质量定义为："在现有医疗技术水平及能力、条件下，医疗机构及其医务人员在临床诊断及治疗过程中，按照职业道德及诊疗规范要求，给予患者医疗照顾的程度。"医疗质量管理则是"指按照医疗质量形成的规律和有关法律、法规要求，运用现代科学管理方法，对医疗服务要素、过程和结果进行管理与控制，以实现医疗质量系统改进、持续改进的过程"。医疗质量和医疗质量管理始终是医学界和社会高度关注的问题。实践中，国内外一些社会组织纷纷提出了各种医疗质量理论模型、评价指标体系和相关政策文件等，用以保障医疗质量安全。

2001 年，美国医学研究所（IOM）在《跨越质量的鸿沟》报告中提出了 21 世纪卫生保健的六大目标：安全性、有效性、以患者为中心、及时性、高效性和公平性，随后被世界卫生组织（WHO）采纳。早在 1966 年，美国医疗质量管理的先驱 Avedis Donabedian 创新性地采用"结构—过程—结果"（SPO）三个维度对医疗质量进行评价，至今仍是行业常采用的医疗质量管理模式。中国学者们则将医院服务质量归纳为基础质量、环节质量和终末质量的三级质量结构。近年来，国内学者对 SPO 模型进行了创新发展，构建了医疗质量与安全管理：广义 SPO 模型、SPSO 拓展（SPSO–E）理论模型、SQ（I–SPORT）矩阵理论模型等。这些模型的提出，较为系统地揭示了医疗质量与安全管理要素及其逻辑关系，为医疗质量与安全管理研究和实践提供参考价值。

世界发达国家，如美国、英国等，已逐步建立了各自的医疗质量评价方法和指标体系。应用比较广泛的国际医疗质量评价指标体系有"美国最佳医院评价""国际医疗质量指标体系（IQIP）""美国医疗保健研究和质量局（AHRQ）评价体系""医疗质量指标项目（HCQI）""医院质量改进绩效评价工具（PATH）"等。这些不同的评价体系，有许多相同之处，如：重视临床服务的过程与结果，关注重点病种和重点手术；选择死亡类和非计划重返类等直接反映临床医疗质量的指标，关注患者安全指标和"负性事件"的影响。

我国对医疗质量的评价体系建设十分重视。构建医疗质量与安全评价体系是医疗质量持续改进的必经之路。近年来，国家卫生健康委陆续发布了 23 个专业医疗质量控制指标、12 个限制类技术临床应用质量控制指标及 51 个单病种质量监测信息项等，并通过医院质量监测系统（HQMS）、国家医疗质量管理与控制信息网（NCIS）、单病种质量监测平台等信息化手段进行动态监测、预警和评估。自 2015 年开始，国家卫生健康委每年发布《国家医疗服务与质量安全报告》，展现医疗质量安全基线数据，为提高科学化、精细化管理水平提供了循证依据。自 2021 年起，每年发布《国家医疗质量安全改进目标》，促进医疗服务和质量安全持续改进。

国家陆续出台了一系列政策文件，指导医疗机构做好医院质量管理工作。例如，2016 年的《医疗质量管理办法》，2018 年的《医疗质量安全核心制度要点》，2021 年的《关于推动公立医院高质量发展的意见》，2022 年的《公立医院高质量发展评价指标（试行）》，2023 年的《全面提升医疗质量行动计划（2023—2025 年）》《手术质量安全提升行动方案（2023—2025 年）》《患者安全专项行动方案（2023—2025 年）》等。上述文件是我们做好医院质量管理工作的重要依据。深入贯彻执行国家的医院质量管理要求，是做好医院质量管理的必要保证。

二、先进医院典型做法

美国梅奥诊所是世界著名的医疗机构。它创立于 1864 年，在百年的医疗实践中，孕育了深厚的组织文化，建立了以"患者需求至上"的核心价值观。"患者需求至上"观念深入其员工观念和行动之中，成千上万的患者及其亲属从中受益，成为梅奥经久不衰的源泉。建立优秀的医院文化，能充分调动全体员工的积极性、创造性和主观能动性，对增强凝聚力和提供卓越医疗服务具有重要意义。

上海交通大学医学院附属上海儿童医学中心在国内较早构建了全面质量管理体系，包括基于制度建设的决策层、控制层和执行层的三级质量保证体系，基于线上、线下"质量指标监测系统"的质量控制体系，基于"鱼骨图"分析、"六西格玛精益管理"等在内的质量持续改进体系。四川大学华西医院，强化院科两级质量安全体系，构建多部门协同质量管理体系，健全医疗质量考核指标体系，建立健全了具有华西特色的医疗质量管理体系。北京大学第三医院构建院科两级质量管理体系。在院级层面，建立全员参与、覆盖临床诊疗服务全过程的医疗质量管理与控制工作制度；在科室层面，全部临床、医技科室内部成立医疗质量与安全管理小组，全面负责本科室医疗质量管理与持续改进工作。首都医科大学宣武医院以项目成熟度模型为质量管理框架，形成质量管理路径，确定"问题导向、全员协作、全程控制、持续改进"的规范化管理模式。医疗质量管理涵盖医疗技术服务全方位，贯穿其全过程，全员参与医疗质量改进活动是医院质量管理走向卓越的前提条件。全方位、全过程、全员参与医疗质量管理尤为重要。

南昌大学第一附属医院基于三级公立医院绩效考核指标建立大质量管理体系，形成了覆盖医院、科室、单病种 / 病例各层面的全部质量要素相互关联、相互作用的质量控制系统。江苏省人民医院依托大质控体系，全方位构建精细化管理体系、建立标准化诊疗规范体系，绩效考核成绩实现跨越式增长。提供高质量的医疗服务是三级公立医院的核心任务。将医院质量管理与三级公立医院绩效考核深度融合，发挥"国考"指挥棒作用，提高医疗服务质量。

北京大学人民医院基于信息化构建三级质控体系，实现全面护理质量管理，开发基于移动护理的护理质量评价系统，实现对关键环节的实时监测，将事后控制转化为事中监管，保障了临床安全质量。在智慧医院建设的时代背景下，医院信息化建设具有极其重要的意义。发挥信息化技术支撑作用，搭建质量管理信息平台，是医院现代化质量管理的必要条件。

上述医疗质量管理理念、各医院质量管理模式、先进医院的质量管理经验等，为我院质量管理建设提供了很好的借鉴。

三、构建"精益敏捷"的医院质量管理体系

郑州市中心医院在质量管理方面不断改革创新，构建了具有"精益敏捷"特色的健全的医院质量管理体系，完善可追溯管理、监督评价与持续改进机制，在实践中取得良好成效。

（一）顶层设计，确立质量强院的发展战略

郑州市中心医院坚持"病人的需要是第一位的"服务理念，通过顶层设计，构建"精益敏捷"医院质量管理体系。加强质量的全流程、全过程、全方位管理，

充分发挥信息化管理的精确、快捷的作用，实现了医院质量与安全的科学化、规范化和精细化管理。我院质量管理的制度化、日常化、精细化建设，很好地保障了地域内广大人民群众的身体健康和生命安全，有力地推动了我院向质量效益型医院转型。

（二）实施多元化策略，加强质量管理的过程管控

1. 全面构建精细化管理体系。

搭建医院质量与安全管理组织体系。我院成立了独立完整的质量控制部门，建立了院科两级、三层质量安全体系，明确各层质量管理主体职责。院长直接领导的医院质量与安全管理委员会为"决策层"，负责构建医院全面质量与安全管理体系，制定医院质量与安全管理工作总体目标、年度计划，制定质量控制指标、考核标准和考核方案，按照医院总体质量与安全管理目标，整体推进医院质量与安全管理工作，督导各专业委员会及有关职能部门开展评价考核。35个专业管理委员会为"控制层"，审议医院制度与流程修订、落实推进医院质量改进目标，总结、分析本领域质量和安全管理工作，充分发挥专家治院作用，为医院决策事项提供专业角度的支持。科主任为第一责任人的科室质量与安全管理小组为"执行层"，负责落实质量管理各项规章制度，组织开展本科室质量管理控制工作，根据反馈意见，及时解决并纠正本科室存在的质量问题。我院的院科两级、三层质量安全体系，"横到边、竖到底"，覆盖全面、分工明确、架构合理（见图4-1）。

构建多部门协同质量管理体系。我院成立了35个专业管理委员会，建立了日常工作机制。为充分发挥委员会的职能，2020年起，医院质量与安全管理委员会每年修订《郑州市中心医院质量与安全管理委员会运行规范》。该规范对院内各级各类质量管理委员会的工作制度、会议召开流程、会议议程、工作评价表、议题征求意见表、会议交办清单、评价标准、会议召开计划表等工作事项予以明确，确保了会而有议、议而有决、决而有行、行而有效的工作效果。各专业管理委员会每次召开委员会会议时，参会委员均需填写"民主评价表"，从会议召开情况、议题聚焦方向和改进建议三个维度对委员会的

履职尽责情况进行评价。委员会会议召开后，提交会议资料至医院质量与安全管理委员会，医院质量与安全管理委员会对会议议题的落实情况进行追踪，每季度从会议召开情况、增值工作、医院重点工作推进情况和医院质量改进目标改善情况对各专业管理委员会履职情况进行评价监督，做到件件落地、事事闭环。各专业管理委员会得分情况纳入行职科室季度考核，强化考核结果运用，有效地确保了委员会职责的履行。

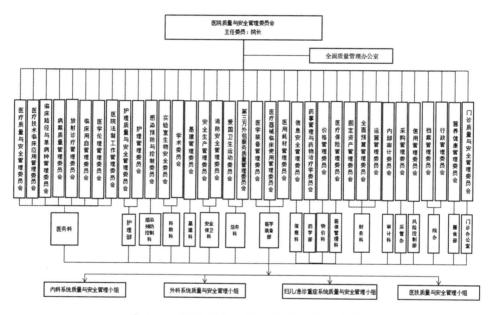

图 4-1　郑州市中心医院委员会组织架构

健全月度质量控制体系。医院制定了《郑州市中心医院质量与安全管理办法》，在三级质控组织架构下进行动态月度质控。临床医技科室质量与安全管理小组定期对本科室质量与安全管理工作进行自查，针对存在问题制定整改措施，推动质量持续提高。各专业委员会以各职能科室为单位，对临床医技科室进行质控督查与反馈，质控内容涵盖医疗、日间手术、病案、护理、感控、药学、门诊、医学装备、医保管理、医疗费用、消防安全、医废管理、信息安全等方面。医院质量与安全管理委员会汇总公示月度质控结果，定期发布质量管理简报，并对质控综合成绩排名靠后的临床医技科室进行约谈帮扶。为提高月度质控的科学化、规范化、精细化，医院将临床医技科室划分为非手术科室、手术科室、医技门诊科室三类，根据科室专业特性量化考评体系权重，在常态化考核指标之外，增加动态调整考核指标。建立激励约束机制，将常态化质控评价结果与临床医技科室的绩效考核挂钩，进一步提升员工的责任心和积极性，变"要我管"为"我要管"，使医疗行为更加规范有序。

完善医疗质量指标体系。依据国家三级公立医院绩效考核、三级医院评审等文件精神，遵循"可比性、科学性、可行性"原则，我院制定了涵盖机构层面、专业层面、技术层面和病种层面等多个维度的医疗质量管理指标体系。医院对过程质量和结果质量进行监管，形成了以目标为导向的质量管理持续改进的工作循环。针对医疗质量管理的关键点和薄弱环节，自2022年起，我院每年印发医院医疗质量安全十大改进目标，实现医疗质量安全改进的积极作用（见表4-1）。

表4-1　2022—2024年医院医疗质量安全十大改进目标

序号	2022年十大医疗质量改进目标	2023年十大医疗质量改进目标	2024年十大医疗质量改进目标
1	提高肿瘤治疗前TNM分期评估率。	提高出院患者临床路径覆盖率。	提高择期手术患者基础疾病院前有效控制率。
2	提高住院患者抗菌药物治疗前病原学送检率。	提高病案首页主要诊断编码正确率。	提高合并严重疾病手术患者术前评估完整率。
3	提高出院患者临床路径覆盖率。	提高住院患者抗菌药物治疗前病原学送检正确率。	提高四级手术术前多学科讨论完成率。
4	提高病案首页主要诊断编码正确率。	提高ICU患者俯卧位通气使用率。	提高60岁以上三、四级手术患者综合评估率。
5	构建三级医院区域急危重症患者救治高质量发展评价指标体系。	提高日间手术占择期手术比例。	降低超过3小时或出血量大于1,500 mL手术发生率。
6	提高出院患者四级手术比例及揭榜挂帅技术增长率。	提高出院患者四级手术比例。	提高手术室转重症患者标准符合率。
7	降低患者平均住院日。	提高门诊患者平均预约诊疗率。	降低非计划重返手术室再手术率。
8	提高静脉血栓栓塞症规范预防率。	深化ERAS管理，进一步缩短患者平均住院日。	提高住院患者临床用药合理率。

序号	2022 年十大医疗质量改进目标	2023 年十大医疗质量改进目标	2024 年十大医疗质量改进目标
9	降低手术患者并发症发生率及非计划重返手术室再手术率。	降低误吸发生率。	提高疑难病例远程会诊率。
10	提高感染性休克集束化治疗完成率。	强化时间窗管理，提升急危重症患者精准救治水平。	降低手术及急救生命支持类设备故障率。

2.强化患者安全管理，使患者受益。

1999 年，美国医学研究所（IOM）发表《人非圣贤孰能无过：构建一个更安全的医疗系统》报告，报告中对美国医院每年有 4.4 万—9.8 万人死于医疗差错的分析，引发了全球对患者安全领域的广泛关注。世界卫生大会将 9 月 17 日定为世界患者安全日，并于 2021 年通过了《2021—2030 年全球患者安全行动计划》。我国对患者安全理念的重视程度也在不断提高，自 2000 年起，相继发布了《医疗事故处理条例》《医疗质量管理规范》《医疗质量安全事件报告暂行规定》《关于进一步加强患者安全管理工作的通知》《患者安全专项行动方案（2023—2025 年）》等文件。这些文件均强调上报医疗质量（安全）不良事件在患者安全管理中的重要性。"提高医疗质量安全不良事件报告率"更是连续 4 年（2021—2024 年）作为"国家医疗质量安全改进目标"，受到行业内外的关注。

郑州市中心医院认真贯彻国家关于患者安全的文件精神和上级行政管理部门的要求，确保医疗服务要素安全和过程安全，重点加强不良事件管理。医院制定了《医院质量（安全）不良事件管理制度》，形成以医院质量与安全管理委员会为中心，由全面质量管理办公室主管，医务科、护理部、感染预防控制科、药学部、院办公室、医学装备部、信息科等多部门协作的不良事件报告处理机制。我院搭建了医院质量（安全）不良事件报告系统，实现了不良事件的闭环管理，满足了"事前预防、事中监控、事后追溯"的管理要求。开展以患者安全为核心的多层次、多维度的全员全岗培训，提升全体职工的安全意识，构建良好的患者安全文化。以不良事件管理为有力抓手，进一步提升了我院的患者安全管理水平。

3. 发挥信息化敏捷优势。

为减少管理程序和加速信息传递，我院在自动化办公系统中建立质量管理信息模块，上传质量管理相关规章制度和工作流程，发布质量管理简报和培训资料，公示质量考评结果，提高了质量管理的工作效率。为推动质量管理能力再上新台阶，结合 SPO 模型框架和《三级医院评审标准（2022 年版）》，经过学习调研、部署建设、试点运行、标杆打造、完善改进等过程，我院建成了以医院质量与安全管理委员会、专业管理委员会、临床科室三级联动，以质量信息互联互通为核心抓手，集"质控资料稽核管理体系""会议管理工作机制""质量监管评价体系""闭环管理流程体系""持续质量改进机制"为一体的质量管理信息平台。同时，上线月度质控流程，并延伸到手机端，实现了质量查验工作的实时监测，提升信息收集的时效性，便于决策支持和持续质量改进。

（三）以质量评价，促进质量提高

公立医院高质量发展的要求和患者不断增长的健康期望，促使医院必须持续不断地进行质量改进和管理创新。我院探索建立了医疗、护理、感控、药学、门诊等多部门参与的典型案例讨论机制，运用系统管理方法和质量管理工具，分析事件发生的根本原因，形成了"案例—分析—整改—防范"的闭环管理模式，起到了"一个案例解决一类问题"的效果。

一名 52 岁女性患者，以"发现结肠肿物 3 月余"为主诉入院，跌倒坠床评分 0 分。入院第二天 22 时 50 分，按照预约时间，患者自行前往核磁共振室进行检查，经过病房楼一楼南门长廊与连廊交汇处时，因地面积雪湿滑不慎跌倒，导致左手臂骨折。

针对上例，我们采用根本原因分析法（RCA），对跌倒事件进行了深入剖析，查找出事件发生的根本原因，积极采取措施，进而完善了制度流程（见图 4-2）。此后，院内跌倒事件发生率同比下降显著，工作创新初显成效。

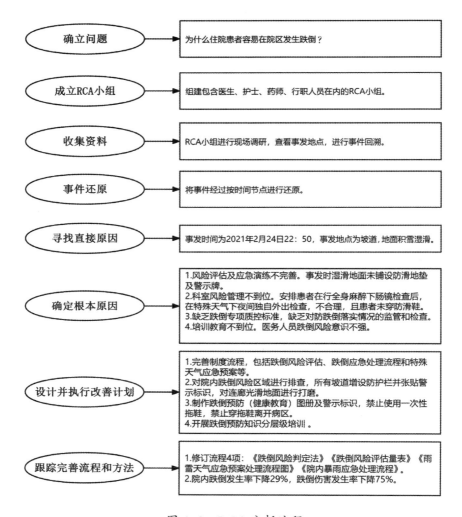

图 4-2　RCA 分析流程

（四）"精益敏捷"的医院质量管理成果

2022 年，医院成为郑州市医院协会医疗安全管理专业委员会挂靠单位，举办的第一届学术会议"公立医院质量与安全管理实践培训班"线上和线下听众共计 40.96 万，受到业内同行的广泛认可，在社会和行业内的影响力显著提升。同年，医院通过 ISO 9001、ISO 14001、ISO 45001 的质量、环境、职业健康安全管理体系认证，成为郑州市首家通过"三体系"认证的医疗机构。2022

年，医院荣获第六届中原区区长质量奖。2023 年，荣获第九届郑州市市长质量奖，成为河南省第一家荣获"市长质量奖"的公立综合医院。2024 年，医院获批成为全国"'公立医院高质量发展医疗服务能力提升项目'建设单位"。

医院质量与安全是医院管理的核心内容和永恒主题。郑州市中心医院将继续以"生命守护　健康陪伴"为己任，为人民群众提供安全、优质的医疗服务，为健康中国、健康中原、健康郑州建设贡献力量。

第5章

创新医疗技术管理体系
打造"专精特新"技术高地

2021年，国务院办公厅印发《关于推动公立医院高质量发展的意见》，明确要强化体系创新、技术创新、模式创新、管理创新，加快优质医疗资源扩容和区域均衡布局。同时，提出了医院高质量发展要做到"五个新"，即构建新体系、引领新发展、提升新效能、激活新动力、建设新文化。发展方式转向提质增效，运行模式转向精细化管理，资源配置转向更加注重人才技术要素。国家推进公立医院高质量发展要依靠提质增效，因此，提高医疗技术，完善医疗技术管理体系，对医院的高质量发展具有举足轻重的作用。

一、国内外医疗技术临床应用管理发展历程

（一）国外医疗技术管理发展现状

一些发达国家对医疗技术的管理，主要是通过对医疗技术评估而实现的。医疗技术评估首先兴起于20世纪60年代的美国，20世纪80年代以来，英国、荷兰等一些发达国家和泰国、马来西亚等一些发展中国家也相继成立了医疗技术评估机构。各国医疗状况不同，技术准入评估的组织管理架构也不相同。

公立医疗机构的技术评估机构主要由政府主导或参与，如英国的国家卫生与临床技术优化研究所（NICE）、加拿大的药物卫生技术局等。非政府举办医疗机构多数依赖于第三方医疗技术评估机构，美国多数的技术评估机构是非政府组织，这些非政府评估机构还接受美国政府有关部门委托，开展卫生政策评估。欧洲各国间合作广泛，重要的医疗管理方案都是通过多国一起协作完成。

（二）国内医疗技术管理发展现状

我国于 20 世纪 80 年代引入医学技术评估概念。1994 年，上海医科大学建立了全国第一家医学技术评估中心，随后浙江、北京、四川相继成立了评估中心，开展多项有关医疗设备、临床技术与预防技术等方面的技术评估。由于缺乏统一的调控机制，各中心之间缺乏协调，使得评估结果的影响力有限。

自 2001 年开始，国家卫生部针对少数重点医疗技术制定发布了一些法律法规和技术规范，如人类辅助生殖技术、造血干细胞移植技术、人体器官移植技术等，以此对重点医疗技术进行监督。2009 年，卫生部印发《医疗技术临床应用管理办法》，对所有医疗技术实行分级分类管理，明确将医疗技术分为三类，对第二类、第三类医疗技术实施准入管理。这标志着我国建立了医疗技术临床应用准入管理制度。2015 年，国务院印发《关于取消非行政许可审批事项的决定》，取消了第三类医疗技术临床应用准入审批项目，对"限制临床应用"的医疗技术进行备案管理，加强事中事后监管。2018 年，国家卫生健康委以委令发布了《医疗技术临床应用管理办法》即中华人民共和国国家卫生健康委令第 1 号，建立了医疗技术临床应用"负面清单"管理制度。

二、医疗技术管理体系的建立实践

医疗技术临床应用管理是保障医疗安全、规范医疗行为的一种行政管理手段。2019 年，郑州市中心医院建立了医疗技术临床应用管理委员会，构建科学合理的医疗技术评估体系。加强信息化建设，加强技术管理创新，探索出自治自律与自我规范的医疗技术临床应用良性管理模式，提升了我院医疗技术管理与应用水平，彰显医疗技术特色，促进医疗技术高质量发展。先后实施了"揭榜挂帅"关键技术、关键技术分层管理、诊疗组单项冠军技术重点管理、卓越绩效四级手术管理和青年医师手术授权管理等措施，收到良好效果。

（一）"揭榜挂帅"关键技术

1. "揭榜挂帅"是一种管理创新。

2016年4月，习近平总书记在网络安全和信息化工作座谈会上指出，"要在科研投入上集中力量办大事"。"可以探索搞揭榜挂帅，把需要的关键核心技术项目张出榜来，英雄不论出处，谁有本事谁就揭榜"。2020年全国人大上的政府工作报告也提到"实行重点项目攻关'揭榜挂帅'，谁能干就让谁干"。河南省卫生健康委每年新增1,000万元科技投入，设立重大医学科技攻关项目，项目负责人不设硬性门槛，实行"揭榜挂帅"。"揭榜挂帅"制为各级集中力量攻破核心技术难关建立了一套选贤任能、让能者脱颖而出的创新管理机制。

我院在医疗技术管理上，积极实行"揭榜挂帅"机制。"揭榜挂帅"机制的优势在于，它突破了纵向委托式科研资助的资格限制，构建了机会均等的开放式创新模式，采用唯成果兑奖的资助方式，设立明确的悬赏目标，依托开放式竞争甄别机制，在技术能达到悬赏目标时才予以兑现。该运行机制充分激发了医务工作者创新潜能，变过程管理为目标管理，能够促进医疗技术创新与医院高质量发展。

2. 我院"揭榜挂帅"的运行机制。

根据实际情况，我院的"揭榜挂帅"机制聚焦于"四级手术"。以目标为导向，将揭榜技术按照先进性进行分类管理，技术类型分为国际空白、国际先进，国内空白、国内先进，省内空白、省内先进6个档次。对"揭榜挂帅"关键技术制定相应工作要求，自榜单发布之日起，设定年度目标，分解到月度实施。每月进行数据总结与考核。空白技术开展首例，按照技术类型给予一次性奖励；考核合格者第二年纳入已开展四级手术及四级操作激励范畴。纳入"揭榜挂帅"关键技术榜单已开展四级手术及操作的激励有效期为2年。

2021年，我院制定了《郑州市中心医院"揭榜挂帅"关键技术目标管理实施细则》，对"揭榜挂帅"关键技术进行专项授权保护，开展关键技术的医师可实行特殊授权，享受低职高聘政策，晋升职称加分；支持"揭榜挂帅"关键技术相关疾病筛查，包括体检人群、门诊患者、住院患者筛查；支持围绕"揭榜挂帅"关键技术建立多学科诊疗模式（MDT），设立多学科门诊，统筹多学科资源，协同管理。对于"揭榜挂帅"关键技术，医院支持3—6个月外出培训学习，支持引进知名专家团队开展业务，支持慈善救助有关救治患者，有效期为2年。

医院成立"揭榜挂帅"能力提升行动工作专班，专项推进"揭榜挂帅"项目的工作进展。紧跟省内、国内领先技术，不断填补技术空白，打破技术隔代。对提升行动工作专班设定工作目标，成立领导工作小组，对专班工作进行全面指导、决策和部署，推进其工作进展，审议其相关管理制度。

3．"揭榜挂帅"工作取得成效。

2021年3月，我院通过的第一批19项"揭榜挂帅"技术，目前共开展3,087例，其中"内科胸腔镜下一针加一镜治疗巨型肺大疱"项目获得2021年省内首先开展的医疗技术认证，还培育了代谢减重、腔镜甲状腺手术、关节镜等特色技术和亚专科。2022年7月通过的第二批11项"揭榜挂帅"技术，目前共开展751例。2023年8月，通过第三批"揭榜挂帅"关键技术项目。在此基础上的研究项目"揭榜挂帅，运行模式下医疗技术创新机制研究"获批郑州市2022年度社会科学调研课题立项（见图5-1）。

（二）关键技术分层管理

1．技术分层管理的内容和意义。

2019年，中国科学技术部发布的《关于加强企业技术创新的指导意见》，提出了"关键技术分层管理"的概念。该文件指出："将关键技术分为领跑、并跑、跟跑三个层次，根据不同层次的技术特点和发展阶段，采取不同的创新策略和发展路径，以实现技术创新的差异化和特色化。"

郑州市中心医院

郑中心医管〔2021〕6号

郑州市中心医院
关于印发“揭榜挂帅”关键技术目标管理
实施细则（试行）的通知

各分院、各科室：

现将《郑州市中心医院“揭榜挂帅”关键技术目标管理实施细则（试行）》印发给你们，请结合工作实际，认真做好贯彻落实。

2021年3月8日

郑州市中心医院

郑中心医管〔2022〕29号

郑州市中心医院
关于印发第二批“揭榜挂帅”关键技术目标管理
实施细则的通知

各院区、各分院、各科室：

现将《郑州市中心医院第二批“揭榜挂帅”关键技术目标管理实施细则》印发给你们，请认真学习并遵照执行。

2022年9月12日

— 1 —

郑州市中心医院

郑中心医管〔2022〕27号

郑州市中心医院
关于成立“揭榜挂帅”能力提升行动工作专班
的通知

各院区、各分院、各科室：

贯彻落实《国务院办公厅关于推动公立医院高质量发展的意见》（国办发〔2021〕18号）、《医疗技术临床应用管理办法》（中华人民共和国国家卫生健康委员会令第1号）等文件精神，进一步规范医疗技术管理，充分评估揭榜技术开展效果和效益，保障医疗质量和医疗安全，提升我院诊疗水平，促进学科建设和发展，经医院研究，成立郑州市中心医院“揭榜挂帅”能力提升行动工作专班。

一、工作目标

以“揭榜挂帅”关键技术能力提升为着力点，紧跟省内、国内领先技术水平，加强重点环节、负性事件追踪，不断填补技术空白，各专业关键技术覆盖率实现全覆盖，打破技术隔代，综合医疗服务能力稳居省内第一方阵。

二、成立“揭榜挂帅”能力提升行动工作领导小组

— 1 —

河南省卫生健康委员会

关于公示2021年全省三级医疗机构
在省内首先开展的医疗技术评估结果的通知

各省辖市、济源示范区卫生健康委，航空港区教文卫体局，省直各医疗机构：

为进一步鼓励医疗技术创新，加快医疗新技术临床应用，我委于2022年6月7日至12月16日组织专家，对全省三级医疗机构上报的2021年在省内首先开展的254项医疗技术进行了调研综合评估。根据专家意见，同时以该技术开展至上报截至时间至少开展10例为评估标准，共110项技术被评估为在省内首先开展的医疗技术，其中第一轮60项（省直医疗机构56项，省辖市医疗机构4项），第二轮50项（省直医疗机构45项，省辖市医疗机构5项）。现将评估结果予以公示（详见附件）。公示期自本通知下发之日起5个工作日。公示期间如有异议，请于工作时间与我委联系。

联系电话：0371—85961026。

附件：1. 2021年全省三级医疗机构在省内首先开展的医疗技术名单（第一轮）

序号	医疗机构	技术名称	技术负责人	
			姓名	科室
44	河南省直第三人民医院	内镜辅助下颈椎前路椎间盘切除融合术在颈椎病中的应用	杨贺军	骨科
45		“单切口双穿刺法”行单孔腹腔镜阑尾切除术	丁同镜	消化中心
省辖市医疗机构（5项）				
46	郑州市中心医院	医用胶辅助“一镜加一针”经内科胸腔镜下巨型肺大疱减容术	张　华	呼吸内科
47	郑州市第九人民医院	“射频消融+左心耳封堵”一站式手术	赵明中	心血管内科
48	洛阳市第三人民医院	超声睫状体成形术（UCP）	马恒哲	眼科
49	平煤神马医疗集团总医院	基于容积旋转调强放射治疗（VMAT）技术的分次立体定向放射治疗中枢神经系统转移瘤的临床研究	陈晓亮	肿瘤放射治疗科
50	南阳市中心医院	Ace68大口径导管抽吸技术治疗颅内动脉栓塞	温昌明	神经内科

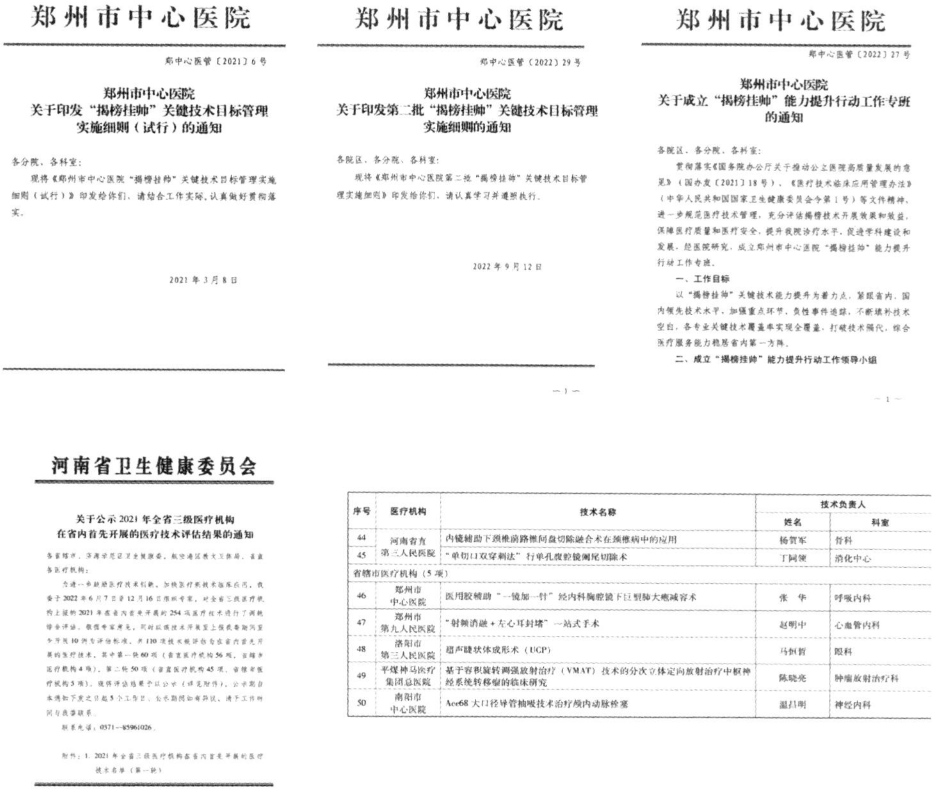

图5-1　“揭榜挂帅”相关文件和成果

领跑层：这一层通常是技术发展的领导者，拥有最先进、最新的技术。这样的组织或企业是行业的引领者，他们的技术发展对整个行业的进步有着重要的影响。

并跑层：这一层的技术通常处于行业的中等水平。这类组织或企业通常试图通过引进、吸收或者改进领跑层的技术来提升自身的技术水平。

跟跑层：这一层的技术通常是行业中较为落后的。他们主要依赖于学习和模仿领跑层的技术来实现自身的技术进步。这些组织或企业通常会选择专注于某一特定的技术领域，通过不断的学习和实践来提升自身的技术水平。

分层管理模式可以帮助组织或企业更好地了解和应对技术发展的挑战，同时也有助于推动整个行业的进步和发展。

2. 郑州市中心医院医疗技术分层管理的运行机制。

对标国内技术开展情况，按照关键技术先进性和成熟度，将我院的关键技术分为领跑性技术（品牌技术）、并跑性技术（成长技术）、跟跑性技术（培育技术）和“卡脖子”技术（空白技术）。2023 年 3 月，我院印发了《郑州市中心医院关键技术分层管理实施细则》，明确了技术分层、政策支持和考核机制。在医疗技术培训方面，我们制定了技术提升计划，对于我院需要提升的医疗技术，优先进行外出理论学习及实训学习，优先配备医院技术资源。对于亚专科，医院将细化亚专科门诊，对关键技术设置专科门诊，并引导相关患者至专科门诊就诊。设备方面，在符合医院管理规范前提下，医院优先支持引进与关键技术相关设备。患者转诊方面，医院对医联体转诊患者进行科学引导。宣传方面，医院提供多种平台进行宣传，并作为医院特色技术进行推广。支持外出进行技术交流，鼓励技术负责人通过技术改进保持技术优势和技术先进。

3. 医疗技术分层管理工作取得成效。

我院通过组织召开“关键技术分层管理专家评审会”（见图 5–2），从第一批申报的关键技术中选出 8 项领跑性技术、12 项并跑性技术和 10 项跟跑性技术。2023 年，30 项关键技术共开展 5,189 例，同比增长 53.48%，8 项领跑性技术共开展 3,505 例，同比增长 36.52%。12 项并跑性技术共开展 1,369 例，同比增长 103.12%。10 项跟跑性技术共开展 317 例，同比增长 124.82%。

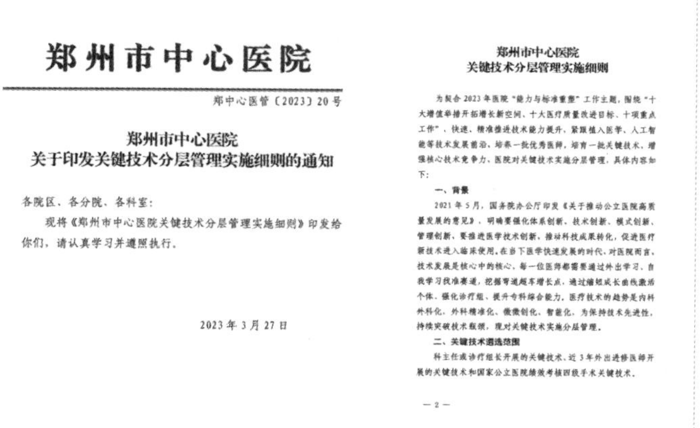

郑州市中心医院

郑中心医管〔2023〕20 号

郑州市中心医院
关于印发关键技术分层管理实施细则的通知

各院区、各分院、各科室：

现将《郑州市中心医院关键技术分层管理实施细则》印发给你们，请认真学习并遵照执行。

2023 年 3 月 27 日

郑州市中心医院
关键技术分层管理实施细则

为契合 2023 年医院“能力与标准重塑”工作主题，围绕“十大增值举措开拓增长新空间、十大医疗质量改进目标、十项重点工作”，快速、精准推进技术能力提升，紧跟植入医学、人工智能等技术发展前沿，培养一批优秀医师，培育一批关键技术，增强核心技术竞争力，医院对关键技术实施分层管理，具体内容如下：

一、背景

2021 年 5 月，国务院办公厅印发《关于推动公立医院高质量发展的意见》，明确要强化体系创新、技术创新、模式创新、管理创新，要推进医学技术创新，推动科技成果转化，促进医疗新技术进入临床使用。在当下医学快速发展的时代，对医院而言，技术发展是核心中的核心，每一位医师都需要通过外出学习、自我学习找准赛道，挖掘弯道超车增长点，通过缩短成长曲线激活个体、强化诊疗组、提升专科综合能力，医疗技术的趋势是内科外科化、外科精准化、微微创化、智能化，为保持技术先进性，持续突破技术瓶颈，现对关键技术实施分层管理。

二、关键技术遴选范围

科主任或诊疗组长开展的关键技术、近 3 年外出进修医师开展的关键技术和国家公立医院绩效考核四级手术关键技术。

— 2 —

图 5–2　关键技术分层文件

（三）诊疗组单项冠军技术

1. 诊疗组单项冠军技术的提出。

诊疗组单项冠军技术的提出，源自于我国制造业的做法。2016 年，工业和信息化部印发了《制造业单项冠军企业培育提升专项行动实施方案》。该方案提出："制造业单项冠军企业是指长期专注于制造业某些特定细分产品市场，生产技术或工艺国际领先，单项产品市场占有率位居全球前列的企业。"并认为，制造业单项冠军企业长期专注于企业擅长的领域，走"专特优精"发展道路。借鉴制造业培育"单项冠军企业"的做法，我们提出了"诊疗组单项冠军技术"，这样有利于突破关键技术，有利于提高诊疗技术，有利于医院卓越发展和高质量发展。

2. 诊疗组单项冠军运行机制。

2023 年 5 月，我院引入单项冠军理念，致力于培养专项技术拔尖人才，培育更多在亚专业方向上拥有"冠军级"技术实力的医师。

首先，选出重点培育技术。科室层面、医师层面，对具有发展前景的、开展数量较多的手术进行重点关注，从中筛选出诊疗组单项冠军技术进行重点培养和资源倾斜，包括专科门诊、宣传运营等。专科门诊方面，给予诊疗组单项冠军医师个人设立专科门诊，引导患者就诊；运营方面，对医联体单位内转诊患者进行引导，提升关键技术知名度；宣传方面，对筛选出的诊疗组单项冠军在院周会上进行技术展示，根据每项技术特点制定相应的宣传计划，如宣传视频、宣传折页、宣传展板，在多媒体平台、院内平台等进行多方位展示，在医院公众号平台讯医上开辟诊疗组单项冠军技术宣传板块，将技术简介与医师坐诊信息相关联；举行手术观摩，组织院内专家对重点推进技术进行手术观摩，展示关键技术服务能力，传递智能化、微创化、精细化技术服务理念，为患者精准就诊提供便利。

3. 单项冠军技术工作成效。

第一批评选出 10 项诊疗组单项冠军技术。个人层面（医师个人完成），10 项诊疗组单项冠军技术共开展手术 433 例，较去年同期 178 例增长了 255 例，增长率为 143.26%，由 2 名主任医师、7 名副主任医师和 1 名主治医师完成，其中膝关节单髁表面置换术增长率最高，为 412.5%。科室层面，10 项诊疗组单项冠军技术共开展手术 835 例，较去年同期 529 例增长 324 例，增长率为 61.25%，10 项技术同比均有所增长。

（四）卓越绩效四级手术

1. 创建卓越绩效四级手术品牌。

将卓越绩效管理理念与专科四级手术发展深度结合，结合科室亚专科分化现状和四级手术成长性，我们制定了《郑州市中心医院卓越绩效四级手术品牌能力再提升工作实施方案（试行）》，从 210 个诊疗组 478 个品牌技术中选出第一批 26 个具有快速发展前景的四级手术品牌，进一步着力打造。以引领品牌提升、价值增值、竞争力增强，进一步提升四级手术内涵，实现四级手术质量、数量跨越式提升，助力医院高质量发展。

2. 卓越绩效四级手术运行机制。

以卓越绩效管理理念打造技术品牌，激活诊疗组体系，通过拓展病源、技术支持、宣传运营、加大激励等措施，实现四级手术质量跨越式提升。

院领导及行职科室帮扶方面，各行职科室按照 13710 工作制度（"1"即锚定一个总目标；"3"即相关人员每 3 天评价一次；"7"即临床科室周总结，并且每 7 天向上一级总结反馈工作情况；"1"即医院层面每月度监测分析讲评；"0"即所有问题销号清零管理），每周落实各项帮扶任务，协助临床科室开展四级手术。技术支持方面，医院以全面开放的姿态支持各临床科室开展各项四级手术，鼓励新技术，大力支持引进专家团队、外请专家手术、远程会诊等工作；2023 年，引进了上海九院韦敏教授团队、北京协和医院任彤教授团队，提升了我院专科四级手术开展的能力。病源方面，充分发挥"全人、全家、全区"的管理理念，充分利用医管家平台，让亲友圈、家乡圈患者享受到专属通道的服务；为 109 位医护人员开通医管家权限，并对其逐一开展使用培训，医管圈亲友数量新增 463 例。

3. 卓越绩效四级手术工作成效。

通过细化临床科室卓越绩效品牌，明确各科室亚专科发展方向、关键技术及核心病种，26 个品牌技术全年共开展 8,231 台四级手术，同比增长 24.24%，工作量占全院 87.30%。

（五）青年医师四级手术授权

1. 认真执行国家四级手术授权政策。

2022 年 12 月，国家卫生健康委印发了最新的《医疗机构手术分级管理办法》，突出了医疗机构在手术分级管理中的主体责任，建立了医疗机构手术分级管理制度体系，强化了卫生健康行政部门的事中事后监管职能。对医疗机构的手术分级及管理、医师动态授权提出了更加科学、精准的要求。

2. 我院的四级手术授权运行机制。

为加强技术管理，助力青年医师快速掌握标准化治疗，完善人才培育机制，激发技术创新活力与动力，我院定期组织召开医疗技术临床应用管理委员会会议，结合医师资质、数据统计与能力评价、手术分级管理制度要求，对申请手术授权医师进行综合评估，最终根据投票结果进行逐项授权。在四级手术授权工作开展过程中，由点到面逐步推开。一是关注重点环节，重点关注四级手术，医师依据历史统计数据与技能掌握情况选择授权手术项目，从低年资医师开始逐层筛查。二是系统推进，发挥科室一级质控作用，由科主任审核把关，基于技术能力评估，由医院医疗技术临床应用管理委员会专家进行审查。

3. 四级手术授权工作成效。

我院先后召开了 12 场"医师技术授权专家评审会"，对 90 名青年医师提交的 452 项四级手术项目进行了审核，86 名医师 354 项手术通过评审，手术项目通过率达 78.32%。授权后共计开展四级手术 2,494 例。2023 年，共召开 5 场"医师技术授权专家评审会"，对 38 名青年医师申请的 150 项四级手术资质进行审核，其中 36 名医师 134 项手术通过评审，通过率为 89.33%。授权后，2023 年共开展四级手术 1,992 例。我院医师董星获得授权后开展四级手术最多，

2023 年共开展 271 例（占比 13.61%）（见图 5-3）。

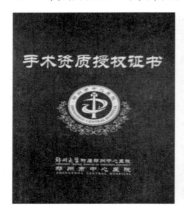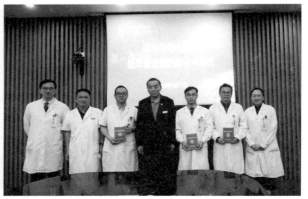

图 5-3　郑州市中心医院医生获得手术资质授权证书

三、医疗技术管理体系发展成效

通过技术管理体系的建立与创新，我院培育了一批专科特色品牌技术，带动了专科发展与学科进步。2018—2022 年，我院代谢外科共实施代谢减重手术 3,000 余例，协助患者摆脱与肥胖相关疾病带来的健康隐患，2021 年 12 月，我院获批成为第一个"郑州市肥胖症、糖尿病外科诊疗中心"；2023 年 7 月，我院成为"中国生物物理学会肥胖症研究分会"的挂靠单位。早在 2016 年 5 月，我院甲状腺外科先后派出 12 名医护人员外出进修学习，包括 10 名医师和 2 名护士，不断实现腔镜甲状腺技术和甲状旁腺移植技术新突破；2022 年 7 月，成立了院内甲状腺疾病和甲状旁腺疾病诊疗中心。除此之外，胃肠、疝和腹壁外科年开展疝相关手术 1,000 余台，最快手术时间 3 分钟。腹腔镜子宫骶棘韧带高位两段四点悬吊术、肩袖损伤修复、关节置换、肺减容等医疗技术实现差异化发展，并形成了特色鲜明的亚专科方向。

通过技术管理体系创新，郑州市中心医院在 2022 年河南省单医院 100 强中排名第 3，较 2021 年提升 1 个名次，凭借技术实力，我院 14 个专科上榜，上榜率为 82.35%。近 6 年，医院四级手术和微创手术年均增长率为 20% 以上。《医疗技术管理流程探索与路径优化创新》获 2023 年第二届公立医院绩效管理优秀案例奖、2023 年河南省医院管理协会医院管理创新奖（见图 5-4）。

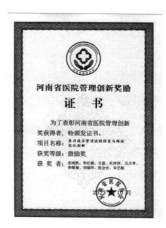
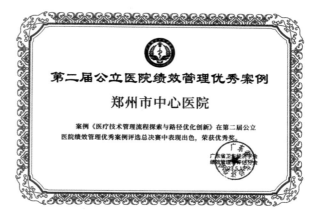

图 5-4 郑州市中心医院获得案例获奖证书

第6章

建设创新驱动体系　推动医院可持续发展

党的十八大以来，以习近平同志为核心的党中央高度重视创新驱动、高质量发展，时刻关注着生产力发展的大趋势。党的十八大提出了"实施创新驱动发展战略"，指出"科技创新必须摆在国家发展全局的核心位置"。党的十九大要求"加快建设创新型国家"，强调"创新是引领发展的第一动力""加强国家创新体系建设""倡导创新文化"。党的二十大更为明确地提出，"坚持创新在我国现代化建设全局中的核心地位""加快实施创新驱动战略""着力推动高质量发展""高质量发展是全面建设社会主义现代化国家的首要任务"。创新驱动战略把科技创新放在前所未有的重要位置，强化了科技是第一生产力。高质量发展是建立在创新尤其是科技创新基础上的质的提升和量的有效增长。

2023年9月，习近平总书记在黑龙江考察期间首次提出"新质生产力"这一概念。2023年12月，中央经济工作会议指出：要以科技创新推动产业创新，特别是以颠覆性技术和前沿技术催生新产业、新模式、新动能，发展新质生产力。2024年3月，国务院总理李强在政府工作报告中说，要"加快发展新质生产力"。关于新质生产力，习近平总书记在中共中央政治局第十一次集体学习会上说："概括地说，新质生产力是创新起主导作用，摆脱传统经济增长方式、生产力发展路径，具有高科技、高效能、高质量特征，符合新发展理念的先进生产力质态。""特点是创新，关键在质优，本质是先进生产力。"

在创新驱动、优质发展、加快发展新质生产力的大背景下，我国公立医院作为医疗卫生服务的社会主体，更应率先积极探索并实践公立医院高质量发展的路径与模式。国家三级公立医院绩效考核被视为全国公立医院的"国考"，是国家深化医疗改革、推动公立医院高质量发展的重要举措，是促进医院主动加强管理的"指挥棒"。持续发展指标是国家三级公立医院绩效考核中重要的组成部分，在持续发展方面，加强了对教学科研的考核，弱化了"唯论文、唯课题"传统做法，其目的就是引导医院加强科研成果转化能力，推动医院科技创新发展。2021年6月，国务院办公厅发布的《关于推动公立医院高质量发展的意见》强调，要"强化体系创新、技术创新、模式创新、管理创新，加快优质医疗资源扩容和区域均衡布局"。以创新推进公立医院高质量可持续发展。医院的技术创新是医院高质量发展的核心内容，医院科学研究是医院技术创新的必要条件。

一、国外医学科研情况

许多发达国家都高度重视医院科研的体系建设，制定了一系列的政策措施，促进医院科研创新，提高医院的服务质量和水平。

美国国立卫生研究院是世界上最大的生物医学研究机构，初创于1887年。其每年向各类医院提供大量的科研经费，支持医院开展基础、临床、转化等研究。美国还制定了临床与转化科学奖计划，促进医院与大学、工业界、社区等的合作，加速医学发现的转化和应用。英国国家卫生服务体系于2006年设立了国家卫生研究院，负责为医院提供科研基础设施、人才培养、伦理审查、知识转移等服务，支持医院开展高质量的科研活动。它还推出了医院科研能力发展基金，以奖励医院的科研绩效，激励医院提高科研能力。德国联邦教育与研究部于2016年制定了医院研究促进计划，为医院提供专项科研资金，支持医院开展与临床实践密切相关的研究项目，提高医院的科研水平和竞争力。德国还建立了医院研究联盟，以促进医院之间的科研合作和交流，提高医院的科研影响力。

　　发达国家的科研管理，大多采取项目主管机制，对经费拨付进行管理和控制是其主要工作途径，与包容性创新相匹配的经费使用是其重要支撑，其最终目标是提升创新绩效。比如，美国的科研管理注重以"人"为中心，注重发挥项目经理人的专业化、领导力和创新能力的作用，实行分阶段、多元化的经费拨付机制，构建与包容性创新相匹配的经费使用机制，建立有效的信息披露和监督机制。日本的科研管理以"项目"为核心，重视项目负责人的独创性和自主性，广大研究群体中少数关键人才作为项目负责人，建立灵活的经费管理和使用制度，鼓励跨学科、跨领域的合作创新。德国实行的是以"奖励"为导向的科研管理机制，重视对优秀科研人才和团队的资助和激励，实行信任预支和项目总包干的经费支付方式，赋予科研人员较大的经费使用自由度和灵活性，促进高风险、高回报的创新研究。

　　发达国家一些先进医院的先进做法，具有借鉴意义。

　　麻省总医院作为美国麻省的重要医疗机构之一，其科研体系的建设历经了多个阶段。该院成立于1811年，初期主要聚焦于临床实践与基础医学研究，管理相对简单。虽然他们对医学研究较为重视，但科研管理体系尚未成型。随着科学研究的迅猛发展，麻省总医院开始重视医学研究，医院内部开始设立专门的科研机构和实验室，科研管理体系逐步形成。通过与大学等研究机构的紧密合作，科研项目的规模和质量不断提高。麻省总医院还加强了对基础医学和临床研究的支持。科研管理逐渐引入先进的技术和方法，包括电子数据管理、科研伦理审查等方面，实现了数字化管理。麻省总医院积极引入创新模式，如开放科学、开源合作等，以推动科研成果的产业化与应用。他们与生物技术、制药公司等产业界的合作日益加强，这种跨界合作有效促进了科研成果的转化与应用。麻省总医院现在是全美排名第一的研究型医院，超过1/3的医生在临床工作的同时进行着科研活动。

　　格洛斯特郡皇家医院拥有先进的设备和高素质的医疗人员，是英国最受欢迎的医院之一。这家医院在心脏病、癌症、肺病等治疗领域处于世界领先地位。该医院成立了医学研究委员会，负责监督和支持医院的科研活动。医院与格洛斯特大学建立紧密的合作关系，共同开展一系列的临床试验和基础研究。

二、我国医学科研现状

改革开放初期，卫生部组建代表团访问了美国国立卫生研究院等科研机构，访问结束撰写了考察报告，开始探讨中国医学科研体系的建设问题。1985 年 3 月，中共中央发布《关于科学技术体制改革的决定》，中国科技体制改革全面推进。同年 7 月，全国医药卫生科技工作会议在北京召开，发布了《医药卫生科学技术体制改革的意见》，为中国医药卫生科技与经济、社会的协调发展指明了方向。1987 年，卫生部科教司陈海峰等组织编写的《医学科技管理》为中国医学科研管理提供了理论基础和实践指导。同年 4 月，中华医学会正式成立医学科研管理分会，标志着中国医学科研管理开始迈向专业化、规范化和科学化的轨道。该分会于 1988 年 3 月创办了《医学科研管理杂志》（现为《中华医学科研管理杂志》），为医学科研管理者深入研究国内外先进医学科研管理经验提供了平台。2018 年，国务院印发《关于优化科研管理提升科研绩效若干措施》，强调科研的原创性、实用性和社会效益，鼓励科研人员面向国家重大需求和国际科技前沿开展研究，体现了国家对于科研事业的高度重视和支持，同时也为中国科研工作者指明了方向，进一步促进了中国科研体系的发展和提升。

在我国，也有在科研体系建设方面做得很好的医院。

四川大学华西医院，是国内顶尖的医学科学研究和技术创新医院之一，其综合实力在国内保持一流，在国际上也享有卓越的声誉。华西医院以服务临床为核心理念，探索并建立医院创新型的科研管理模式和体系。通过实施"三横三纵"的科研管理策略，不断将该院医学科研推向进步。"三横"是指将服务临床需求的导向、前瞻性的科技政策以及信息化的管理模式，横向地融入医院的日常工作中；"三纵"是指通过制定导向性的科研管理政策、构建全时、交叉、动态的信息化科研管理平台，以及创建科研业绩量化评价体系等创新举措，纵向地确保各项工作的深入落实和高效执行。四川大学华西医院专门打造了一个占地 23 万余平方米的独立科研院区，涵盖了从国家级到省部级的众多创新研究平台。共有生物治疗国家重点实验室、"2011"协同创新计划、国家生物治疗转化医学重大科技基础设施、国家老年疾病临床医学研究中心、国家精准医学产业创新中心等11个国家级和34个省部级创新研究平台。此外，该院还建立了一系列前沿的公共创新平台，如动物影像、色谱/质谱、显微图像、基因测序、流式细胞、电镜技术等。值得一提的是，其还构建了全国医疗机构中独一无二的创新链和服务链，涵盖了从原始靶点发现到新药筛选、临床前试验、临床试验及上市后评价的全过程，实现了基础研究、转化研究与临床研究的有机结合，形成了一个全面而高效的创新管理体系。

三、创新驱动体系建设实践

郑州市中心医院持续加大创新力度，确保创新活动的连续性和稳定性。近年来，河南省、郑州市卫生健康委高度重视医学科技创新体系建设，出台一系列政策鼓励医疗卫生机构贯彻新发展理念、构建新发展格局。郑州市中心医院坚持以科研为牵引，奋力开创医院高质量发展新局面，做优做强临床服务核心能力，不断推进医院创新体制机制改革，重塑重构科研创新体系。

（一）创新战略目标

我院的医学技术创新研究紧紧围绕国家区域医疗中心、河南省区域医疗中心建设工作，与省内高能级科创平台深度融合，以解决医院重点发展学科临床问题为导向，聚焦研究方向、开展科研创新工作，提升科研创新能力。力争获得更多国家级、省部级重点项目，争取上榜中国医学科学院科技量值排行榜，实现省级临床医学研究中心突破，助力实现"建设诊疗精准、管理精益、体验最佳的国家区域医疗中心"愿景。

（二）关键的具体措施与持续改进

建立健全科技创新研究的保障机制，全面提升科技创新研究的管理服务水平。强化创新管理制度建设，构建科学、高效的创新机制，推动医院创新发展。近年来，我院为契合三级医院等级评审和现代医院高质量发展对于科研创新管理运行高效、权责明晰、科学管理的要求，制定了《郑州市中心医院科技成果转化管理规定（试行）》《郑州市中心医院科研诚信规范和学术不端行为处理办法》，修订了《郑州市中心医院科研经费管理办法》《郑州市中心医院横向科研项目管理办法》《郑州市中心医院科研创新奖励办法》《郑州市中心医院学术成果奖励管理办法》等，不断完善科研创新管理制度。

构建科研平台，优化科研创新环境。经过不断实践探索，郑州市中心医院目前拥有省院士工作站 1 个、省工程实验室 1 个、省医学重点实验室 3 个、省博士后创新实践基地 1 个、郑州大学先进医学研究中心分中心 1 个、市级重点实验室 8 个。郑州大学先进医学研究中心附属郑州中心医院分中心是 2021 年新建设的科研平台，占地面积约为 1,700 m^2，目前有学术带头人 2 人，专职科研博士 9 人，技术人员 6 人。建设有共聚焦显微镜检测平台、流式细胞仪检测平台、细胞能量检测平台、实时荧光定量 PCR 检测平台、超高速离心平台、分子生物学技术平台、细胞生物学技术平台、分子免疫学检测平台。

注重高层次人才的使用，促进医院高质量发展。人才是创新驱动体系建设中最活跃和最核心的因素。2022 年 12 月，我院印发了《郑州市中心医院高端人才管理办法》，旨在通过引进一批博士、学术技术带头人和高端技术团队，构筑医院新的人才高地，为人才营造干事创业的环境，为高水平的科研创新提供保障。2020 年至今，我院共引进博士 22 人。以学科发展为总体目标，在加大高层次人才引进力度的同时，注重现有学科体系化人才的培养，采取导师动态遴选、专题培训、优导示范等多项措施，加强导师队伍建设，强化优秀榜样的示范引领作用，加速提升导师队伍水平。医院研究生导师人数从 2014 年的 3 人增长到目前的 51 人，其中硕士研究生导师 49 人、博士研究生导师 2 人。

科研创新精细管理，助力科研蓬勃发展。精细化管理是医院创新驱动体系建设中的关键环节。把精细化管理理念融入日常工作中，不断吸收先进经验，完善现有管理模式和方法，对科研项目进行全程跟踪和管理。医院每年组织院内项目申报工作，择优推荐上报，项目申报质量与命中率显著提升。及时匹配科研项目经费，加强项目过程管理，每年度都要组织科研诚信专题培训。制定《郑州大学附属郑州中心医院先进医学研究中心分中心培育研究项目实施方案》，设立院内培育项目。截至目前，共资助院内培育项目30项，其中先进医学研究中心分中心培育研究项目11项、博士科研启动基金项目18项、科研转化培育项目1项，资助经费总额550万元。

（三）创新驱动建设取得成效

通过创新驱动体系建设，近5年，我院共取得科研立项243项，其中国家自然科学基金项目5项、省部级重点项目3项、省部级一般项目41项、市厅级项目182项、其他学/协会和基金会资助项目12项。共完成科研项目结题164项，完成成果登记35项。获得科研成果奖励51项，其中河南省科技进步奖1项、河南省自然科学奖2项。

创新驱动建设是医学领域持续发展的核心动力，对于提升医院整体实力、推动医学进步具有重要意义。未来，郑州市中心医院将把握机遇、应对挑战，以"科研为魂"，以十年磨一剑的决心投身科研工作，矢志创新、立行立改，持续加大科研投入，强化科研团队建设，提升科研创新能力，以高水平科研引领医院高质量发展。

第7章

日间医疗推动医院绩效提升

2022 年国家卫生健康委发布的《医疗机构日间医疗质量管理暂行规定》中对日间医疗的定义是："日间医疗，是指医疗机构在保障医疗质量安全前提下，为患者提供 24 小时内完成住院全流程诊疗服务的医疗服务模式。"日间医疗即日间手术、日间化疗、日间治疗等以日间模式对患者进行治疗的统称。日间手术是传统住院手术模式的一种创新，是提高医院运行效率的一种手段，日间手术的规范开展，能使医院医疗效率明显提高。

一、日间医疗发展及现状

日间手术在欧美国家已有近百年历史。中国日间手术发展是从 20 世纪 90 年代香港地区开始的，内地则在 21 世纪初才陆续开始。

2001 年，华中科技大学同济医学院附属武汉儿童医院开始实施 4 个病种日间手术，开创国内儿童日间手术先河。随后，日间手术在上海交通大学医学院附属仁济医院、中南大学湘雅医院、四川大学华西医院、郑州市中心医院等多家医院相继开展，中国日间手术也正式进入发展阶段。仅在上海，开展日间手术的医院就有 28 家，年手术量达到 7.31 万例。其中，上海申康医院发展中心开展日间手术后，住院时间平均减少 1.85—4.36 天，次均费用平均减少 15%—60%。

到 2020 年，上海交通大学医学院附属仁济医院共完成 35,411 例日间手术，占该院当年总手术量 40.5%，其中三、四级手术比例达 50.2%。同年，四川大学华西医院完成日间手术 24,960 台，占比 25.11%。

2016 年，国家卫生健康委、人社部联合印发《关于印发开展三级医院日间手术试点工作方案的通知》，标志着在国家层面上正式启动我国日间手术推广工作。2019 年国务院办公厅印发的《关于加强三级公立医院绩效考评工作意见》中，将日间手术列为绩效考评的一项重要工作。2022 年 11 月 20 日，国家卫生健康委印发《医疗机构日间医疗质量管理暂行规定》，进一步保障日间手术规范开展。根据中国日间手术合作联盟数据，至 2020 年，中国日间手术取得长足发展，全国开展日间手术医院达 2,409 家，占三级公立医院总数的近 60%，占择期手术比例超过 15%。

二、日间医疗管理方法与路径

以郑州市中心医院为例，2016 年医院开始探索日间医疗，带动医院医疗技术发展，提升医疗服务能力。

（一）推进日间医疗品质化运行

建立健全管理职能，在日间医疗领域，坚持以人为本、创新协作、逐步推广原则，建立日间医疗管理架构，制定系统发展规划。健全各项规章制度，对日间手术病种、术式、手术医师资格实行专项管理，严格执行"术式准入、医师准入、患者准入"三准入制度；通过对日间手术医师和术式准入机制管理监控，对准入医师及术式进行适时调整，将成熟术式、微创技术等纳入日间基础管理项目，以提升医院日间手术技术能力、降低时间成本与术后并发症风险；完善患者手术风险应急预案、标准化服务流程（SOP），确保日间手术在各环节高质量运行；设立日间医疗管理办公室，对日间医疗工作和重点指标进行全方位管控，引导外科改变固有观念，逐步转入良性发展快车道。精准提升日间手术术前、术中质量；在开展日间手术项目基础上，深入挖掘日间治疗、化疗和放疗潜力,不断丰富日间医疗内涵,满足医院多元化发展需求。

推行"一站式服务"理念,日间医疗管理办公室下设"日间医疗服务管理中心",将院前手术预约、入院宣教、术前评估、术后随访等服务流程进行优化整合,采取"跑道式"管理流程,方便患者就医;设立医院专属日间手术检查"绿色通道",压缩患者候检时间,提高医院运行效率,让患者有更好就医体验。

推行预住院模式,即日间患者来院后,先以预留办理住院手续形式在门诊或指定区域内完成术前各项检查,待入院评估合格、手术预约成功后,手术日当天再将患者正式纳入病区进行管理,节省患者在院等待时间。该模式能减少医疗资源浪费,确保医护人员在以小时为计量单位的日间手术运行过程中有序、高效、规范地完成各项医疗活动,确保日间手术质量与安全。

创新始终是日间手术持续发展内驱力。

加速康复外科(Enhanced Recovery After Surgery,ERAS)和日间手术同属于创新临床医学模式的一种,由丹麦外科医生 Henrik Kehlet 于 2001 年率先提出,是指术前、术中及术后应用各种已证实有效的方法减少手术应激及并发症,加速患者术后康复。ERAS 模式与日间手术模式在缩短住院时间、降低手术并发症、促进患者快速康复以及提高医疗资源使用效率等方面的作用完全一致。通常日间手术围术期包括院前阶段、住院阶段和出院后阶段,三个阶段相互贯通、缺一不可,ERAS 模式融入为日间手术每个阶段提供了循证依据。

建立健全医联体内日间手术区域协同体系。构建"手术在三甲,康复在社区"模式,使患者手术质量得到三甲医院技术支撑,术后康复相较以前能得到更全面、细致的健康指导。该模式的建立也是术后质量管理的延伸,既能充分整合医疗资源,又能有效提高区域内医疗资源利用率,促进术后康复质量得到保障。很多时候,患者出院后仍需在家或者社区继续身体康复,建立"医院—社区"一体化服务模式,由三级医院医师协助社区家庭医生和护士为患者提供上门访视、护理等服务,最大限度解决患者术后安全隐患和健康恢复问题。

（二）推进日间医疗同质作业

对于日间医疗而言，实现高效率的前提是医疗质量与安全，如何将患者安全贯彻到日间患者治疗全过程，是医院日间管理的核心。因此，要在日间运营过程中实现标准化管理和服务，以确保在不同地点、不同时间、不同人员情况下，都能为患者提供高品质服务。

加强日间手术集团化管理，在各科室层面完善日间手术质量管理体系，加强院科两级协同，落实各临床专科管理制度。把控患者术前、术中和术后，医疗、护理、感控、麻醉等重点环节，加强数据监测分析，建立相关质量保障机制，树立正确的质量管理意识，促使运用质量管理方法以合理措施解决问题，推动日间手术实现高质量、高效率发展。

医院日间医疗管理办公室组织日间管理、医疗、护理、麻醉、感染预防控制等相关专家，共同制定各病种临床路径，内容包含：术前准备，抗菌药物选择和使用时间，预防性镇痛与预防性止呕等药物选择，相关治疗措施、伤口引流物处理、术后评估等。实现日间手术临床路径从预约至出院后随访全过程管理。

在保障医疗质量和安全基础上实施表格化病历，能减轻医护人员病历书写工作量，让医生解放出来，更好地为患者服务。目前国内大多数医院日间手术病历书写都采用24小时入出院记录形式，以符合国家卫生行政部门病历书写规范要求。24小时入出院记录虽然可以减少日间手术病历书写工作量，但可能会出现手术室安全核查时缺少可核对术前病历记录的情况。另外，如遇转科或延迟出院的情况，需要作废原来24小时入出院记录，并且要重新书写完整入院记录，这样有可能导致出现医疗隐患或者病历书写不规范的现象。因此，医院制定了日间手术病历书写规范和日间病历模板使用规范。

三、日间医疗质量控制指标

日间手术每一个环节的好坏，都直接影响最终医疗质量。日间医疗需要建立体现日间手术效率和质量安全的控制指标，强调全员参与、全病程管理，并能及时发现问题采取补救措施。建立包括日间手术围术期管理、日间手术准入管理为内容的院前、院中、院后各项监测指标，形成报告制度，以实现加强各环节质量管理的目的。

在对日间手术运行效率和安全质量进行评估分析的基础上制定考核指标，建立"以数据说话"为核心的质量管理体系，避免合并症和术后不良反应（恶心、呕吐、疼痛）的发生。在运行期间，日间手术相关制度内容和流程根据实际情况不断进行修订。麻醉药物管理、手术流程管理、术后病房管理、出院康复指导等也都需要适时加以调整。模式、流程、内容等各个管理环节和对应指标，只有不断修改完善，才能有效地提升工作效率和质量。

日间医疗质量重点监测环节：

1. 重点指标监控管理。依据院级质控数据和指标，分解细化到各科室，是科室质控小组具体工作内容。加强各科室质控数据管理，保障工作可量化、可考核，为质控分析和持续改进提供材料支撑。科室每月上报和留存的质控资料要显示持续改进内容。

2. 运营效率指标。包含日间手术室使用率，每日手术次数与医院总手术次数之比，固定时间段内三、四级手术次数与医院日间总手术次数之比，当日取消患者手术次数与医院日间总手术次数之比，当日停止日间手术次数与医院日间总手术次数之比，入院前平均候诊时间等指标。

3. 重点环节监控情况。包含完成院前评估患者比例，延迟出院患者比例，住院 30 天患者围手术期死亡率，24 小时内非计划返回手术室再发生率，手术患者并发症发生率（含 24 小时内术后出血、疼痛、恶心、呕吐难以控制、胃肠穿孔、发热、切口开裂、切口感染等），术中主动保温率，手术麻醉时低体温发生率，Ⅰ类切口抗菌药物率，手术患者 VTE（静脉血栓栓塞症）发生率，临床路径入径率和完成率，病历简单化使用率和正确书写率，CMI 值和 RW 值等（见表 7-1）。

表 7-1　日间医疗重点监控指标及定义

指标名称	指标定义	计算方法
日间手术量	单位时间内出院患者实施日间手术台次数	
日间手术占择期手术比例	实施日间手术人次数与同期住院择期手术总人次数比值	日间手术占择期手术比例 = 日间手术患者人次数 / 同期择期手术患者总人次数 ×100%
三、四级手术占日间手术比例	日间手术出院患者实施三级或四级手术例数占同期出院患者日间手术例数比例	三、四级手术占日间手术比例 = 日间手术出院患者实施三级或四级手术例数 / 同期出院患者日间手术例数 ×100%
当日手术取消率	由于各种原因造成日间手术患者在手术当日取消日间手术人次数与同期预约日间手术患者人次数之比	当日手术取消率 = 手术当日取消日间手术人次数 / 同期预约日间手术患者人次数 ×100%
延迟出院率	住院时间超过 24 小时出院的日间手术患者例数占同期日间手术出院患者例数比例	延迟出院率 = 日间手术延迟出院患者例数 / 同期日间手术出院患者例数 ×100%
非计划重返手术室再手术率	因直接或间接并发症导致的本次日间手术后 7 天内计划外再次手术患者例数占同期日间手术患者例数比例	非计划重返手术室再手术率 = 日间手术后 7 天内计划外再次手术患者例数 / 同期日间手术患者例数 ×100%
术后并发症（出血和切口感染等）发生率	日间手术患者术后发生出血、切口感染等并发症例数占同期日间手术患者例数比例	术后并发症发生率 = 日间手术患者术后并发症发生例数 / 同期日间手术患者例数 ×100%
日间手术随访率	日间手术出院患者随访成功人次数占同期日间手术患者人次数比例	日间手术随访率 = 日间手术出院患者随访成功人次数 / 同期日间手术患者人次数 ×100%

　　加强对患者并发症处理和不良事件管理，通过进一步规范并发症处理流程，规范三级医师报告和行为约束，提高手术质量和成功率；建立并严格执行不良事件报告制度，杜绝瞒报、漏报，一旦发生不良事件，按要求即刻主动上报，事后做到有登记、有原因分析、有整改记录。

四、信息化助力

信息化平台是提高日间手术运行效率、促进资源优化、加强医患顺利沟通的重要条件。信息化平台建设包括日间就诊（信息挂号、准入）、院前手术申请（手术预约、手术排程）、日间随访（专科随访、中心回访、随访查询）、病案管理（日间病历书写质量管理）、评估管理、检查检验反查、可视化状态追溯、"座舱"管理（数据分析、质控分析）、患者 App 等。其中，"座舱"管理平台与医院 HIS、LIS、PACS、EMR、手麻等系统互联互通，融入以患者为中心的数字化生态系统建设方案，确保日常医疗服务质量不断提高。

五、日间医疗模式实践

自 2016 年起，郑州市中心医院积极推行日间手术。采用"集中管理，分散收治与集中收治"相结合方式，不断探索以微创为主，以创面小、恢复快、对机体干扰小为特点的日间手术模式；在全院一体化、规范化、精细化管理基础上，打造"跑道式"管理流程，实现患者从"入院"到"出院"所有环节畅通。通过不断延伸服务链条，实现日间医疗病区和日间医疗服务管理中心一体化管理；通过健全社区监控体系，促进医联体内优质医疗资源共享；通过搭建信息化管理平台，实现医、护、患三方之间数据跨地域、零距离在线沟通；通过实施 ERAS，在日间医疗模式中进一步推动更多病种纳入，保障患者快速就医体验。

经过 8 年多的努力，目前全院已开展日间手术病种 411 种、术式 771 个，年日间手术量 2 万余台。2023 年，郑州市中心医院医疗集团共完成日间手术 20,643 例，占全院择期手术的 54.87%；日间治疗 372,669 人次，日间化疗 4,409 人次，成效显著，实现医院日间医疗整体效能的提升。

2019 年，郑州市卫生健康委依托郑州市中心医院成立郑州市日间手术管理质控中心；2019—2022 年，参与国家层面首个日间医疗标准化管理指导性文件《医疗机构日间医疗质量管理暂行规定》编写工作；2022 年 7 月，在首届中国竞争力大会——全国公立医院绩效管理案例决赛中荣获一等奖；2022 年 12 月，郑州市中心医院被国家卫生健康委批准为全国首批日间医疗质量标准化管理哨点医院；2023 年 4 月，协办第二届全国日间医疗高峰论坛第五分论坛，医院日间手术案例荣获国家"日间医疗创新实践奖"；2023 年 10 月，当选为国家卫生委员会健康研究与发展中心 / 中国日间手术协作联盟常务理事；《"美丽与高效并存"日间单孔腹腔镜胆囊切除术》案例，入选中国日间手术合作联盟年度十大案例。

第8章

ERAS新模式的探索与实践

一、ERAS发展背景与现状

ERAS（Enhanced Recovery After Surgery），即加速康复外科。1997 年，丹麦外科医生 Henrik Kehlet 提出"加速康复外科"理念，成为 ERAS 早期倡导者及实践者。2001—2005 年，欧洲临床营养和代谢委员会（European Society for Clinical Nutrition and Metabolism，ESPEN）又提出围术期 ERAS 管理方案，苏格兰、荷兰、瑞典、丹麦等欧洲国家率先成立 ERAS 合作组，目标是制定一套具有科学依据的指导方针，通过多模式干预措施以提高术后康复的总体质量并减少并发症的发生，同时建立审计系统，以不断发现实施过程中出现的问题并及时进行改进。2010 年，欧洲 ERAS 协会在瑞典斯德哥尔摩成立，并举办首个 ERAS 实施会议，旨在通过研究和教育来提高围术期加速康复的护理，推进 ERAS 在全球范围的实施。近年来，欧洲及北美地区已经从国家的卫生行政决策层面上推动 ERAS 模式的普及。

在我国，2007 年，南京军区总医院（现中国人民解放军东部战区总医院）黎介寿院士首次将 ERAS 概念引入国内。在黎介寿院士的指导下，南京军区总医院江志伟及其团队率先开展了 ERAS 的临床探索，并在《中华外科杂志》上发表了世界首篇胃切除术后 ERAS 的临床应用研究文章。2012 年，为了进一步推广 ERAS，由赵玉沛院士主编的研究生教材《普通外科学》，首次将 ERAS 的概念写入该书的外科总论中。2016 年，由原国家卫生和计划生育委员会举办的加速康复外科专家研讨会，在南京军区总医院成功召开，会议确定在全国规范内开展 ERAS。这是我国将加速康复外科上升至国家战略层面的标志。2019 年，国家卫生健康委在发布的《关于做好加速康复外科骨科试点有关工作的通知》中指出："由国家卫生健康委医政医管局负责试点工作的组织和管理，制定工作方案并组织实施。"2020 年，国家卫生健康委成立加速康复外科专家委员会骨科专家组，专家组办公室设在四川大学华西医院，负责组织试点医院审核认定和指导评估等工作。至此，中国 ERAS 正式进入高速发展时期。

2018 年，郑州市中心医院成立加速康复外科病房，积极探索 ERAS 在外科专业中的应用。2020 年，我院成为国家卫生健康委加速康复外科骨科试点医院，连续 3 年不断努力，制订工作方案，成立工作专班，建立加速康复外科委员会，制定发展战略，注重技术提升，优化医疗服务流程，加强病种及项目管理，将 ERAS 理念和模式落实到日常诊疗工作中，最终实现了"无痛、无血、无栓、无应激、无感染、无风险"的 ERAS"六个无"新模式。经过不断探索与精准实践，2023 年荣获"国家卫生健康委加速康复外科骨科试点医院突出成效奖"。

二、ERAS新模式的精准践行

（一）在探索中解决问题

由于传统的医疗服务模式已深入人心，郑州市中心医院和国内外其他医院一样，在 ERAS 模式的实践过程中存在诊疗流程不通畅、多学科团队衔接不恰、术前无效等待时间长、康复措施不系统、ERAS 专业知识缺乏、认识水平偏低等诸多问题。

医院成立工作委员会及专班，建立以专科护士为主导的加速康复多学科协作体系，聚焦解决流程、技术、团队及项目管理等问题。针对流程不通畅问题，医院加强组织管理，制定百余项工作清单和手册，落实围术期的各项流程。针对多学科团队衔接不恰问题，医院落实首诊医师负责的多学科协作，制定单病种诊疗关键技术的多学科协作共管模式的管理规范，建立领导层、控制层及实施层三级组织架构，明确团队成员的各项职责，压实责任。为减少术前无效等待时间，医院成立"一站式"住院服务中心，实现入院患者集中管理和医技检查集中预约，重点解决了"入院程序繁杂、患者折返次数多、检查耗时长"的问题，以方便患者就医，改善患者体验。为提高专业人员对ERAS的认知，医院多次举办价值案例、最佳沟通、演讲比赛、教学比赛、业务查房等ERAS系列活动，营造"人人都是ERAS实践者"的氛围。

（二）在战略中升级总结

根据ERAS开展情况，我院连续3年制定ERAS发展战略及成立工作专班。2021年，ERAS作为医院"十大重点工作"开展病种目标管理，全院深化推进加速康复工作，如梳理所有专业的261个ERAS病种，聚集到病种管理；2022年，ERAS作为医院"十大能力提升医疗服务举措"，在全院范围内推动ERAS增值工作，制定出院标准，明确出院时机，为患者提供确切的医疗服务；2023年，ERAS作为医院"十大增效行动"及"十大医疗质量安全改进目标"，成立缩短平均住院日工作专班，制定科室平均住院日目标值，并与科室绩效考核挂钩，通过周总结、月评析、季度反馈，持续降低平均住院日，改善就医感受，提升患者体验（见图8-1）。2024年，ERAS再次作为医院"十大增效行动"，住院服务再优化，专科护士能力再提升，精准落实"六个无"的细节管理，为患者提供敏捷无感、最佳住院体验的住院加速康复过程。

此外，医院每年对加速康复工作进行总结，特别将医疗质量提升、降低平均住院日和提升患者就医体验作为总结的重点，加强对工作成效的宣传，使人民群众充分了解ERAS的益处，成为"患者心中最好的医院"。

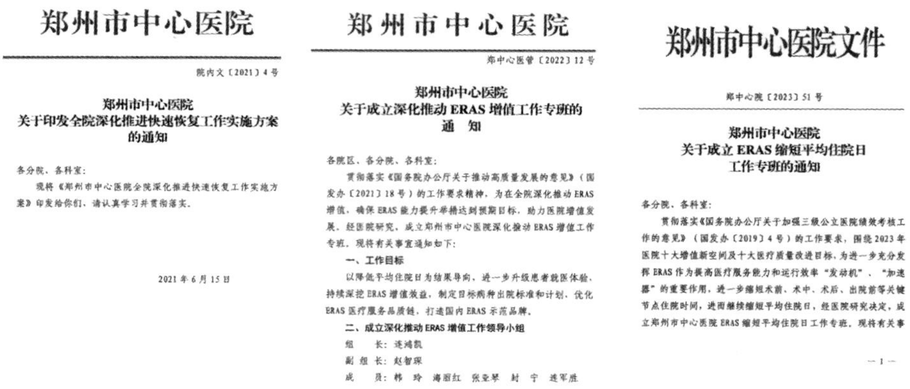

郑州市中心医院

院内文〔2021〕4号

郑州市中心医院
关于印发全院深化推进快速恢复工作实施方案
的通知

各分院、各科室：

现将《郑州市中心医院全院深化推进快速恢复工作实施方案》印发给你们，请认真学习并贯彻落实。

2021年6月15日

郑州市中心医院

郑中心医管〔2022〕12号

郑州市中心医院
关于成立深化推动ERAS增值工作专班的
通　知

各院区、各分院、各科室：

贯彻落实《国务院办公厅关于推动高质量发展的意见》（国发办〔2021〕18号）的工作要求精神，为在全院深化推动ERAS增值，确保ERAS能力提升举措达到预期目标，助力医院增值发展，经医院研究，成立郑州市中心医院深化推动ERAS增值工作专班，现将有关事宜通知如下：

一、工作目标

以降低平均住院日为结果导向，进一步升级患者就医体验，持续深挖ERAS增值效益，制定目标病种出院标准和计划，优化ERAS医疗服务品质链，打造国内ERAS示范品牌。

二、成立深化推动ERAS增值工作领导小组

组　　长：连鸿凯

副 组 长：赵智琛

成　　员：韩　玲　海丽红　张亚琴　封　宁　连军胜

郑州市中心医院文件

郑中心院〔2023〕51号

郑州市中心医院
关于成立ERAS缩短平均住院日
工作专班的通知

各分院、各科室：

贯彻落实《国务院办公厅关于加强三级公立医院绩效考核工作的意见》（国发办〔2019〕4号）的工作要求，围绕2023年医院十大增值新空间及十大医疗质量改进目标，为进一步充分发挥ERAS作为提高医疗服务能力和运行效率"发动机"、"加速器"的重要作用，进一步缩短术前、术中、术后、出院前等关键节点住院时间，进而继续缩短平均住院日，经医院研究决定，成立郑州市中心医院ERAS缩短平均住院日工作专班，现将有关事

—1—

图 8-1　2021—2023 年均将 ERAS 纳入医院年度工作主题

（三）在资源中形成合力

在 ERAS 工作中，注重合理的资源配置，使各相关方面形成合力。

人力资源：培养专科护士 377 名。专科护士作为 ERAS 重要的人力管理资源，医院以专科护士为主导，发挥其作为临床问题发现者、服务模式创新者及新知识的终身学习者的职能，成立临床管理多学科团队（Multi-disciplinary Team，MDT），推动 ERAS 各项措施高效落实。

技术资源：成立 ERAS 技术提升委员会，指导各科室制定围手术期技术操作规范，根据更新的技术指南共识，定期对相关技术操作规范进行修订、完善，定期对医师围手术期技术操作进行培训、评估、评比、质控。

信息化资源：探索智慧化医疗模式，利用医院的信息系统建立疼痛虚拟病房（Virtual Pain Unit，VPU）和老年医学外科虚拟病房（Virtual Geriatrc Unit-surgery，VGUs），这一举措是国内首创。

财务资源：开展假期手术和日间手术，对相关人员给予相应的报酬，鼓励科室及个人积极推进、践行 ERAS 工作。

宣传资源：首先，利用微信公众号定期对 ERAS 工作和案例进行宣传，并定期组织 ERAS 研修班，招收省内外、医联体单位及联盟单位学员来院参观、学习、实践等。其次，我院为白求恩·河南省骨科加速康复联盟主委单位，对 100 余家联盟单位进行了百次巡讲、帮扶、质控，扩大了医院 ERAS 品牌影响力。

（四）在实践中打造新模式

自开展 ERAS 工作以来，该项工作经历了系统连续性管理、专项项目管理、病种目标管理、平均住院日管理及新模式发展阶段五个阶段。

系统连续性管理阶段：2018—2019 年，主要围绕多学科协作开展系统连续性管理，如组建行职和临床 MDT 团队，加强多学科团队衔接与管理。

专项项目管理阶段：2020 年，主要围绕骨科进行试点，优化流程及制度，制定工作清单，开展疼痛、营养、康复等专项项目管理，如建立"一站式"住院服务中心，整合医技检查及检验资源，实现全资源预约，有效缩短术前等待时间。

病种目标管理阶段：2021—2022 年，梳理所有专业的 261 个 ERAS 病种，聚集病种目标管理，制定病种出院标准，明确出院时机等管理目标，为患者提供确切的医疗服务。

平均住院日管理阶段：2023 年，成立缩短平均住院日工作专班，以科室为单位制定平均住院日目标值，加强诊疗组管理，通过周总结、月评析、季度反馈，持续降低平均住院日，改善就医感受，提升患者体验。

新模式发展阶段：2023 年，医院根据国家政策，进一步提高对加速康复外科的认识水平，将加速康复外科理念和模式融入日常诊疗工作中，优化医疗服务流程，提高医疗效益和效率，发布郑州市中心医院《落实国家卫生健康委进一步推进加速康复外科有关工作的实施方案》，围绕患者就医关键时刻进行体验设计，从 ERAS 医疗服务新模式总结出临床路径管理、诊疗流程管理、关键环节管理、技术能力管理、智慧医疗管理及指标监测管理 6 大维度、37 条重点任务和 19 个监测指标。践行"六个无"的快速恢复过程，并将"六个无"作为 ERAS 的品牌价值，打造百姓信赖的精益、敏捷医院。

下面以"右侧人工全髋关节置换术 + 血管神经探查术"为例，描述"六个无"落实措施。

患者马某，于 2024 年 1 月 8 日以"右髋部间断疼痛不适 1 年，加重

2 月"为主诉入院治疗,完善术前检查,于 2024 年 1 月 9 日在全麻下行"右侧人工全髋关节置换术 + 血管神经探查术",围术期过程严格践行"六个无"的落实,于 2024 年 1 月 14 日,即术后 5 天,患者出院。具体措施详见表 8-1。

表 8-1　右侧人工全髋关节置换术 + 血管神经探查术患者"六个无"措施

姓名	年龄	诊断	手术名称	术中出血量	手术时长
马 ××	38 岁	右侧股骨头坏死	右侧人工全髋关节置换术 + 血管神经探查术	30 mL	90 min

落实"六个无"	术前	术中	术后
无痛管理	1. 教会患者正确识别疼痛评分量表。 2. 评估患者对疼痛的敏感度。 3. 介绍手术过程和发生的疼痛及对疼痛采取的预防措施。 4. 告知用药相关注意事项。	静脉全麻。	1. 静息时疼痛评分 0—1 分,活动时疼痛评 2—3 分。 2. 使用静脉止疼泵 1 mL/h 泵入,止疼药物 q12h 静脉注射,口服非甾体镇痛药物 2 片 /bid。 3. 指导患者参与疼痛管理,精准给药。 4. 动态评估镇痛效果,及时调整药物剂量。 5. 应用中医"耳针"穴位疗法,中西医结合减轻术后疼痛。 6. 患肢冷疗减轻疼痛及水肿,红外线治疗改善血液循环。 7. 指导舒适体位,用梯形枕下肢保持外展中立位。 8. 加强睡眠和情绪变化的管理,有助于缓解围手术期疼痛。
无血管理	1. 下肢功能锻炼。 2. 评估出血风险。 3. 监测凝血及各项生化指标。	1. 氨甲环酸止血。 2. 精细化操作,精准止血。 3. 出血 30mL。	1. 观察髋部有无血肿,切口处敷料有无渗血等。 2. 皮肤张力:评估患肢的张力情况,末梢血运,足背动脉以及皮肤温度,观察患肢皮下淤血扩散范围等。 3. 功能锻炼:每天病情及双下肢肌力情况,制定当日功能锻炼计划并指导患者实施。 4. 检验指标:关注异常指标,观察患者的血红蛋白、红细胞值等指标的变化。 5. 观察口腔黏膜及牙龈有无出血,大小便颜色、性质及量。

续表

无栓管理	1.VTE 精准评估。 2.术前踝泵运动、股四头肌等长收缩锻炼指导。	规范摆放手术体位。	1.VTE 评分为 7 分，双下肢周径的测量：每天定时、多点定位，定软尺对患者进行周径的测量，动态监测异常指标。关注有无皮下淤血扩散范围和皮肤颜色的变化。 2.适量增加饮水量，防止血液黏稠。 3.穿宽松合适的衣裤。 4.气压治疗每日 2 次。 5.术后及时安全规范应用抗凝药物。 6.功能锻炼循序渐进，尽早下床活动。
无应激管理	1.讲解疾病知识及手术方式，做好预康复管理。 2.术前饮用 2 小时"术能"，避免过度饥饿。 3.做好患者及家属心理护理。	1.体表加温：体温维持 36.2 ℃—37.0 ℃。 2.动态监测患者的容量反应性指标，根据手术及个体容量，达到精准补液。	1.监测生命体征：确保生命体征平稳。 2.术后给予穴位贴敷预防恶心呕吐的发生。 3.饮食管理：返回病房，即刻给予 30 mL 术能试饮水；1 小时后流质饮食。 4.水分补充：多次少量进水，确保水分均衡。
无风险管理	1.依据出血风险评估表对患者进行评估。 2.卧位调整：抬高床头 30°，协助患者半卧位，变换体位时动作缓慢轻柔。 3.评估患者跌倒高风险，指导患者下床时严格按照离床三部曲；每 2 小时翻身 1 次，预防压力性损伤的发生。 4.指导患者拐杖的使用方法及注意事项。		
无感染管理	1.保持床单元平整、清洁。 2.观察切口及周围有无红肿、压痛、皮温升高和皮肤张力等异常增加。定时换药。 3.规范使用抗生素，各项操作严格落实无菌原则。 4.动态关注生化指标，及时与医生沟通。		

（五）在监测中闭环管理

加速康复外科管理委员会根据更新的技术指南共识，定期对相关技术操作规范进行修订、完善，定期对医师围术期技术操作进行培训、评估、评比和质控。

以关键问题、关键环节、关键要素的关键结果为抓手，设定"跳一跳才能实现"的符合 SMART 原则（可量化、可衡量）的 OGSM（一种计划与执行的管理工具）模式，每年年初制定全年的 OGSM，每季度末对本季度完成情况进行考核，并详细制定下一季度的 OGSM。

建立 ERAS 评价指标数据库，对开展 ERAS 工作指标、ERAS 质量效果等19 个指标进行实时监测，闭环管理。

建立选择关键指标数据进行内部对比，并与全国医院目标值中位数进行对比。依据对标指标的完成情况对下年度的运行导向和改进重点作出决策，并根据国家三级公立医院考核指标定期进行修订。

三、实施快速康复外科卓有成效

指标改善：平均住院日显著下降，从 2019 年的 8.45 天下降至 2023 年的 6.56天，降低 1.89 天，较全国水平（8.1 天）下降 1.54 天（见图 8-2）。

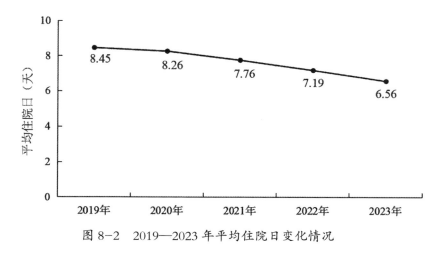

图 8-2　2019—2023 年平均住院日变化情况

重大荣誉：医院获批"国家卫生健康委加速康复外科骨科首批试点单位"（见图 8-3），荣获"国家卫生健康委加速康复外科骨科试点医院突出成效奖"（见图 8-4），护理部张亚琴主任被聘任为中国心肺康复护理联盟专委会第二届主任委员，医院成为"白求恩·河南省骨科加速康复联盟"主委单位（见图8-5），成为"第二届中国心肺康复护理联盟专业委员会"主委单位，《基于BPR理论构建ERAS护理服务品质链》案例在"第五季中国医院管理奖"实践类案例评选中荣获护理管理组铜奖（见图8-6）。

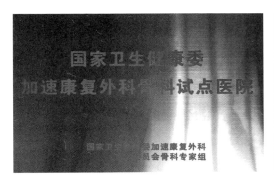

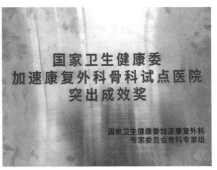

图8-3　郑州市中心医院获批"国家卫生健康委加速康复外科骨科试点医院"

图8-4　郑州市中心医院获得国家卫生健康委突出成效奖

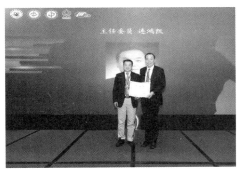

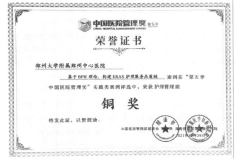

图8-5　郑州市中心医院成为"白求恩·河南省骨科加速康复联盟"主委单位

图8-6　郑州市中心医院案例获奖证书

优化管理：印制《医患沟通技巧及范例实用手册（2021版）》（见图8-7），印制《加速康复外科管理与实践（2022版）》（见图8-8）。

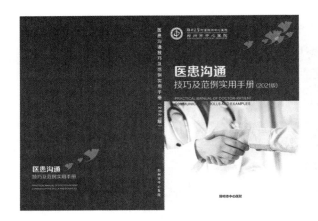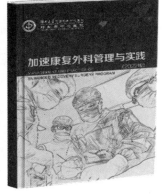

图 8-7　郑州市中心医院印制的《医患沟通　　　图 8-8　郑州市中心医院印制
技巧及范例实用手册（2021 版）》　　　　　　　的《加速康复外科管
　　　　　　　　　　　　　　　　　　　　　　理与实践（2022 版）》

科研成果：在推行 ERAS 的过程中，不断实践、研究和提高，形成多项科研成果。主持省级科研项目 3 项，分别是《以护士为主导的加速康复外科管理模式的构建与实证研究》（项目编号：22B320020），《基于"互联网 +"的 ERAS 社区健康管理模式的构建与实证研究——以骨科患者为例》（项目编号：LHGJ20210773），《基于 IMB 模型的"互联网 +"健康管理方案在髋关节置换术患者中的应用研究》（项目编号：LHGJ20220870）。

第9章

"互联网+护理服务"模式的构建与实践

　　"互联网＋护理服务"是指医疗机构利用在本机构注册的护士，依托互联网等信息技术，以"线上申请、线下服务"模式为主，为出院患者或罹患疾病且行动不便的特殊人群提供的护理服务。目前，全球老龄化问题严重。据国家统计局统计，截至 2017 年年底，我国失能或半失能老年人达 4,000 万左右。且随着中国疾病谱的改变，慢性病人数不断攀升，高龄、慢性病、失能及独居老年人等对居家护理服务的需求越来越大。此外，随着国家二孩政策、三孩政策的相继放开，高龄夫妇生育者越来越多，产后康复、新生儿健康护理等需求也在日益增加。"互联网＋护理服务"模式的创新，增强了护理服务的可及性，满足了患者多元化的服务需求，同时对于促进优质护理资源下沉、弥补我国护士从业人数与社会需求间的缺口、满足人民群众健康需求发挥着重要作用。

一、"互联网+护理服务" 发展现状

　　20 世纪 50 年代，英国政府开始推行由社区照顾的养老模式，建立了一套由地方政府、志愿者、私人创办三种形式组成的国家医疗服务体系，为签约患者提供上门形式的整合型服务，减少患者前往医院的就诊次数，提高医疗资源的有效利用。20 世纪 90 年代，美国的 The Ensign Group 成立，正是一

家从事紧急护理服务和其他辅助保健服务的公司，将长效护理保险与上门护理服务费用相结合，为客户提供服务。该公司的运行方式被认为是"互联网＋护理服务"的雏形。日本作为世界上人口老龄化最严重的国家，政府每年用于老年人的医疗费用日益增加，因此，其在 2000 年开始引入长期护理保险制度，在建立起的智慧居家养老社区中使用可穿戴设备，能在第一时间内将监测到的居家患者身体状况数据传送给医务人员，对于一些突发疾病的发生起到了提示作用。此外，日本建立的保险制度整合了医疗和护士上门服务。韩国于 2008 年开始建立上门服务机构，其构建的居家护理平台具有集图像、语音、视频于一体的功能，为患者提供了有效的居家护理服务，降低了患者的再次返院率。

国内"互联网＋护理服务"自"9073"（90% 左右的老年人居家养老，7% 左右的老年人依托社区支持养老，3% 的老年人入住机构养老）养老格局的出现，居家护理服务需求呈上升趋势。中国台湾地区居家护理开始于 1971 年，居家护理机构以医院为基础，为患者及家属提供周全性、可及性、持续性的养老服务。香港于 2000 年推出"安老服务统一评估机制"，为老年人或慢性病患者建立专门的信息系统，并由专业社会工作者或护士等采用国际上认可的评估工具，对居家老年人或慢性病患者的健康状况进行评估，从而制定科学的长期护理计划。2015 年，阿里健康和滴滴合作，试行了上门医疗服务；2017 年，支付宝正式推出医疗医美服务平台，为民众提供线上咨询、线下送药上门等服务。

二、我国鼓励"互联网+护理服务"

2017 年和 2018 年，国家有关部门连续下发了《进一步改善医疗服务行动计划（2018—2020 年）》《关于促进"互联网＋医疗健康"发展的意见》《关于促进护理服务业改革与发展的指导意见》3 个文件，明确了有条件的医疗卫生机构可以探索为患者提供上门护理、居家护理指导等服务；提出要充分利用信息技术，创新护理服务模式，为患者提供全流程、无缝隙、专业便利的智慧护理服务。2019年1月22日，国家卫生健康委办公厅发布《关于开展"互联网＋护理服务"试点工作的通知》，旨在依托互联网等信息技术，通过线上和线下护理服务的有效结合，积极探索社区居家上门护理服务新模式，鼓励护理服务发展的新业态。随后，北京美鑫科技的"金牌护士""医护到家"，广州的"U护"等开始了上门医疗服务的探索，发展至现在，全国已有大约40家App涉足上门医疗服务。

2020年12月28日，河南省卫生健康委发布《河南省"互联网＋护理服务"试点工作实施方案的通知》，确定郑州市、济源市为河南省首批"互联网＋护理服务"试点地区。2021年2月，郑州市卫生健康委印发《郑州市"互联网＋护理服务"试点工作实施方案的通知》，郑州市中心医院成为郑州市第一批"互联网＋护理服务"试点医院之一。

三、"互联网+护理服务"模式的构建与实践

（一）"互联网＋护理服务"——重构护理模式

"互联网＋护理服务"是一个由多方参与的服务模式，不同地区在试点工作中根据本土情况形成自己的服务模式。

独立开展型。该模式以浙江舟山市为代表。由各医疗机构自主筹建"互联网＋护理服务"信息技术平台，或与具备资质的第三方信息技术平台签订合约，共同建立"互联网＋护理服务"平台，由医疗机构负责全程监管指导。

政府主导型。该模式以浙江宁波市为代表。政府作为统筹指导，筹建"互联网＋护理服务"信息技术平台，由卫生健康委运营监管、护理学会指导，并联合各级各类医院参与。浙江省卫生健康委于2022年11月发布"浙里护理"应用，为全省居民提供统一、规范、安全的上门居家护理以及线上护理咨询服务。

医联体型。以浙江台州市、广东佛山市模式为代表。该模式基于分级诊疗的理念，由牵头医院成立互联网医院远程医疗中心，并设立互联网医院院

长及护士长，医联体各成员单位确定"互联网＋护理服务"负责人，组建多部门联合组建的工作小组，在分工中重新对各级医疗机构功能进行定位，实现区域化的三级联动。

在郑州市中心医院的"互联网＋护理服务"实践中，独立开展型模式和政府主导型模式都有所参与。

前期为独立开展型模式。借助互联网医院平台，自主筹建"互联网＋护理服务"信息技术平台，与医院微信公众号相结合，采取"线上下单，线下服务"的运行模式，利用护士非工作时间开展居家护理服务。同时医院微信公众号"护理到家"小程序知识库内嵌入疾病健康教育知识、视频及"跟练吧"益智游戏，实现就医过程场景化、趣味化，提升居家患者和家属自我管理意识及能力，打造护患体验"零距离"。此外，医院设置 24 小时热线电话（96595）供有服务需求的群众预约下单，有专业人员进行精准对接，满足患者"不想跑，不用跑"的服务需求。2022 年 1 月 9 日，医院"护理到家"服务同步上线"郑好办"App，积极解决疫情防控期间群众居家看病就医问题。

2023 年 10 月 23 日，河南省卫生健康委发布了《河南省推广应用"豫健护理到家"服务平台实施方案的通知》，以期推动"互联网＋护理服务"规范开展，保证医疗质量和医疗安全；同时探索护理服务新模式，依托互联网更好地将护理服务延伸到社区和家庭，为群众提供多样化、多层次的护理服务。2023 年 11 月，河南省"豫健护理到家"服务平台上线，郑州市中心医院入驻后与医院原有的"护理到家"平台同步进行。此时又有了政府主导型模式的特点。我院积极响应政府号召，大力推进"便民就医优流程"等七大举措，将"豫健护理到家"与日间手术两项举措有机结合，针对日间手术患者出院后康复及居家护理问题，提供上门换药及康复指导等延续性护理服务，满足日间手术患者出院后的居家护理需求，提升患者就医体验。

（二）关键的具体措施

2021 年 2 月，郑州市中心医院成立"互联网＋护理服务"工作小组，通过深入调研、外出学习、专家咨询及文献查阅等形式，先后多次组织讨论、筛选，最终形成护理服务评估单、操作规范、服务告知书及物品清单在内的等一系列规范化流程，包括《服务订单审核规定》《患者出现紧急状态的应急预案》《医疗风险防控制度》《上门服务工作流程》等，并进行清单式管理。

2021年9月，医院确定选取老年护理、母婴护理为试点，开展"互联网＋护理服务"。通过对服务模式、服务价格、安全保障等方面进行探索和实践，逐渐形成适合本院的"互联网＋护理服务"发展模式。

遴选护理人员。参照2019年国家卫生健康委办公厅发布的《关于开展"互联网＋护理服务"试点工作的通知》的相关要求，确定上门服务护士资质为具备5年以上临床护理工作经验的护师及以上技术职称的注册护士。通过组织遴选、培训、考核，根据专业需求授权相关专业的护士承担相应的护理到家服务项目。融入PKU（北京大学一种教学模式）教学模式通过实操工作坊、应急预案风险评估演练等多元化的培训方式，对遴选的护士进行规范化培训。采取淘汰式考核方式对其进行理论与技能考核，优中选优，最终遴选出综合能力强的护士。

确定服务对象。通过调研，我们将服务范围首先确定为出院患者及医院周边群众。根据前期市场调研结果，由于社会人口的老龄化以及二孩、三孩政策的实施，老年患者、新生儿及产后康复等护理服务需求增加。结合医院地理位置、人口年龄构成等情况，将高龄、长期卧床者、慢性疾病患者、新生儿、孕产妇、术后患者等人群纳入医院"互联网＋护理服务"范围。

确定服务项目。结合服务对象的确定并借鉴其他单位的成功经验，截至目前，我们先后确定更换胃管、留置导尿、普通换药、静脉采血及雾化吸入等基础护理服务项目，新生儿经皮胆红素测定、新生儿护理及乳房积乳疏通术等母婴护理服务项目，更换膀胱造瘘管、压疮护理、PICC维护、造口护理及气管切开患者更换胃管等专科护理服务项目，共计56项。

确定服务价格。根据《河南省"互联网＋护理服务"试点工作实施方案》要求，医药服务价格中护理费、耗材费按照《郑州市医疗服务价格项目规范》要求整理汇总。通过调研郑州区域内居民消费水平、接受程度、护士上门服务价位意愿，细化项目护理服务时间、技术难度、服务风险，参考第三方平台价格信息，测算 5 年资护师的每小时工资提供定价依据，最终拟定上门服务费，征询 18 位护理质量控制中心委员意见与建议，交由物价部门审核后，提交郑州市卫生健康委报备。

精准服务过程。服务前：护士接单后 15 分钟内对患者进行电话问诊，首次上门时为患者建立疾病、身心、经济、环境、依从性及护理难度等全方位的护理评估单，输入平台档案中统一管理，以便准确定位患者需求，保护双方权益。服务中：统一着装，统一设备，签订协议，全程定位，同步上传服务进度，全程留痕可追溯。服务后：通过电话、互联网、AI 智能等多形式进行随访，了解患者现存问题、病情变化及恢复等情况，了解患者居家护理需求，给予个体化、针对性的指导。同时在 AI 智能中设置复诊模式，由 AI 智能筛选是否需要医生护士再次介入，为患者健康安全提供双重保障，服务体验再升级。

保障服务安全。医院"互联网 + 护理服务"平台采取实名制注册方式，首先让出院患者注册，逐渐扩展到社会层面。对于订单，护士要严格审核，通过电话评估患者病情、操作风险，确认服务的可行性；护士到达患者家门口后，点击"我已到达"，GPS 定位护士位置，保障护士人身安全；护士在进行操作前须与患者签订《上门护理服务知情同意书》，且再次评估患者病情和操作风险。统一配备专用服务箱，对箱内抢救药品和器材进行规范，保障患者安全。

加入政府主导平台，多重保障。2023 年 11 月，省"豫健护理到家"服务平台上线后，我院迅速跟进，将前期院内"互联网 + 护理"工作平移至该平台，2 天内完成 315 名护理人员注册、36 个项目上线，并完成"豫健护理到家"全省首单服务，同时推动郑州市医疗机构、护士入驻平台开展工作。在流程监管和系统监管方面，政府平台提供了安全可靠的保障，不仅建立了全流程监管"驾驶舱"，所有订单产生的数据会同步上传至监管系统，还配有满意度评价、医疗废物处理、事件上报等功能，保障护理服务的顺利开展。

改进与提升。召开工作推进会。以护理部为主导，每两个月召开工作推进会，深化"互联网 + 护理服务"内涵，拓宽 ERAS（加速康复外科）服务链，不断更新服务项目，优化工作流程，规范操作标准。

开展应急预案演练。定期进行"护理到家"应急预案演练，通过演练提升专科护士的应急反应能力及水平，同时由各专业大科护士长根据服务项目和人员情况适时给予指导和要求，不断修正和完善服务细节，持续监控服务标准和质量，以确保质量和安全同质化。

修订服务质量考核标准。在项目开展过程中，修订"护理到家"服务质量考核标准，对出诊时间、护患沟通、人员着装、告知单签署、操作质量、健康宣教及医疗废物处置等方面提出标准要求，对准备、操作和终末质量进行督导，重点查看结果指标，根据患者家属反馈及满意度进行评判。

调动护士工作积极性。将科室及护士的"护理到家"工作完成量及质量纳入科室及个人准入、退出及激励机制，奖惩分明。凡 3 个月未开展工作的科室及个人进行通报批评，6 个月未开展工作者取消平台服务资格。

提升护患满意度。在完成护士"护理到家"服务后，可在平台内进行双向满意度评价。医院相关负责人可查看满意度情况，对有异议、建议和平台未进行评价的患者进行重点追踪随访，以达到持续改进的目的。此外，通过 AI 智能和专科随访共同对出院患者进行筛选，对有"护理到家"服务需求的患者进行重点追踪，以期为患者提供精准服务，提升患者的就医体验。

（三）取得成效

服务数据。自 2021 年 9 月开展"互联网 + 护理服务"以来，经过不断的评估、筛选、审核，截至目前，共上线护理服务项目 7 类 56 项，涵盖基础护理、管道维护、母婴护理、中医理疗、居家康复、特殊护理和压疮造口，延续护理服务项目类别多元化，满足更多居家患者的护理需求。注册用户中患者达 5,546 人，护士达 325 人，总接单量达 3,368 单（见图 9-1、图 9-2）。2023 年"护理到家"工作量较 2022 年增加了 110.39%。

服务满意度。"互联网 + 护理服务"平台设定服务评价功能，患者或家属可从服务态度、技术水平、规范程度 3 个维度对上门服务的护士进行评价，统计结果显示患者满意度 ≥ 95%。同时，护理部采用问卷星的方式对 325 名护士进行安全保障、收入、服务项目、服务对象等 9 个条目的问卷调查，满意度达 100%。

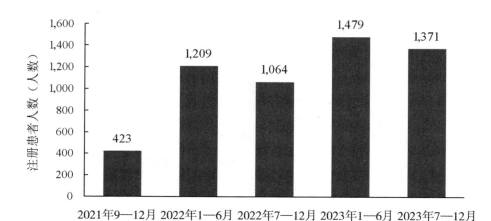

图 9-1　2021—2023 年"护理到家"患者注册人数

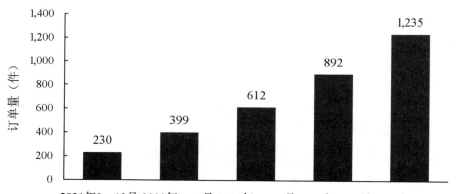

图 9-2　2021—2023 年"护理到家"订单量

获得奖项。参加健康界 2023 年"管理科学奖"医健领域医院管理类（第七季中国医院奖）案例比赛，参选案例《"互联网 +"品牌赋能，多维度提升区域护理服务能力》荣获中南赛区优秀奖（见表 9-1）。

国家级继续教育项目：

①《"互联网＋护理"助推医院三级康复医疗体系高质量发展》。

② "医院高质量发展·能力提升"研修班暨国家级继续教育项目"互联

网＋护理"助推医院三级康复医疗体系学术会议。

表 9-1　郑州市中心医院所获奖项及国家级继续教育项目

项目名称	级别	授予单位或主办单位	时间	佐证资料
《"互联网+"品牌赋能，多维度提升区域护理服务能力》获中国医院管理奖中南赛区优秀奖。	国家级	健康界	2023年11月	
继续教育项目《"互联网+护理"助推医院三级康复医疗体系高质量发展》。	国家级	主办方：郑州市护理学会 承办方：郑州市中心医院	2022年12月	
"医院高质量发展·能力提升"研修班暨国家级继续教育项目"互联网+护理"助推医院三级康复医疗体系学术会议。	国家级	郑州市中心医院	2023年9月	

四、"互联网+护理服务"在发展中面临的挑战

我们在"互联网+护理服务"实践中体会到，这一模式在发展中面临着以

下一些挑战。

老年人对互联网使用不熟练。"互联网＋护理服务"以"互联网＋"为平台，需要使用移动通信设备进行具体操作。现实中，老年人对"互联网＋护理服务"的需求很大，但对智能手机及移动 App 的操作不太熟练，这在一定程度上造成了另一种不便。

管理体制有待进一步完善。"互联网＋护理服务"应在保证患者安全的前提下进行，我国"互联网＋护理服务"尚处探索阶段，规范的行业标准、有效的监督机制、健全的质量控制体系有待进一步完善。

医疗保险制度不健全。目前我国还未将"互联网＋护理服务"费用纳入医疗保险，护士上门护理服务费用与医疗机构现行的医疗服务价格相差较大，如果完全由患者自费支付，明显会降低患者使用"互联网＋护理服务"的积极性。

因此，有必要尽快将"互联网＋护理服务"纳入医疗保险覆盖范围，完善相关法律法规，保障护患双方权利，"互联网＋护理服务"模式发展前景将会更好。

第10章

多学科协作　实现抗菌药物管理科学化

　　抗菌药物在预防和治疗感染性疾病中发挥着不可替代的作用，但不合理地使用抗菌药物，也可导致细菌耐药性的产生，增加医院感染风险。当前，社会公众对抗菌药物的认识有待加强，人民群众用药习惯亟须改变，基层医务人员用药水平能力有待提高，抗菌药物管理体系发展不平衡等问题应当引起人们足够的重视。

　　耐药控制是一个系统工程，涉及抗菌药物的研究开发、注册生产、流通使用等各个环节，相关部门需积极配合才能取得成效。合理使用抗菌药物，是联合国世界卫生组织（WHO）全球耐药控制行动计划和中国国家耐药控制行动计划的重要策略之一，也是医院最为重要的耐药控制手段。

一、国内外抗菌药物管理政策现状

　　WHO 在 2011 年提出了"遏制耐药——今天不采取行动,明天就无药可用"的警示，并于 2014 年 5 月发布了《控制细菌耐药全球行动计划（草案）》，旨在督促各国制订抗菌药物行动计划。该行动计划提出 5 个战略目标，其中一个就是"优化抗菌药物使用"。抗菌药物滥用现象已日益受到各国重视，多国已建立了较为完善的抗菌药物使用监测机制。

　　欧洲抗菌药物使用监测网的数量最多（占 56.2%），是目前抗菌药物使用监测方法学发展的前沿地区，其抗菌药物使用监测及数据分析、报告的方法值得借鉴。各国及地区的卫生行政部门是全球抗菌药物监测的主要负责机构，其监测对象以社区和医院为主，限定日剂量是全球普遍采用的计算抗菌药物消耗量的统计指标。尽管各地抗菌药物监测已广泛开展，但仍存在一些不足：①数据校验是保障数据质量的重要步骤，但现有监测网数据校验实施情况不明，不同监测机构的监测数据质量有差距。②针对特殊人群（如儿童）抗菌药物使用的监测尚未广泛开展，现有方法用于特殊人群时存有局限性。

美国是采用抗菌药物科学化管理（AMS）策略开展抗菌药物使用管理的典型国家，始终力推医院实施 AMS 策略。当前美国已在减少细菌耐药性、减少抗菌药物不良反应、降低艰难梭菌感染率和改善抗菌药物使用等方面取得了进展。为更好地监测和评估抗菌药物管理项目（ASP）的实施效果，目前美国疾病控制预防中心（CDC）基于国家医疗安全网络（NHSN）建立了全美医院抗菌药物使用与管理模型，并引入了标准化抗菌药物管理率（SAAR）概念，能够使 ASP 人员定量评估处方实践行为，确定改进时机并评估干预措施的效果。

针对日益严峻的抗菌药物使用和管理情况，我国出台了一系列相关规范性文件。原卫生部于 2004 年 8 月颁布实施了《抗菌药物临床应用指导原则》，以规范抗菌药物的临床合理使用，为抗菌药物管理和使用提供了技术保障。2008 年印发《卫生部办公厅关于进一步加强抗菌药物临床应用管理的通知》、2009 年印发《关于抗菌药物临床应用管理有关问题的通知》，进一步强化围手术期抗菌药物预防性使用的管理。

2010 年 12 月，原卫生部印发《全国抗菌药物联合整治工作方案》，并于 2011—2013 年，在全国范围内开展抗菌药物临床应用专项整治活动。对出现问题的医院进行全国通报，对当事医院领导和医师进行诫勉谈话或给予行政处分。2012 年，原卫生部下发《2012 年抗菌药物临床应用专项整治活动方案》，加大对抗菌药物临床应用相关指标的控制力度。2013 年后，原国家卫生计生委联合相关部门多次对抗菌药物临床应用和细菌耐药性控制进行了专项整治，以量化指标，对医师抗菌药物处方行为进行评价，强力整治抗菌药物不合理使用行为。2015—2021 年，每年国家均出台抗菌药物相关管理文件。自 2020

年起，将抗菌药物治疗前病原学送检率纳入国家医疗质量改进目标。

2011年，北京大学第一医院开始对抗菌药使用情况及合理性进行调研，并根据项目启动时需把握的7大要素，即选对人、交好底、搭班子、定目标、授好权、议规则、签合约，进行设置和组建，形成管理方案。根据该院抗菌药物管理现状，从患者需求入手，运用项目化管理的方法，按照项目启动、项目计划、项目实施和项目收尾等步骤，实施抗菌药物管理策略。建立了规范、标准和制度，提升了医院管理效率，保证了医疗质量与安全。

中南大学湘雅医院依托AMS团队对院内抗菌药物的"选、管、用"进行科学化的闭环管理，通过技术手段和信息化支撑，促进抗菌药物合理使用。这种非"一刀切"的行政干预方式，更容易被临床医务人员所接受，有助于减少抗菌药物的不合理使用和遏制细菌耐药。2020年，湘雅医院的3个维度9项抗菌药物应用评价指标，均呈不断改善趋势。这表明，医疗机构实行AMS策略，有助于促进抗菌药物合理使用，从而遏制细菌耐药的发展。

二、以卓越绩效为导向，加强抗菌药物管理

"卓越绩效模式"是20世纪80年代后期美国创建的一种成功企业的管理模式，其核心是强化组织的顾客满意意识和创新活动，追求卓越的经营绩效。为了引导组织追求卓越，提高产品、服务和发展质量，增强竞争优势，促进组织持续发展，依据《中华人民共和国产品质量法》《质量发展纲要（2011—2020年）》，我国制定了《卓越绩效评价准则》。从领导，战略，顾客与市场，资源，过程管理，测量、分析与改进以及结果等七个方面规定了组织、卓越绩效的评价要求，为组织追求卓越提供了自我评价的准则。

（一）领导结构与职能分工

领导力是组织成功的关键。郑州市中心医院领导牵头建立专业化抗菌药物临床应用管理团队，规范抗菌药物合理应用。按照国家要求制定抗菌药物监测指标，并纳入医院质量管理和绩效考核体系。以难治性感染性多学科会

诊（MDT）为基础，建立由医疗、药学、感染防控、医学检验等多学科协作模式。运用质量管理工具，及时总结、评估运行成效，加强督导，最大限度降低耐药菌感染的发生，全力打造"低感染医院"。

（二）以指标为导向的多学科协同战略

通过建设行政管控、感控参与、信息化支持三大系统管理方法和临床药学、临床微生物学、临床医生三大技术支撑体系，对我院的抗菌药物进行科学化管理，以达到临床治疗和预防的最佳结果，并最大限度减少药物的毒性和耐药性。

在多学科协作团队中，坚持以指标改善为导向，每个成员都不断提升自己的能力和水平。例如，临床医生要掌握感染性疾病的诊治思路和抗菌药物的特点及用法，才能选药正确、用药正确；临床药师要能够提供药代动力学和药效学以及治疗药物监测等支持；临床微生物学人员要能够运用多种检测手段提高病原学检出率和准确率，提高抗菌药物精准用药水平；感控人员要能够采取有效措施预防和控制耐药菌的流行和爆发，尤其是重症监护室、新生儿科、血液科等高危科室；行政人员要制定合理的考核机制，促进抗菌药物管理的落实；信息化人员要利用人工智能等技术进行数据分析和过程干预，保证合理用药的监测和指导。各部门的团队配合才能实现抗菌药物管理的长期目标，保障人民群众身体健康。

（三）过程管理

建立健全制度体系，成立医院药事管理与药物治疗学委员会，并按照药事管理和抗菌药物使用管理相关的法律法规，建立抗菌药物管理工作组。我院先后制定了药事管理制度109项，其中涉及抗菌药物管理及合理使用的有16项，感染预防控制制度113项，标准操作规程74项，工作流程55项，应急预案2项。

定期召开抗菌药物管理小组会议，会议意见提请药事管理与药物治疗学委员会研究。优化抗菌药物目录，剔除不合理抗菌药物，如头孢曲松舒巴坦。

严格执行抗菌药物分级管理制度及特殊使用级抗菌药物使用流程。开展形式多样的培训考核，邀请省内外知名专家现场授课，录制培训视频，线上线下开展培训。培训结束后再在全院范围内进行考核，根据考核结果对医师抗菌药物处方权限实行动态管理。

1. 药师积极参与抗菌药物临床应用监管。

药师对于抗菌药物的临床应用进行干预，是促进临床抗菌药物合理应用的重要方式。但是，由于临床药师数量少，无法对所有医嘱形成有效监督。因此，临床药师通过数据分析对科室整体合理用药情况进行干预是目前的主流做法。我院药师通过分科室对应用抗菌药物的出院病历进行深入分析，找出科室的用药特点，针对其中的用药问题进行总结，然后组织科室进行反馈培训。有针对性地进行群体干预，有效促进合理用药，提升管理效能。

积极发挥药师合理用药管控职能，支持药师主动参与抗菌药物临床应用。临床药师除常规药学查房之外，还负责全院的抗菌药物会诊，参与以疑难重症感染 MDT、ERAS、创建低感染医院为中心的抗菌药物合理应用专项工作，深化抗菌药物内涵管理。落实对多重耐药菌管理的日督导、周巡查制度，联合感染预防控制科、微生物室、护理部等部门，对责任科室进行实时监督。

2. 对重点患者开展药学监护。

2018 年，国家卫生健康委等部门联合发布了《医疗机构处方审核规范》，第六条明确规定："药师是处方审核工作的第一责任人。药师应当对处方各项内容进行逐一审核。医疗机构可以通过相关信息系统辅助药师开展处方审核。对信息系统筛选出的不合理处方及信息系统不能审核的部分，应当由药师进行人工审核。"为开展此项工作，郑州市中心医院投入专项资金，购买药学专业系统软件，用于处方审查、处方点评、药学治疗管理、药学监护及合理用药信息查询等。

系统上线后，临床药师在手机端即可随时对医嘱审核、监护计划、药物重整等进行实时记录，减少患者不合理用药，保证用药效果，减少患者住院时间和住院费用；还能使患者获得通俗易懂的药学知识，理解治疗方案，提高用药依从性，加强监护效果；实现全程化药学监护记录，提高药师工作效率，为绩效考核提供客观依据。

3. 开展抗菌药物专项点评。

建立应用抗菌药物管理长效机制，精细化管理合理应用抗菌药物具有重要意义。处方点评是其中一项主要措施。

每月运用合理用药（PASS）系统，开展门急诊抗菌药物处方点评、抗菌药物双十点评、碳青霉烯类抗菌药物及替加环素点评、Ⅰ类切口围术期抗菌药物预防应用点评等专项点评，点评结果与绩效、评优、评先挂钩。每月对销售金额排名前十位的抗菌药物及对应药物使用金额排序前十位的医师进行公示，以及时发现、及时纠正已存在的和潜在性的不合理用药现象。

4. 开展安全与合理用药二级质控。

根据国家、省、市医改精神，三级公立医院绩效考核及《三级医院评审标准》等要求，按照医院综合绩效管理方案，我院药学部对全院临床科室的重点工作实行指标管理，制定临床医技科室绩效考核责任书。

建立"责任药师制"，网格化管理临床用药，制定《责任药师管理制度》，明确责任药师岗位职责与工作内容，明确服务对象与服务频次，建立以服务患者为中心、以解决临床用药问题为宗旨的长效管理工作机制；安排责任药师与临床药师参与临床科室安全与合理用药的日常服务与质控；根据科室用药，制定每个病区用药的专属特殊用药"警示清单"。

加强合理用药监管，保障患者用药安全。制定统一的安全与合理用药考核标准、督导计划并对相关人员进行培训。每月对各临床科室合理用药情况进行现场督导，督导过程中发现的问题以反馈单的形式反馈给各临床科室，各相关管理组负责持续追踪。通过持续的合理用药点评、沟通、督导，提升合理用药水平。

5. 开展"互联网 + 药学服务"。

"药学服务"一词大约出现于 20 世纪 70 年代，其理念源自"为药物使用负责"的思想，以区别于之前单纯的药品调配工作。药学服务涉及全社会使用药物的患者，监护其在用药全程中的安全、有效、经济和适宜。2018 年，国家卫生健康委等发布的《关于加快药学服务高质量发展的意见》指出："药学服务是医疗机构诊疗活动的重要内容，是促进合理用药、提高医疗质量、保证患者用药安全的重要环节。药师是提供药学服务的重要医务人员，是参与临床药物治疗、实现安全有效经济用药目标不可替代的专业队伍。"

我院作为郑州市首家互联网医院，根据国家互联网药品销售法律法规及医院合理用药管理要求，制定处方前置审核规则。积极探索开展互联网药事服务，为患者提供药品配送、在线用药咨询等服务，让患者足不出户即可享受到与在医院同等品质的药学服务。互联网医院依托实体医院运营，药品统一采购，处方流转纳入医院统一质控体系。患者可自由选择药品自提或配送，药师实时在线接受专业用药咨询。此外，在医院官方微信服务号内嵌入"健康助手"模块，患者扫描用药指导单二维码，可获取个性化用药指导、服药提醒、家庭用药信息管理等增值服务，为诊疗服务提供可靠记录和患者用药的全程化管理。

6. 广泛开展科普宣传。

国家《"健康中国 2030"规划纲要》提出，应提高全民健康素养，普及健康科学知识，利用新媒体拓展健康教育。郑州市中心医院在凝练医院十大卓越文化中，提出要做自媒体时代的健康传播者。

我院通过深入社区开展药学科普，设立"银杏药师"微信公众号、抖音号，在中国药学会"药葫芦娃"科普平台推送科普文章，科普影响力显著提升。年均发表稿量 100 余篇，包括漫画、图文、视频等形式。以专题会议、义诊、科普讲座、电视授课等多种形式宣传合理应用抗菌药物。

7. 结合临床工作开展科研转化。

药物的血药浓度可能会受到患者病理生理状态的影响，从而影响治疗效果。如抗菌药物替考拉宁的临床疗效与血药浓度密切相关，谷浓度 ≥ 10 mg/L 适用于大多数革兰阳性菌感染，而对于重度感染，替考拉宁浓度应达到 15—300 mg/L，替考拉宁的治疗药物监测（Therapeutic Drug Monitoring，TDM）可以指导维持剂量，个体化调整并确保最佳的抗菌药物暴露。临床药师应积极配合实验室药师，开展药物浓度监测，对异常结果及时解读，指导个体化给药。

郑州市中心医院基于临床工作实际开展的《替考拉宁负荷剂量与治疗谷浓

度及临床疗效的关系》项目，2018 年荣获河南省卫生和计划生育委员会颁发的河南省医学科学技术进步奖一等奖，2019 年荣获河南省人民政府颁发的河南省科学技术进步奖三等奖。

8. 应用 PDCA 循环持续改进。

PDCA 循环，又称为"戴明环"，是一种质量控制方式，通过实施相应的质量控制程序，对管理过程中存在的问题进行循环控制，从而使质量水平得到持续提高。PDCA 循环将抗菌药物管理工作细化，加强对临床各科室管理，有利于帮助临床各科室认识到在抗菌药物使用过程中存在的问题，从而促进临床各科室管理质量得以提升。

实施抗菌药物科学化管理初期，我们在抗菌药物专项点评过程中发现，我院在围术期抗菌药物预防应用中存在无指征或延长预防疗程、抗菌药物治疗前未规范送检，进而导致抗菌药物指标超标的现象。提高抗菌药物治疗前病原学送检率是国家医疗质量安全改进的重要目标之一，其对明确病原学诊断、遏制细菌耐药、提升治疗效果等方面具有重要意义。有鉴于此，我们通过信息化管控，在处方前置审核中设定治疗应用抗菌药物前提条件，必须进行病原学送检，送检后方可开具使用特殊级或其他医院规定的管控抗菌药物；治疗性应用抗菌药物，需在医嘱的诊断栏增加相关感染诊断（ICD 疾病编码），方可医嘱审核通过。这些措施实行后，我院住院患者抗菌药物治疗前病原学送检率由 2021 年的 50.02% 提升至 2023 年的 86.58%，增长了 36.56%。

三、结果与绩效评价

经过上述一系列的工作和努力，郑州市中心医院先后获批国家抗菌药物监测网首批成员单位、国家药品不良反应监测与上报成员单位、国家药物临床试验机构、国家临床药师规范化培训基地、河南省药学会人文药学专家委员会主委单位、河南省抗菌药物科学化管理成员单位、郑州市临床药学质控中心、郑州市药品不良反应监测与上报先进单位、郑州市化妆品不良反应监测与上报单位。我院的临床药理学学科获批为河南省重点（培育）学科。

通过实施抗菌药物科学化管理，门诊患者抗菌药物使用率、住院患者抗菌药物使用率、Ⅰ类切口手术预防用抗菌药物使用率、人均使用抗菌药物费用等指标均不同程度降低，抗菌药物治疗前病原学送检率和抗菌药物使用合理率明显提升。

通过完善医院药学服务体系，加强和突出药师在抗菌药物科学化管理过程中的作用。2023年，共开展抗菌药物相关药学会诊983例，比2022年（852例）增长15.38%。其中抗菌药物普通会诊577例，疑难重症感染MDT会诊328例，全院会诊78例。通过参与疑难重症感染MDT、疑难病例讨论等多学科协作诊疗活动，为临床治疗提供有力的药学专业技术支撑，获得临床认可。通过药师走进患者开展用药教育、用药科普、药学监护等服务，患者用药依从性和满意度大幅提升。

第11章

强化"时间窗"内高效诊疗
打造区域急危重症救治品牌

目前我国人口老龄化进程加快,疾病谱也随之改变。工业、交通业发展迅速,各种事故的发生概率增加,急救患者带来的压力与日俱增。《"健康中国 2030"规划纲要》提出,要完善医疗卫生服务体系,逐步实现省域内人人享有均质化的急危重症、疑难病症诊疗和专科医疗服务;创新医疗卫生服务供给模式,重点发展急危重症、疑难病症诊疗。在人民健康需求和国家方针引领下,建立急危重症救治体系,实现急危重症患者精准救治势在必行。

近年来,郑州市中心医院以患者为中心,标准化建设急危重症快速救治体系,有效利用 MDT(多学科诊疗)模式,"一站式"解决疑难病症,为急危重症患者提供"时间窗"内高效精准救治,挽救了无数生命。

一、急危重症救治体系建设

(一)国内外急危重症救治体系建设经验

急诊医学体系建设水平,很大程度上反映出一个国家、一个地区的综合医疗服务水平和管理水平。急危重症救治体系主要由院前救治和院内救治共同组成。院前急救是指专业急救机构在患者到达医院前所实施的现场抢救和途中监护的医疗活动；院内急救则主要指急诊科和院内相关科室对急诊患者的救治。在国内外近乎一致的急危重症救治体系下，衍生出多种急危重症救治模式。

国际上，以英国和美国为代表的"英美模式"的显著特点是"急"。依赖先进快速的急救工具，强调以院内急诊为主，主张"搬上车就走"和"快速转运"的急救理念，突出了"急"字。以法国、德国为代表的"欧洲模式"，强调以院前救治为主，主张"就地稳定"和"救护车是流动ICU"的急救理念，突出了"救"字。中国急诊医学的"三环理论"体系中，完整的急诊医疗服务体系包含院前急救、院内急诊和重症监护（ICU）三部分，三部分有机衔接是急危重症患者救治的关键保障，也是急诊医学发展的核心。由"三环理论"衍生出多种急救管理模式，大体可分为"独立型""指挥型""院前型""依托型"4种类型（见表11-1）。

表 11-1　急救管理模式分类

模式	代表	内涵
独立型	北京市	院内与院外急救并存，院内由急救科、急诊室和重症监护室构成，院外急救由医师及护士协作承担。
指挥型	广州市	急救中心负责院前急救指挥的总调度，无急救人员和车辆，只负责与其他应急系统联络并给予协助，即采取"统一指挥，依托医院，分片负责"模式。
院前型	上海市	急救中心统一指挥院前急救医疗服务，无院内部分，设有急救分站，以所在区域医院的急救半径派车为原则，患者就近转送，即"统一指挥、就近出车，分散布点、分层救护"。
依托型	重庆市	附属于一家综合性医院，但其院前急救指挥相对独立，既有院前，又有院内，根据急救半径设置急救分站，承担相应的院前急救任务。

几十年来，急诊医学模式经历了从"分诊通道"到"早期救治"，再到院前急救、院内急诊和重症监护三位一体、多学科协作的"一站式医疗服务体系"的发展历程。《"健康中国2030"规划纲要》提出，要创新医疗卫生服务供给模式，引导三级公立医院重点发展急危重症、疑难病症诊疗。在国家大力推动急危重症均质化发展的战略下，分级诊疗、快速救治成为重要发展方向。

山东大学齐鲁医院着重发展分级救治模式，确保急危重症患者得以及时有效救治，坚持"就急、就重"原则，根据患者病情（濒危、危重、急症、非急症）建立分级救治流程，对急危重症患者实行"优先救治、后补手续"，优化流程实施急诊分区救治，实现"三区四级"病情分区救治，确保急危重症患者得到及时有效救治。山东大学齐鲁医院的经验给其他医院急危重症治疗体系建设提供了有益借鉴。

（二）急危重症救治体系建设的需求与导向

随着社会经济的发展和疾病谱的改变，胸痛中心、卒中中心、创伤中心、危重孕产妇救治中心、危重儿童和新生儿救治中心五大中心拥有广阔的发展前景。五大中心的铺开成为很多医院发展急危重症、疑难病症诊疗的重要抓手。郑州市中心医院以人民生命健康为根本价值追求，高度重视急危重症救治体系的建设。

（三）急危重症救治体系的实践概况

2015年，郑州市中心医院开启了急危重症快速救治体系的打造，救治流程不断深入优化，将重症的技术前移到急诊，急诊的技术前移到院前，依靠技术前移，实现患者早一分钟接受有效救治，就多一分生的希望。郑州市中心医院急危重症医疗救治体系是以院长、业务副院长为领导，医务科等相关行职科室参与的急危重症管理委员会，全面领导医院急危重症救治工作。郑州市中心医院急诊医学科是河南省医学重点培育学科，下设4个急救站（4号、37号、41号、65号），涵盖了院前急救、急诊抢救、急诊门诊、急诊病房、急诊输液中心、结石中心、EICU等区域，是集医疗、教学、科研为一体的急危重症临床救治中心，整个学科建设处于省内领先水平。

郑州市中心医院明确以"时间窗"为理念、以技术为引领的急危重症发展战略，结合国家三区四级分诊标准及英国曼彻斯特分诊体系，构建了以十大症状为导向的分诊系统。围绕"黄金1小时"的救治理念，积极打造"1小时急救圈"，利用5G智能技术在最佳时间窗内实现资源技术与患者的精准匹配。目前，平均每日急诊接诊量达到1,000余人次，出诊量达到60余次。出诊量常年位居郑州市第一，不仅承担着郑州西部地区急危重症患者的院前、院内救治工作及突发公共卫生事件和重大灾害事故的紧急救援工作，同时还承担着郑州市中心医院医联体与战略联盟的急危重症患者的转运与救治任务。

二、急危重症救治体系资源配置

（一）人力资源

自 2017 年起，郑州市中心医院就充分整合各专科优势资源，成立了 18 个 MDT（多学科）团队，以急诊科和重症医学科（ICU、CCU、CNICU、EICU、RICU、NICU、PICU、HDU）为主体，涵盖胸痛团队、卒中团队、创伤团队、呼吸治疗团队、ECMO 团队、危重孕产妇救治小组、重症快速拓展团队、胰腺炎 MDT 团队、快速恢复外科病房等，开辟以胸痛、卒中、创伤、危重孕产妇、危重新生儿救治中心为核心的 14 个急诊快速救治通道，培育形成了体外膜肺氧合（ECMO）、主动脉内球囊反搏术等一批急危重症救治关键技术，为疑难复杂疾病患者提供规范化、个性化、系统性的最佳治疗方案，有效提升了疑难复杂疾病的诊疗水平。在这个过程中，医院储备了完善的人才梯队，与国内知名医院如北京大学人民医院、天津市环湖医院等医院开展深度合作，定期选派骨干医师到国内顶尖医院进修学习适宜技术，为急危重症救治团队储备了人才力量。同时，医院通过开展多学科合作诊疗，组织成立高效能团队，为挽救患者生命健康、提高患者生存质量发挥了关键作用。

（二）设备资源

规划合理的资源配置，是提升急危重症患者救治效率的重要因素。目前，国内部分综合医院急诊部依然存在设计不合理的问题，造成了如急救效率低、流线交叉、环境拥挤、空间使用不均衡等诸多问题。近年来，也有少量大型综合医院开展了适应高效急救模式的急诊部改造，如四川大学华西医院急诊部在 2013 年进行内部改建，建筑面积由 2,600 ㎡增加至 3,500 ㎡。改建整合了原有医疗功能，增加了急救用房的空间，将独立的小急救室改造为开敞的抢救区。

郑州市中心医院急诊设备和环境均围绕缩短急危重症救治半径设置。急诊抢救室 10 m 半径内配置电子计算机断层扫描（64 排 CT）、3.0 磁共振等大型设备；急诊创伤复苏单元、ECMO、纤支镜、呼吸机、控温毯、恒温箱、加压输液装置、数字化放射（DR）检查设施等一应俱全；抢救床周围的地面上，明确标注分工不同的抢救站位，以确保对创伤患者的高效救治。为开辟快速救治通道，医院各区域设置清晰、醒目的通道提示标识，急诊门诊设置专门的胸痛、卒中诊室，抢救室设置胸痛、卒中观察区；候诊大厅引入人工智能机器人导诊，设置自助办卡充值、自助检验报告打印机，配备便民服务设施，提供急诊轮椅、急诊车床，使患者就医更加方便快捷。

（三）信息资源

急危重症救治体系有院前急救和院内急诊 2 个子系统，2 个子系统的信息不衔接将导致子系统内部的低效运行。因此，实施院前及院内无缝隙交接管理模式对提高危重症患者救治质量十分重要。例如，北京大学第三医院急诊科构建了院前院内信息衔接平台，实现信息互联互通、实时反馈和交互共享。一方面，可以避免急危重症患者二次转向甚至多次转向；另一方面，医疗机构可以提前获取病情信息，及时调配院前医疗资源以维持急诊科的高效运行。

郑州市中心医院在院前院内衔接方面采取若干创新之举，为患者提供快速精准的医疗救治服务。

举措一：移动协同院前急救平台，院前院内信息实时传递。出诊急救现场时，出诊医师佩戴的"单兵"摄像，将急救现场视频、音频实时传输给指挥中心，院内指挥中心通过同步的监控画面查看现场情况，并给予远程指导。

举措二：优化三区四级分诊体系，精确检诊。2015 年 8 月，医院推进信息化建设，成立三区四级联合曼彻斯特急诊分诊体系，达到快速、精确检诊的目的。

举措三：急危重症连续精准评估，高效救治。通过"智能创伤评分系统、院前院内电子病例评分系统"等病情评估工具，进行智能、快速、准确、连续性评估，达到"急症连续性评估，重症快速识别"的目的，实现高效救治，赢得最佳抢救时机。

举措四：依托96595健康信息服务平台，建立急危重症调度中心，实现"五个一"服务：一个资源调度平台、一条急诊重症绿色通道、一键式预约服务、一项免费转运服务、一小时黄金急救圈，构建起"患者发病—调派急救医疗车—现场急救—急救车中处置—远程会诊—急救车转运—院内确定性治疗"完整信息链，为患者更早、更快得到确定性治疗创造有利条件。

三、急危重症救治体系过程管理

国家的"五大中心"建设，科学、系统地规划了中国急危重症患者救治模式。"五大中心"建设是目前已验证的有效治疗模式和管理体系，其强调通过区域急救网络的建设，将先进的救治理念、规范的救治流程延伸到院前和社区，优化急危重症救治流程、病患转运流程，无缝衔接院前院内信息沟通、实现病患信息共享，进而全面提升区域内胸痛、卒中和创伤患者的救治水平，实现"人人享有均质化的急危重症、疑难病症诊疗和专科医疗服务"。郑州市中心医院的"五大中心"建设，完善了急危重症过程管理，提升了医院急危重症救治水平。

（一）创伤中心

起初，中国没有"多发创伤专业救治团队"，院前急救效率低下，以及多发创伤患者进入医院后需要多学科分别进行会诊，导致严重创伤患者的死亡率一直居高不下，院内严重创伤死亡率一度超过了30%，中国亟待建立一个创伤救治体系。2006年，姜保国院士成立北京大学交通医学中心（现为北京大学创伤医学中心），并创新性提出在中国建立以综合医院为核心的闭环式"严重创伤区域性救治模式"。随着创伤中心和创伤救治团队的建设和发展，逐渐形成了创伤救治的"中国模式"，使创伤平均救治时间缩短50%、严重创伤救治院内平均死亡率下降 20%，让严重创伤患者有更多的生命存活机会。

郑州市中心医院创伤中心于 2016 年成立，创建了"创伤实体病房 + 创伤综合救治团队"高效运行模式，成功构建"1 小时创伤急救圈"。2018 年，中国创伤救治联盟河南省创伤救治联盟成立，我院获批全国严重创伤规范化救治培训中心河南分中心。目前联盟单位 56 家，涵盖省内 17 个市，创伤智能急救系统覆盖 54 家联盟单位，覆盖率达 96.2%。2023 年，国家创伤区域医疗中心落户郑州市中心医院，成立北京积水潭医院郑州医院。创建国家区域医疗中心是我院新发展阶段的核心目标，是我院乘势而上、抢占高质量发展先机的战略机遇。我院以创伤中心建设为抓手，打造具有中心医院特色的品牌技术，如严重骨盆骨折快速救治，积极邀请国内知名专家对于疑难、复杂手术进行指导，强化院内手术团队力量，最大限度提升四级手术治疗的安全性、有效性。

（二）卒中中心

脑血管病作为中国第一大慢性疾病，具有发病率高、致残率高、死亡率高和复发率高的特点。近年来死亡率在所有疾病死亡原因中始终排在前五位，已成为严重危害中国居民生命健康的主要疾病。对此，国家高度重视脑卒中防治工作，组织各级卫生行政管理部门、医疗机构、卒中急救单位、疾控中心和基层卫生诊所等相关单位，开展以"防治康管"政策为核心的脑卒中防治体系一体化建设。卒中急救中心成为新时代卒中救治的物质载体，各地的卒中急救中心相继成立，在本地区的卒中防治工作中起到不可或缺的作用。

郑州市中心医院卒中中心于 2015 年成立，是河南省最早建设卒中中心的医院之一。在院党委的大力支持下，医院整合相关学科的优势力量，打破分科、分专业治疗的壁垒，建立了医院主导下的多科室有效联动机制，形成符合卒中特点的全流程救治管理模式，覆盖神经内科、神经外科、急诊科、介入科、血管外科、神经重症监护室、康复科、影像科、检验科、超声科等多个学科，全力打造专业卒中防治团队。郑州市中心医院卒中中心严格按照《中国卒中中心建设标准》的要求，成立了卒中中心管理委员会、管理办公室、救治专业委员会，制定了 10 余项相关的规章制度，规范了 20 余项诊疗流程、技术规范及诊疗方案,增添了相关的医疗设备,大力发展信息化建设。每月召开质控会议,针对现有问题,提出改进措施,持续优化流程,真正做到点对点质控,运用精细化管理理念,打通卒中中心"绿色通道生命跑道"的最后一米。

(三)胸痛中心

"胸痛中心"最初是为降低急性心肌梗死(Acute Myocardial Infarction,AMI)发病率和死亡率而提出的概念。全球第一家"胸痛中心"于1981年在美国巴尔的摩 St. Agnes Hospital 医院建立,随后发展至英国、法国、加拿大、澳大利亚、德国等多个国家。胸痛中心的建立显著降低了胸痛确诊时间,降低 ST 段抬高心肌梗死(STEMI)再灌注治疗时间,缩短 STEMI 住院时间,降低胸痛患者再次就诊次数和再住院次数,减少不必要的检查费用,提高患者的健康相关生活质量和就诊满意度。

2011年,中国人民解放军广州军区总医院(2018年更名为南部战区总医院)正式成立了中国第一个区域协同救治型胸痛中心。该胸痛中心模式取得了显著成效,对全国胸痛中心的建设起到了积极的推动和示范作用。2011—2013年,在中华医学会心血管病学分会及众多学科专家的大力推动下,全国先后建立了10余家胸痛中心,中国胸痛中心建设事业就此发展起来。

郑州市中心医院胸痛中心自2015年2月起正式运行。为持续提高医疗救治水平、快速反应能力与综合服务质量,推进胸痛中心更快、更好的建设发展,医院加强组织建设,成立胸痛中心委员会,督导全院胸痛中心建设工作。一是强化时间窗内高效诊疗理念,胸痛中心团队24小时实时在线远程会诊指导救治,胸痛一线、二线、导管室值班人员24小时在岗,始终围绕"病人的需要是第一位的"服务理念,不断优化流程,畅通就医绿色通道;二是规范合理化救治流程,强化队伍培训和应急演练,不断巩固中心建设,精准质控推动医疗质量持续优化,推动胸痛中心标准化常态化建设再上新台阶;三是积极争取院内优质医疗资源下沉,不断拓展基层医疗单位服务范围和内容,加强对基层医疗单位的业务指导与适宜技术推广,推动区域协同救治体系。

（四）危重孕产妇救治中心

2011年，原卫生部出台的《孕产期保健工作管理办法》《孕产期保健工作规范》和2017年原国家卫生和计划生育委员会出台的《国家卫生计生委关于加强母婴安全保障工作的通知》，均明确要加强完善急危重症救治网络建设。近年来，各地确定了承担危重孕产妇救治工作的医疗卫生机构，确保辖区内至少有一所承担救治任务的医疗卫生机构，指定危重孕产妇救治中心对口负责区域内县（市、区、旗）的危重孕产妇救治，承担其会诊、接诊和救治工作，县级及以上医疗卫生机构应能够根据机构和相关科室医务人员的服务能力和服务范围开展危重孕产妇救治管理相关工作。相关医疗机构落实院内产科安全管理职责，完善院内危重孕产妇会诊、转诊制度及协作机制，建立院内多学科危重孕产妇救治小组。

郑州市中心医院于2016年被原郑州市卫生和计划生育委员会授予"郑州市危重孕产妇救治中心"，近几年接诊急危重孕产妇占比呈逐年增加趋势。2022年度医院救治高危孕产妇6,236人次，高危孕产妇占比82.1%，救治成功率近100%；包括胎盘植入、复杂性先天性心脏病、重度子痫前期、子宫破裂、妊娠合并肝衰竭等严重合并症及罕见病，成功应用ECMO技术救治呼吸心脏骤停的孕产妇等。

（五）危重新生儿救治中心

孕产妇和新生儿死亡率是衡量国家或地区经济、文化及卫生水平的两把尺子。我国党和政府高度重视妇幼健康工作，新生儿死亡率在2000—2015年以每年平均9.2%的速度持续降低。据国家统计局2022年《中国儿童发展纲要（2021—2030年）》统计监测报告，2022年，全国新生儿死亡率为3.1‰，优于全球中高收入国家平均水平。

郑州市中心医院危重新生儿救治中心是郑州市危重新生儿救治中心，能够独立开展新生儿换血、腹膜透析、电子支气管镜、玻璃体注射治疗ROP（早产儿视网膜病变）、侧脑室穿刺引流等国内先进技术。医院危重新生儿救治中心每年平均收治早产儿 300 余例，危重症抢救成功率达到 98.5%。2022 年成功救治最低胎龄为 23w+4、出生体重仅 0.7 kg 的极早早产儿，早产儿生长发育良好。2022 年开展了循环监测为主的新技术，收治极度不成熟早产儿（体重＜1,500 g）25 例，同步电复律救治快速性心律失常新生儿 3 例。目前危重新生儿救治中心战略合作单位达 10 家。2022 年从院外转入危重新生儿共 118 例，进一步彰显危重新生儿救治中心的辐射影响力。

（六）"一站式"快速救治通道

在做好危重症患者救治的同时，我院以"三大中心"建设为引领，积极打造以"眩晕、结石、出血、异物"为代表的"一站式"快速救治通道。眩晕中心由耳鼻喉头颈外科、神经内科医师联合坐诊，耳石症患者 30 分钟内检查、诊断、复位一次完成；结石中心由泌尿外科医师 24 小时接诊，止痛、治疗、预防三部曲，1 小时内完成体外碎石治疗；异物中心自 2018 年成立以来接诊各类异物患者 3,000 余例，镜下安全取出异物 1,200 余例，无一例严重并发症；危险性消化道出血急诊救治快速通道年均收治各类消化道出血 400 余例，患者到达急诊 6 小时内即可完成镜下止血治疗，成功率达 97% 以上。

以"三大中心"发展模式为典范，眩晕、异物、出血、腹痛、过敏、气促、中毒诊疗中心积极推进，共接诊 2.29 万人次，诊疗人次和诊疗效果均实现新的提升。2018 年，我院在改善医疗服务行动全国医院擂台赛中荣获"十大人气案例"奖。2019 年，以快速救治中心为代表的急危重症一体化救治体系，以最佳时间窗内的高效救治彰显医疗品质，迎接全国各地同行前来调研参观。2020 年，医院深耕细作，急危重症快速救治中心优势实力进一步巩固，以品质化为导向，急危重症快速识别及一体化救治体系持续完善。在急危重症快速救治体系的建设过程中，胸痛、卒中、创伤"三大中心"每月接诊 3,000 余例，眩晕、异物、出血、结石、中毒等快速救治通道每月接诊 800 余例，高效救治使得无数患者得到良好的就医体验。

（七）建立急危重症救治检测和评价反馈机制

为推动急危重症救治工作卓越发展，我院建立了完善的持续监测与评价反馈机制，做好数据信息的收集、分析和反馈，依据分析结果找出关键原因，以目标为导向提出和落实改进措施。通过对各中心患者关键时间节点及关键医疗指标的追踪，进行质量控制，优化接诊流程，提升服务品质（见表 11-2 ）。

表 11-2　各中心关键节点追踪

	眩晕	结石	异物	过敏	出血	气促	腹痛	中毒
关键节点	复位患者例数	体外碎石例数	异物类型	建立静脉通路时间	建立静脉通路时间	影像检查时间	建立静脉通路时间	毒物类型
	上机诊疗时间	疼痛评分	急诊停留时间	药物应用时间	抽血/配血时间	机械通气时间	影像检查时间	催吐/洗胃时间
	急诊停留时间	体外碎石时间		急诊停留时间	急诊停留时间	急诊停留时间	急诊停留时间	建立静脉通路时间
		急诊停留时间						解毒药物使用时间
								急诊停留时间

四、急危重症救治成果与荣誉

（一）相关医疗技术获得突破性进步

医院在严重多发伤救治、创伤性骨盆骨折、昏迷促醒、断肢（指）再植、心脏破裂修补、创伤性主动脉夹层、创伤性凝血病等各类严重创伤和创伤并发症诊断与治疗方面具备核心技术能力。血流动力学不稳定骨盆骨折出血控制技术国内先进，年均开展断指再植术 200 余例，成活率保持在 98% 以上；年均收治创伤性主动脉夹层患者 10 例，抢救成功率 100%；年均收治昏迷患者 200 余人，成功促醒 100 人次；"血管内控温技术在重型颅脑损伤患者中的应用"填补省内空白。

（二）各项指标数据不断攀升

2023 年，创伤中心接诊 40,150 人次，同比增长 36.67%；住院 5,249 人次，同比增长 18.35%；严重创伤患者 751 人次，同比增长 73.84%。严重创伤患者抢救成功率达 97% 以上。严重创伤病种覆盖率 96.88%，并发症覆盖率 100%，关键技术清单覆盖率 96.34%，达国家创伤区域医疗中心设置标准。2023 年，正式获批创伤国家区域医疗中心，在全省打造区域创伤救治"河南模式"。

卒中中心作为国家"示范高级卒中中心"，DNT（入门至静脉溶栓时间）中位数缩短至 27.8 分钟，2018—2022 年连续 5 年被授予"五星高级卒中中心"称号；接诊急性脑卒中患者达到 1 万人次，其中静脉溶栓 2,200 人次，急诊介入近 700 人；成功获批"动脉取栓培训基地"和"静脉溶栓培训基地"，是郑州市唯一一家同时拥有两个培训基地的卒中中心。

近年来，郑州市中心医院胸痛中心不断探索发展，D-to-W（从入门到导丝通过）时间平均 38 分钟，位居河南省第一名，荣获河南省三级胸痛中心建设标杆单位、中国胸痛中心质控金奖等多项荣誉。在胸痛中心基础上创建的心衰中心成功通过国家认证，成为河南首家国家心衰中心，并成为国家房颤中心建设单位。

（三）获得各项荣誉表彰

郑州市中心医院急诊高效救治让无数患者得到良好的就医体验，先后荣获国家卫生健康委改善医疗服务优质服务岗，全国妇联巾帼文明岗，第五、第六届全国医院品管圈大赛一等奖，第七季全国医院擂台赛一等奖等荣誉称号，斩获第七届全国急救技能大赛团体冠军，省级个人及团队技能大赛一等奖各一次；连续八年荣获郑州市先进急救站荣誉称号，三人荣获省五一劳动奖章、两人荣获市五一劳动奖章，在艾力彼省单急诊医学科排行前五。急诊党支部先后被评为河南省公立医院党建示范党支部、全国公立医院临床科室标杆党支部。今后，郑州市中心医院将继续努力，为中原百姓的健康保驾护航。

第12章

"慢性病+N"智能精准管理
让群众更有"医"靠

慢性病智能精准管理是一种创新发展的慢性病管理新模式，它是在国内外医疗健康领域面临挑战和机遇的背景下应运而生的。

一、慢性病管理的发展及现状

据世界卫生组织（WHO）调查显示，全球因慢性病死亡人数占全因死亡人数的60%以上。据我国学者研究，我国心脑血管疾病、癌症、慢性呼吸系统疾病、糖尿病等慢性非传染性疾病导致的死亡人数占总死亡人数的88%，造成的疾病经济负担占疾病总经济负担的70%以上。面对庞大的慢性病患者群体，医疗资源显得捉襟见肘。如何合理分配和有效利用医疗资源，提高慢性病管理的效率和质量，是摆在各国面前的重大挑战。与此同时，科技的不断进步也推动了慢性病管理手段日益多样化，包括电子健康记录系统、移动医疗应用技术、远程监测设备等，促使慢性病管理行业向智能化方向发展，并为其提供了广阔的发展空间和前景。

"慢性病管理"的概念源自美国梅奥诊所于20世纪80年代提出的"疾病管理"，其最初目的是控制医疗成本以及提高护理质量。"慢性病管理"概念在 20 世纪 90 年代开始引起关注，21 世纪初得到了广泛的使用。

随着慢性病患者数量的增加和对医疗资源的需求增多，各国政府越来越关注慢性病管理的重要性。

许多国家制定了相关政策和战略来应对慢性病。如美国慢性病照护管理（Chronic Care Management Services，CCM）模式，动员政府、医护人员、患者均参与到管理活动当中，政府在政策上给予支持，把慢性病管理工作作为公共卫生服务重点投入的项目。随着信息技术的发展，美国建立了以家庭为基础的远程管理模式。英国建立严格的分级诊疗制度、全科医生培训考核制度、全科诊所绩效考核制度，信息平台全国统一，功能齐全。实施了"关心我们的未来：改革照护与支持"（Caring for Our Future：Reforming Care and Support）和"国民医疗服务体系长期计划"（National Health Service Long Term Plan）两项发展慢性病管理的政策。前者旨在重塑护理和支持体系，强调推动社区支持，使患者能够在家庭和社区中得到合适的护理和支持；鼓励建立更紧密的跨机构合作，以确保患者在不同医疗和社会护理环境之间顺畅转移，并获得连续的护理。后者旨在改善医疗服务的可及性和效率，提倡预防和早期诊断，强调加强社区护理和综合医疗服务，为慢性病患者提供更全面的支持和管理。日本政府自 1978 年起，以 10 年一个周期分别制定了《第一次国民健康促进计划"健康一生"》《第二次国民健康促进计划"活力 80"》《第三次国民健康促进计划"健康日本 21"第一期》《"健康日本 21"第二期》等计划，以此推动慢性病管理，并从立法层面明确了国家在筹划、推进、实施方面的责任，规定了医疗保险机构及利用者的权利和义务。2006 年，为了预防控制慢性病的流行，日本政府采取基于社会医疗保险的慢性病管理模式，制定了特定健康检查和特定保健指导制度，经过对试点的效果评价，2008 年 4 月向全国推广实施。加拿大采取国民慢性病战略（National Chronic Disease Strategy，NCDS），涉及联邦和地方政府之间的合作，通过统一的方法来应对慢性病。推出了"慢性病管理创新基金"，建立了慢性病预防和管理研究中心，以促进慢性病管理的研究和实践。实施如推动全民健康促进、加强慢性病的早期筛查和诊断、提供社区护理和长期护理等措施，提高慢性病管理的效果和水平。德国立法将慢性病管理计划（Disease Management Programs，DMPs）纳入社会医疗保障制度。其提供的医疗卫生服务以公共医疗卫生为主，具有高度监管和高度规范化的特征，同时也具有广泛的覆盖性，所有公民都可以免费享受。通过制定慢性病管理的国家框架，强调加强基层保健和社区护理，提供全科医生和多专科医疗团队的综合护理服务，促进患者自我管理能力的提高。

在我国，慢性病管理大致可以分为三个阶段。第一阶段（2009 年之前），我国在多个地区进行了慢性病管理的试点项目，逐渐推广成功的经验，探索适合中国国情的慢性病管理策略。第二阶段（2009—2014 年），国家出台了多项政策，极大地推动了我国慢性病管理的发展进程，为实践提供了政策和经费支持。第三阶段（2015 年以来），分级诊疗制度的推进和信息技术的快速发展，为慢性病管理的数字化变革提供了条件。随着经济发展和人民生活水平的提高，慢性病已经成为影响中国居民健康的主要疾病，传统慢性病管理方式已经无法满足患者对慢性病管理的日益增长的需求。国内各地区、各机构也在不断探索具有中国特色的慢性病防控模式。综合分析全国慢性病管理的相关内容，聚焦点在于：提升慢性病管理服务质量、发展互联网医院、推动开展线上慢性病复诊、强化慢性病科研攻关等。我国常见的慢性病管理模式如表 12-1 所示。

表 12-1　我国常见的慢性病管理模式

序号	管理模式	典型代表	具体实践
1	疾控中心—综合医院—社区卫生服务中心一体化管理	上海市慢性病防治三级网络管理模式、四川省"多方协同、数字网格化"的慢性病管理模式、天津市"分级管理、综合干预"的慢性病管理模式等。	该模式以疾控中心为龙头，综合医院为枢纽，社区卫生服务中心为基础，通过构建三级防治网络，实现慢性病预防、控制、治疗、康复和健康促进的全程管理。

序号	管理模式	典型代表	具体实践
2	俱乐部式慢性病管理	复旦大学附属儿童医院儿童慢性病多彩时空俱乐部、上海市第六人民医院糖尿病俱乐部、郑州市中心医院安德病友俱乐部等。	设立了相关慢性病管理俱乐部，为患者提供系统、综合的健康管理服务。这些俱乐部主导者通常由专家团队组成，定期举办培训和讲座，涵盖慢性病的相关知识、健康管理技巧和自我管理策略。患者可以通过参加这些活动，学习如何管理慢性病，掌握自我监测和治疗技能，并与其他患者共同分享经验和支持。
3	"三师共管"慢性病管理模式	厦门等地"三师共管"模式、郑州市中心医院"三师五方"管理模式等。	实行以专科医生、全科医生和健康管理师为组合的"三师共管"模式，旨在为患者提供全方位、连续性的健康管理服务。
4	慢性病管理网络模式	潍坊高新区人民医院的"糖立方"模式、余杭社区的"两慢性病"数字化管理等。	建立跨医疗机构的慢性病管理网络，实现患者信息的共享和医疗资源的优化利用。通过院内与社区卫生服务中心的合作，实现患者在不同场所的医疗服务无缝对接，提高患者入院治疗和康复管理的效果。
5	互联网＋慢性病管理模式	阿里健康慢性病e管家、廊坊市构建"互联网＋"慢性病管理新模式等。	利用互联网、物联网、可穿戴设备等实现预约复诊、在线问诊、健康教育、电子健康档案、检验报告、疾病风险评估、饮食运动管理、病情监测、线上支付、线上购药、远程会诊、双向转诊、检查及入院预约等多学科的慢性病管理服务。
6	慢性病连续性健康管理服务模式	四川大学华西医院慢性病连续性健康管理服务模式、郑州市中心医院慢性病智能精准管理模式等。	成立慢性病管理办公室，与社区联盟建立以患者为中心、以信息化为纽带、多级联动、有序协同、医防融合的主动式连续慢性病管理服务体系；根据各类病种的不同治疗及管理方式，制定具有自身特色的慢性病单病种连续性健康管理服务。

（来源：实地考察与文献检索）

通过观察、比较国内外较为成功的慢性病管理模式，其共同点均为契合国家战略和政策要求，同时，为了保证慢性病管理扎实持续有效推进，尝试从信息化和大数据方面设计慢性病智能管理的工作流程。慢性病智能精准管理模式已成为一种创新管理方式。

二、"慢性病+N"智能精准管理模式实践探索

2017 年年底,国家全面启动深入医改,"药品零加成"政策,"医药控费""控制药占比""回归公益性"等成为医疗改革重要内容。医疗机构需要重新审视自身的定位和战略规划,以适应未来医疗的发展趋势,实现可持续高质量发展。

(一)"慢性病 +N"智能精准管理模式的提出

郑州市中心医院对 2015—2017 年来院就诊的慢性病患者进行调研,发现约 1.8 万人 / 年的省、市定点医保慢性病患者由于对基层医疗机构信任度不够,长期在医院门诊开药,而且这个数量呈逐年增加趋势,严重影响了门诊真正有急就医需求患者就诊的效率。为实现急慢分治,我院依托信息化建设,探索医、防、管融合新机制,采取"慢性病 +N"智能精准管理新模式,为大型三甲医院慢性病管理蹚出了一条全新的道路,让慢性病防控更加精准,群众健康更有"医"靠。

(二)"慢性病 +N"智能精准管理模式的实施过程

完善组织框架,搭建管理平台。2017 年 12 月,医院成立河南省首家慢性病管理中心,后为深入推进郑州市三级健康管理服务体系建设工作,在慢性病管理基础上进行医疗资源整合,于 2019 年成立集疾病管理、健康教育、宣传体验为一体的健康管理服务中心,提供慢性病筛查、风险评估、健康干预、健康宣教服务,通过优质医疗服务资源与互联网技术有效结合,为患者提供全病程、一站式慢性病智能精准管理服务。

注重人才培养,强化团队建设。医院开设了健康管理培训班,邀请知名专家通过"线上 + 线下"培训形式实现全院全员全覆盖。同时,选拔热心科普、善于科普的专家、名家以及青年骨干,组成两支权威、专业、高效的科普队伍,其中科普专家库成员 467 人,健康教育专干 182 人。通过省、市级科普平台、医院平台、社交媒体平台等多途径、多维度开展高品质健康科普,并建立健

康科普资源库，形成"两队两库多平台"的科普机制，定期开展健康教育与健康促进工作培训和学习，提升科普人员专业技术水平和业务能力。

慢性病＋多学科管理，创新管理模式。将不同学科的专业知识和管理方法整合到一个体系中，成立慢性病多学科健康管理团队，为慢性病患者提供全方位、个性化的管理服务。团队成员包括行政管理、专科医师（各临床学科）、全科医师、健康管理师等多学科管理人员，通过内外培训、自我学习和对外交流等方式，不断提升团队专业素养和服务质量。

慢性病＋"三师五方"（全科医师、专科医师、健康管理师和药物处方、运动处方、营养处方、心理处方、戒烟处方），规范管理流程。围绕"防大病、管慢病、保健康"的工作目标，通过采取"三师共管"和"五大处方"，开展健康筛查、分类管理、个性干预和特色服务等工作。引导健康生活方式，提供全方位、一体化、个性化、精细化的健康管理服务。此外，结合疾病管理的五个关键环节（发现患者、纳入管理、规范诊疗、健康教育、跟踪随访），规范管理流程。通过信息平台、电话、短信、远程视频、查房、病友俱乐部活动等方式，为院内外患者提供"线上＋线下"咨询、指导和监测等健康服务，并对患者的医疗数据进行定期分析和评估，以提高疾病管理效率和质量（见图12-1）。

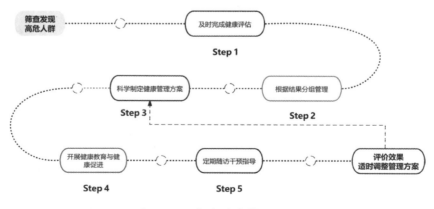

图 12-1 患者健康管理流程

慢性病＋病友俱乐部，深化管理内涵。以"平安一生，德善天下"为核心理念，成立"安德健康俱乐部"，目前已拓展至 16 个专病如糖友、肝友、肾友、胖友、帕友、支架人生、化病为夷、阳光雨露、粉红丝带、脊髓空洞等病友俱乐部，继续深化慢性病管理内涵，拓展服务领域。俱乐部活动主要采用同伴支持形式，医院兼具培训者、组织者、执行者身份，提供支持和指导，并提供相应资助，同时接受相关政府部门及社会的指导和监督。活动结合病友需求举办，内容包括病友健康档案建立、专题知识讲座、义诊、经验交流、访视病友等。

慢性病＋大数据管理，提升管理效率。2018年，我们研发了健康管理系统，管理端嵌入在互联网医院平台中，健康管理系统实现与H+病历、检验、检查系统对接，实现了病情日志的快速提取、连续性的复查提醒、适时的互动沟通、AI智能随访、健康管理活动通知、科普宣教、日常就诊记录查询及数据统计分析等服务功能，在提高工作效率的同时，帮助学科产出高质量科研成果。

慢性病＋文化建设，引领业务发展。经过七年打磨凝练，实现慢性病管理与文化建设的紧密结合，如倡导"数字赋能，做慢病智能精准管理实践者""多学科融合，开展共病'一站式'管理""主动健康，共同迈向成功老龄化""慢病'智'疗，离院不离'管'"等。从工作目标、工作方法、患者管理、科技赋能等4个维度诠释新时代慢性病管理文化自信，不断推动慢性病管理领域的理论研究、技术创新、服务模式变革和政策环境优化，助力中国慢病文化的传播与弘扬，有效引领该领域的业务发展，提升整体服务水平（见表12-2）。

表12-2　郑州市中心医院慢性病智能精准管理文化

维　度	内　容
工作目标	数字赋能，做慢病智能精准管理实践者。
工作策略	早筛早诊早治，慢病可防可控可逆转。
	一站式服务，做好慢病全病程管理。
	打造慢病专属门诊，提供专业的诊疗与健康管理服务。
患者管理	生命的密码在遗传中，健康的密码在自己手中。
	良好的行为生活方式，为生命健康"蓄能"。
	主动健康，与疾病和谐相处。

续表

维　度	内　容
科技赋能	慢病"智"疗，离院不离"管"。
	数据引领，实施慢病连续精准个体化管理。
	人工智能，量身打造贴心的健康卫士。

（三）"慢性病 +N"智能精准管理模式取得成效

通过 6 年的实践探索，"慢性病 +N"智能精准管理模式取得显著成效。到 2023 年年底，主动加入慢性病管理中心的会员已超过 36 万余人，参加日常健康管理活动的依从性提高，彰显公众对于主动健康管理的日益重视。同时，门急诊的就诊秩序得到了明显改善，有效缓解了医院"人满为患"的现象，服务更加精益、敏捷。其中，"三师共管、五大处方"健康管理模式多次被省、市媒体宣传报道，并在全市医疗机构和院外机关、学校、企事业职工健康管理中得到推广应用。

"慢性病 +N"智能精准管理模式，下一步还将扩展其工作深度和广度。

慢性病 + 多分类人群，用心延伸服务触角。为延伸健康服务触角，满足不同人群的健康需求，我们持续扩大慢性病管理关口前移覆盖范围，将省和市医保门诊慢性病患者、出院未完全康愈的患者、体检指标异常患者、院外 27 家机关企事业健康小屋职工、脑卒中危险因素筛查惠民项目覆盖人群（郑州市中原区、高新区、新郑市、荥阳市 4 个区县，15,000 人 / 年）等均纳入我院的健康管理信息系统。检出的慢性病患者统一进行智能化精准管理，以确保慢性病患者健康得到长期、连续、有效管理。

慢性病 + "五社联动"，筑牢疾病防护网。整合优化医疗资源，建立以社区为平台、社会慈善资源为支撑、社区组织为主力、专业医护人才为指导、社区志愿者为补充的"五社联动"机制。创新引入慈善社区自助终端设备和社区志愿者服务，实现社区居民与互联网医院就诊信息互通，实现社区与医院在糖尿病等慢性病、急危重症、贫困患者快速救治通道和健康管理通道的对接，搭建起一条社会分享、互动合作、服务居民的健康快车道，真正实现医患和社会、居民之间的多种功能互动、互惠与互赢。

　　强化学习交流，完善并推广慢性病智能精准管理模式。①制订年度慢性病管理人才培养计划及经费支出计划，确保培训和交流活动的顺利开展。②组织相关人员参与国家、省、市级学术或培训会议，提升专业能力。③举办健康管理技能经验培训班，以开放姿态欢迎业内同行参观交流学习，并积极在国家、省、市平台交流分享管理经验，如在全省高血压糖尿病防治培训班上分享《强化慢性病管理举措，推动医防融合高质量发展——医疗机构高血压精准连续性管理探索与实践》，在第 13 届中国慢性病管理大会分享《主动健康视域下慢性病智能精准管理探索与实践》等。健康中国研究中心主任高星教授，全国爱卫办副主任、国家卫生健康委规划司司长毛群安等亲临我院调研指导，并对我院慢性病健康管理工作给予高度肯定。④与高校合作制订实习计划，为学生提供实践机会，同时也为自身提供新鲜思维和管理理念。如为郑州大学、新乡医学院等多个院校护理学院、公共卫生学院等学生提供实习岗位。⑤注重应用性研究，提升科研与实践相融合能力。近 3 年，获批国家级健康管理相关的科研项目 2 项、省部级 2 项、市厅级 9 项。项目涉及慢性病诊断、治疗、预防和管理等方面。

　　通过逐步优化"慢性病 +N"精准管理模式，提高患者满意度和治疗效果，实现慢性病管理质量的全面提升。《数字化时代下糖尿病患者智能管理新模式探索与实践》被中国疾控中心评为"2023 年全国糖尿病防治优秀案例"。郑州市中心医院获批"中国康复医学会科普示范基地""河南省中医养生保健知识推广基地""郑州市第四批社会科学普及基地""郑州市科普示范基地"等。

　　未来，我院将继续坚持创新、规范、协作的工作理念，不断提高医疗服务水平和质量，继续加强与相关部门的合作和交流，推进"慢性病 +N"智能精准管理新模式推广应用，让主动服务、靠前服务与远程服务、实时服务有机结合，实现从以治病为中心向以人民健康为中心转变，让数字化、智慧化的医疗服务筑牢公共健康防线，为实现健康中国战略贡献力量。

第13章

建设智慧医院 推动高质量发展

一、智慧医院建设发展现状及重要内容

(一)国外发展现状

在全球范围内,医疗信息化已进入快速发展阶段。智慧医院的概念最早由美国医疗保健联盟在 2009 年推广射频识别技术(RFID)时提出。研究人员建议,医院可将实时位置跟踪技术、通信技术和互操作性技术应用于手术室、病房和门诊等,以促进医院智慧化建设。以此为标志,全球智慧医院建设大幕正式开启。在 10 余年的发展过程中,众多国际知名医院从自身出发,开展了不同程度的智慧医院建设探索。这些探索大多聚焦于通过位置识别和跟踪技术,基于网络的高速通信技术、物联网技术、人工智能和其他新信息通信技术(ICT)等在医疗场景中的应用,从而改进医疗管理与服务模式,提升诊疗安全,降低医疗成本,改善患者就医体验。美国在智慧医院发展方面处于全球领先地位,有超过 30% 的医院已通过 HIMSS6(美国医疗信息与管理系统学会的医院信息技术评级标准六级)及以上评审,表明他们已能够熟练使用电子健康记录(Electronic Health Record,EHR)系统。在德国,2020 年生效的《医院未来法案》要求政府为新的数字医院基础设施和举措提供 43 亿欧元的资

金支持。亚太地区在智慧医院科技投资方面正迅速追赶，例如，新加坡投入了大量资金用于数字化整合医疗生态系统建设，新加坡卫生部还推出了一系列数字化目标、平台和应用程序，以扩大医疗服务范围，提升医疗服务质量和价值；2018 年，日本宣布在 2022 年之前建立完成 10 所围绕人工智能技术的新医院，旨在解决医生资源短缺问题。

（二）国内发展现状

中国在医疗信息化领域也取得了显著进步。从基础的医院信息系统（HIS）建设，到区域卫生信息平台、互联网＋医疗健康的全面推进，标志着中国正在逐步构建全面、高效的数字化医疗服务体系。近年来，国家陆续出台了医疗数字化相关政策，鼓励"互联网＋医疗健康"建设，促进大数据应用发展，以解决医疗改革进程中的关键问题。2019 年以来，国内的医疗信息化建设主要围绕卫生信息应用的"云、大、物、移、智"五字内涵展开，即云计算、大数据、物联网、移动互联、人工智能。随着"十四五"时期公立医院高质量发展政策出台，国家卫生健康委确立了智慧医院三大领域的理论内涵与政策基础，即以电子病历为核心的智慧医疗、以患者为中心的智慧服务和以标准化高效为目标的智慧管理。在提出"三位一体"智慧医院建设目标后，国家卫生健康委于 2022 年 7 月发布《关于印发公立医院高质量发展评价指标（试行）的通知》，将"智慧医院建设成效"作为高质量发展目标下"创新增效"维度中的一项重点指标，这标志着智慧医院已成为当下公立医院高质量发展不可或缺的组成部分。

（三）智慧医院建设的重要内容

2021 年 6 月 4 日，国务院办公厅印发《关于推动公立医院高质量发展的意见》，提出"以建立健全现代医院管理制度为目标，强化体系创新、技术创新、模式创新、管理创新，加快优质医疗资源扩容和区域均衡布局"，要求"公立医院发展方式从规模扩张转向提质增效，运行模式从粗放管理转向精细化管理，资源配置从注重物质要素转向更加注重人才技术要素"。而基于智慧医疗、智慧服务、智慧管理的"三位一体"智慧医院建设,是医疗机构解答这份医院高质量发展答卷的有力抓手。

在智慧医疗方面,围绕以"电子病历"为核心,将医疗质量安全核心制度等国家对医疗质量管理规范关键点内化于临床医务人员日常工作中,提高质量控制的可及性、精准性、时效性。同时,通过数据的实时采集、分析和应用,可以有效提高疾病预防、诊断和治疗的准确性,有力推动医疗质量的全面提升,并且有利于医疗科研和管理决策的科学化、智能化。

在智慧服务方面,围绕"以病人为中心"贯穿于医疗服务各环节,全面整合医疗资源,整体提升医疗服务的舒适化、智慧化、数字化水平,推动形成流程更科学、模式更连续、服务更高效、环境更舒适、态度更体贴的中国式现代化医疗服务模式,使人民群众就医获得感、幸福感、安全感进一步增强。

在智慧管理方面,以降本增效、提升运营管理效能为目标,推进人、财、物管理过程中的精细化、全流程创新管理。运用信息化、数字化手段,围绕医院管理的不同环节和维度,将以人为主的粗放型传统管理模式优化为以数据为主的精细化管理模式。

二、基于数字化转型的智慧医院建设实践

郑州市中心医院始终围绕"患者的需要是第一位的"服务理念,结合云计算、大数据、人工智能等先进信息技术和行业标准,构建包括智能诊疗、智慧管理、智慧服务三大核心的智慧医院数字化体系。利用信息系统,提高医院医疗安全与质量管控能力,实现全院线上与线下医疗资源统一调配,打通诊前、诊中、诊后的全链条健康管理服务通道,为患者提供全生命周期、精准化的智慧医疗健康服务,提升患者就医满意度。通过智慧安全运维,实现医院网络安全规范化管理和医疗数据可靠性保证(见图13-1)。

医院数字化转型,重点是转型,数字是有效的工具和手段,智慧医院是数字化转型的最终目标。医院在数字化转型过程中,首先要实现全量全要素的数据采集和连接。因此,从顶层架构上,需要构建一个能够横到边纵到底

的智慧医院建设蓝图（见图 13-1）。横向上，充分利用互联网、人工智能、物联网等信息技术，以智慧医疗、智慧服务、智慧管理"三位一体"的智慧医院建设标准为指引，尽可能地覆盖医院业务所需的信息化系统，实现业务数据的全量采集，以人、财、物、制度全要素管理协同，提升医院精细化运营管理的能力；纵向上，构建一个安全稳定的信息网络体系，为医院数字化转型提供稳定的宏观架构。

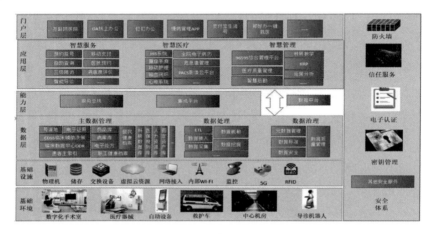

图 13-1　智慧医院架构图

（一）完善信息与数据安全管理体系，为智慧医院建设提供可靠的安全保障

以网络安全等级保护 2.0 网络安全总体战略目标为技术引领（见图 13-2），构建一个平台（态势感知平台）三层防护（安全边界防护、安全计算环境防护、安全通信防护）的安全管理体系。通过数据安全管理平台和网络未知威胁检测系统建设实现对数据安全全生命周期监控。

以"零信任"安全防护理念，实现 IT 资源的全面身份化（用户、设备、环境、应用、API、数据）管理，构筑逻辑身份边界；实现业务系统隐藏和保护，终端安全状态自动感知，有效控制非法终端的接入；对用户身份持续信任的网络安全评估，确保用户身份和数据传输安全，最终实现对信息系统全生命周期的安全管理。

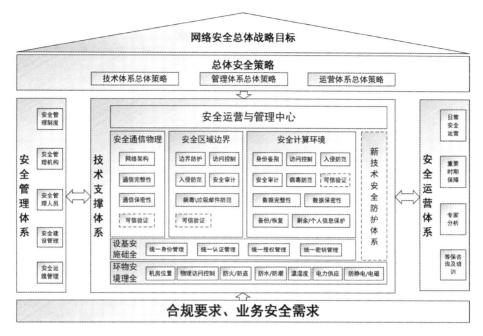

图 13-2 网络安全等级保护 2.0 网络安全总体战略目标

（二）信息赋能：智慧医疗提升医疗质量的可及性、精准性、时效性

围绕以保障患者安全为目标，以医疗质量安全核心制度等管理规范为关键点，以电子病历应用水平评价标准中的住院医师、住院护士、门诊医师等10个角色为主要对象，运用信息系统，实现医院业务流程重塑，业务系统间数据互联共享，将管理制度内化于医院的日常管理中，从而沉淀成医院数据知识资产。

郑州市中心医院经过多年的信息化建设实践，在满足"医护技"基础业务开展及管理需要的前提下，通过移动设备、物联网等实现医生的移动查房及协同、临床护士的床旁治疗及实时监测；急危重症一体化建设，将卒中、胸痛及创伤中心采集到的数据整合共享及分析；通过临床诊疗组、ERAS（加速康复外科）、病历全过程内涵质控和日间手术等信息化建设，完成对医院重要业务流程的重塑和优化。

1. 一体化移动协同，实现诊疗移动化、智能化。

建设国际领先的一体化影像协同共享平台，实现临床医师移动端移动协同，随时查看、管理患者病历，检查检验结果、影像等重要资料，同时实现分院区的协同交班、超声远程指导等，真正实现医生对患者的 24 小时管理。

以移动护理 PDA、护理白板、床旁平板等硬件为依托，以 HIS 为信息支撑平台，通过无线局域网络布局，上线移动护理及智慧护理电子病历，实现护士站向床旁的扩展和延伸，实现临床治疗和操作的床旁化、时间精准化，实现临床护士围着患者转的目标。临床"无纸化、无线化"办公，提高医护人员工作效率，提升患者满意度，推动了医院医疗质量的精细化管理。

2. 日间手术全过程管理。

运用信息技术手段建立基于日间手术患者全流程管理的信息集成平台，将日间手术患者全流程中涉及的 HIS、EMR（电子病历）、手麻系统、医技预约系统等多个异构系统、异构数据进行规范化的数据集成，实现信息共享和数据交换。将日间手术患者的门诊就诊流程与住院就诊流程业务打通，实现从患者的门诊就诊初筛、术前检查检验、日间手术登记、麻醉评估，到入院前宣教、手术预约及排程、术后随访的全流程信息化管理闭环。同时，通过互联网技术为患者提供全过程的可视化实时医疗服务推送。通过日间手术全流程的梳理和优化，实现日间手术"三准入"的实时授权管理和智能校验，提升医院对日间手术患者全流程的数据采集和质控，提高临床工作效率及医院日间手术医疗质量；通过患者全过程参与，舒缓患者焦虑情绪，从而提升日间手术患者的就医体验。

（三）流程再造：智慧服务提升医疗服务的舒适化、智慧化水平

以国家卫生健康委、国家中医药管理局联合发布的《改善就医感受 提升患者体验主题活动方案（2023—2025 年）》为指引，聚焦患者就医过程中"三长一短"的痛点和堵点，以改善患者就医全过程的感受、提升就医体验为目标，运用互联网、大数据等信息技术及系统思维，整合院内稀缺医疗资源，我们

自主研发了全资源预约平台，统筹实现医疗资源的线上、线下，诊前、诊中、诊后的全过程闭环管理。诊前，实行医生坐诊的统一号源池多渠道预约的管理方式，利用人工智能技术实现患者智能导诊，实现线上、自助机、诊间多种支付方式，切实解决了患者挂号难的问题。诊中，整合郑州市中心医院各院区检查资源，将彩超、CT、核磁共振、内镜、肺功能、PET-CT等医技检查资源统一管理，由住院服务中心统一调配门诊、住院检查资源，对住院患者的就诊流程进行重塑和优化，从而缩短住院患者平均住院日，提升患者就医体验。诊后，利用语音录入及人工智能技术实现患者满意度调查及随访，通过健康管理系统实现全院患者的连续性管理。

（四）数据赋能：智慧管理助力医院精细化运营

以流程系统化重构，持续推进精细化管理。建立全院集团化财务管理模式，实现业财融合，统一财务核算基础体系，打通业务系统接口，实现前后台业务一体化，加强对业务环节的监控；以预算为核心，精准配置资源，建立以绩效为导向、以预算管理为主线、以资金管控为核心、以内控为基础保障的全过程、精细化、一体化预算信息管理系统；按照业务运营的基本原则，构建全成本核算系统，对低效率的流程和环节以及关键点进行诊断和规范；运用现代化管理工具及大数据技术，建设RBRVS（以资源为基础的相对价值比率）+DRG（按疾病诊断相关分组付费）绩效系统，实现临床绩效的数字化展示，再以绩效为抓手，固化管理品质，推动医院内涵提升和发展转型；搭建综合支付及对账平台，以患者为中心，优化支付方式集约化管理，上线综合支付平台，提升财务资金流安全，提高结算效率及患者满意度。通过以上多运营管理平台数据的互联共享，实现了我院构建高效运营管理数据中心的目标。

通过对59个业务系统、45个核心业务流的梳理，将医院海量医疗数据进行深度挖掘和分析，参照三级公立医院绩效考核、三级医院评审等相关国家要求指标，建立398项指标数据模型，实现管理数据的实时可查询、可监控。以数据驱动临床决策支持、运营管理优化、科研能力提升等工作，真正让数据成为推动医院高质量发展的强大动力。

（五）技术引领：为医院发展换道领跑抢先机

积极探索 5G、大数据、人工智能等新型信息技术在医疗健康管理中的应用，技术创新引领实践，为中心医院战略发展的换道领跑抢占先机。

利用 5G 网络高速率、高链接、低延时的特点，搭建基于 5G 的急危重症一体化救治平台。建立以患者为中心，以流程优化为导向，以 5G、物联网等信息技术为基础，实现院前急救数据的实时传输及"现场—急救车—医院"的多方协同救治，使急救中心和医院能够提前制定急救方案、及时指导在途救治、部署急救资源，真正实现急诊患者"上车即入院"，提高急救治疗效果，为急救患者打开绿色生命通道。

构建以急诊病历为信息单元的急救信息标准化、结构化、语义化处理的信息数据平台，实现对院前急救医疗质量的全流程的质控。充分发挥国家级、省级行业联盟，质控中心等的专业作用，加强对我院的胸痛中心、卒中中心、创伤中心等急危重症救治中心的建设工作。利用 5G 技术进行数字、图像、语音的综合传输，急救中心和院内专科专家根据现场信息和车载数据，提出和指导院前急救医师作出诊断、确定抢救治疗方案，为急救赢得更多的宝贵时间，从而避免或减少医疗差错，促进医疗急救水平的提高和医疗急救质量的提高。保障医疗急救安全，提升患者的满意度，一定程度上缓和了当前日益尖锐的医患矛盾。形成包含医院、急救车、CROT（一键救援呼叫平台）专家端三端的急危重症救治信息服务平台。急救车端：急救人员录入患者基本信息，通过物联网、5G 网络实时传输医疗设备监测信息、车辆实时定位信息、车内外视频画面急救信息等，可随时调取患者在院内就诊历史，根据患者实际情况一键式呼叫院内对应 CROT 专科快速响应团队成员进行实时远程连线和指导。CROT 专家端：根据急救员的呼叫，可随时调取患者在急救车上的实时视频和生命体征检测数据，并可随时进行远程视频指导；实时追踪急救患者实时位置，一键式呼叫电梯，患者到达急诊科第一时间到位进行救治。医院管理端：能够借助医疗大数据的挖掘，对患者救治过程中的所有时间节点和处置情况进行质控和评析，不断提升急危重症精准化救治能力。

三、智慧医院建设成效与未来展望

自 2015 年以来，郑州市中心医院以智慧医院为主导的信息化建设，成功通过了国家电子病历应用水平五级、国家医疗健康信息互联互通标准化成熟度等级五级乙等、河南省数字化医院 A 级评定；构建起了覆盖诊前、诊中、诊后的线上线下一体化互联网智慧服务模式和以患者安全和医疗质量提升为核心的智慧医疗信息化平台。以人财物前后台一体化的精细化智慧医院建设有了长足的发展，实现了医疗业务全流程闭环管理、医疗安全质量统一管控、医疗数据互联互通安全共享。利用 5G 技术、大数据、物联网等新一代信息技术构建起来的大数据中心，有效支撑了把郑州市中心医院建设成国家中心城市标志性医院的发展战略。

面对未来发展中的挑战和机遇，郑州市中心医院数字化转型将继续深化、拓展，进一步强化数字化驱动、智能导向的服务模式。一个更加智慧、更加人性化，且能更好地满足人民群众对优质、高效医疗服务需求的新型郑州市中心医院，将为中国医疗事业的可持续高质量发展作出贡献。

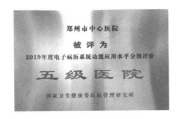

图 13-3　2019 年度电子病历五级

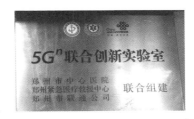

图 13-4　2019 年组建 5G 联合创新实验室

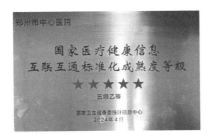

图 13-5　国家互联互通成熟度测评五级乙等

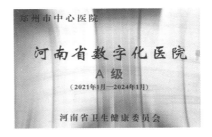

图 13-6　河南省数字化医院 A 级

第14章

建设互联网医院 解码健康新未来

根据国家卫生健康委关于"互联网 +"医疗服务相关文件的规定,"互联网 +"医疗服务主要包括三种形式:远程诊疗、互联网医疗和互联网医院。根据国家卫生健康委发布的最新数据,截至 2024 年 2 月,全国已经设置审批了 2,700 家互联网医院,初步形成线上线下一体化的医疗服务模式。互联网医院作为医疗行业的一项重要创新,正在改变着人们的就医方式和医疗服务方式。

一、互联网医疗的发展

随着"互联网 +"经济形态的兴起,互联网医疗成了医疗领域里的一个新态。互联网医疗在诞生之初只停留在机构和机构的跨时空交流中,例如,美国在线问诊巨头 Teladoc 以 B2B(指进行电子商务交易的供需双方都是商家)的方式为全球超过 12,000 家客户提供虚拟医疗服务,通过 B 端客户带动以付费会员的形式实现收入。另一家美国企业 Grand Rounds 的商业模式也是从日常基础疾病领域出发,旨在减轻医疗支出负担并提供更具可及性的服务。因为其更完善的服务和更低的费用,逐渐激发了互联网医疗企业的活力,被越来越多企业认为是传统医疗福利的替代解决方案。

在中国,互联网医疗呈现多层次多维度的发展趋势。互联网医院作为医疗服务触网的重要平台,大部分大型实体医院都成立了互联网医院,让越来越多的患者享受更便捷的医疗服务（见图 14-1）。随着中国互联网医院数量的不断增长，民众对互联网医院的服务过程和服务内容也有了更高的质量追求。2016 年 10 月，中共中央、国务院颁布《"健康中国 2030" 规划纲要》提出："全面建成统一权威、互联互通的人口健康信息平台，规范和推动'互联网 + 健康医疗'服务。"2020 年 11 月，国家医疗保障局发布《关于积极推进"互联网 +"医疗服务医保支付工作的指导意见》，该文提到，"大力支持'互联网 +'医疗服务模式创新，进一步满足人民群众对便捷医疗服务的需求"。2022 年 2 月，国家卫生健康委发布《互联网诊疗监管细则（试行）》，对互联网医疗服务作出了明确的规定。国家的政策法规，推动了互联网诊疗的快速发展。

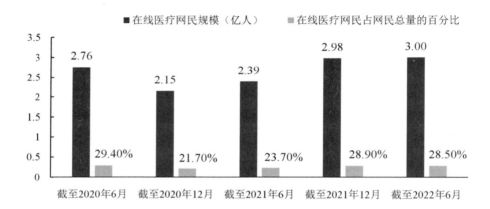

图 14-1　2020—2022 年中国在线医疗网民规模及使用率

从提供医疗服务的主体视角来看，医生凭借互联网平台可以接触更多的病例，为提升其专业能力创造了有利条件，也能得到相应的经济回报。从互联网医院运营层面来看，从线下医疗服务内容延伸到线上，这不仅能够为更多的患者提供服务，提高医院的影响力，也能够扩大经济收益。对于患者来说，他们不仅想通过该互联网平台得到迅速的问诊处理，还希望能够在处方审核、开药咨询等方面得到专业化服务。在我国，各大公立医疗机构纷纷建立互联网医院，各有特色。如浙江，以杭州为发端，浙江大学医学院第二附属医院作为全国"互联网 + 医疗"先行者，率先"触网"；浙江大学邵逸夫医院国内首创医疗服务全流程智慧化改造，实践医保用户全流程移动就医，上线国内首个以省级公立三甲医院为主体的区块链医疗应用，研发全国首个 5G+AR 远程协助急救系统。广东省人民医院率先开启全省首家 5G 互联网医院，2019 年，成为全国首家政府主导创建的 5G 应用示范医院。

郑州市中心医院高度重视互联网医疗的发展。2013 年，借助互联网技术的力量，实现了心电图的实时传送与诊断。在此基础上，2014 年，成立了远程会诊中心，为患者提供更便捷高效的就医体验。经过不懈努力和整合，医院打造出了一键式综合服务平台，将原有的随访中心、医联体综合服务中心和后勤综合调度中心整合为一体，实现了资源的集中调度和优化配置。

2015 年，郑州市中心医院成为河南省远程医学中心郑州分中心，为医院的医疗服务范围扩展到全省乃至全国提供了可能性。远程会诊的开通为患者提供了更灵活的就医和时间选择，可以获得更便捷的专业医疗服务。在与中国卫生健康联盟互联网 + 远程医疗联盟的合作下，医院进一步拓展了互联网医疗的发展空间。

2020 年，医院开始以改善患者就医体验和提高医疗服务质量为目标，致力于将线上服务与线下服务有机结合，为患者提供全流程闭环管理。2021 年，创立了网络医学科，成功地整合了所有线上交互式医疗服务，打造互联网医院平台。这使得患者可以在一处快捷地获得全面的医疗服务，大幅提升了就医效率和便利性。借助一键式综合服务平台，医院成功打造了医疗智能解决方案，为患者提供高效能、低成本的健康服务。在医院的引领下，患者被鼓励参与到线上线下融合的主动健康管理中，建立起以个人为中心的健康生态圈（见图 14-2）。

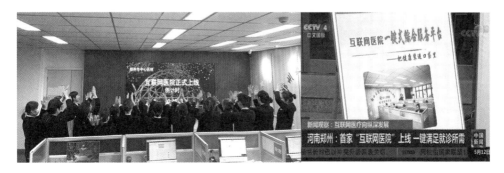

图 14-2　2021 年 4 月 28 日医院互联网医院上线

二、以数字化新技术，实现医院卓越发展

互联网医院的快速发展，推动了医院重塑服务流程，打破时空限制，为患者提供更加便捷、高效、安全的诊疗体验。

（一）实现医疗服务模式的转型

为推进互联网医院快速发展，郑州市中心医院成立了互联网医院领导小组，采用线上线下一体化的管理模式，以新成立的网络医学科为中心，每个行政职能部门根据其线下职责，承担相应的线上工作，确保互联网医院顺利运转，明确互联网医院各部门的职责分工（见图 14-3）。

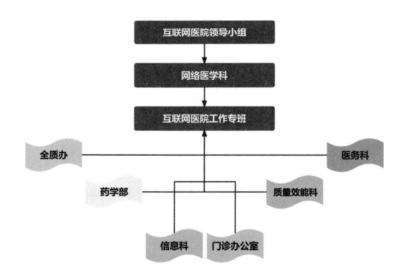

图 14-3　郑州市中心医院互联网医院组织架构图

通过图 14-3 所示的组织架构，医院能够有效地管理和运营互联网医院，促使其蓬勃发展。

在推动互联网医院建设上，医院以使患者就医更加便捷为出发点，努力实现医疗服务更加精益敏捷的目标。

目标一：重塑流程，实现多场景线上线下一体化，打通就诊的堵点，精

准调配医疗服务资源。在实际工作中，患者到达医院后，由于信息不对称，医务人员需要处理大量的咨询工作。然而，在承担诊疗活动的同时，很难做到对每一个问题都完美解答。特别是在容错率极低的医疗场景下，这很容易导致患者对医院的信任度下降。因此，医院采用互联网医院模式，改变传统做法，覆盖更多的人群，尤其是最需要帮助的老年患者等，最大限度地降低了信息获取的成本。建立集成管理平台，满足患者诊前、诊中、诊后各类就诊需求，通过引导实现各功能的精准调配和无缝衔接。

目标二：应用互联网医院进行供给侧结构性改革，全渠道创新运营。在国家推动公立医院高质量发展的背景下，医院的管理指标和维度日益增多。为适应新形势的要求，我院核心医疗服务从纯线下转型为线上线下融合的服务模式，整体运作由主要依托线下转变为集在线复诊、检验检查预约、药品配送、护理到家等多种医疗服务于一体的综合服务模式（见图14-4）。

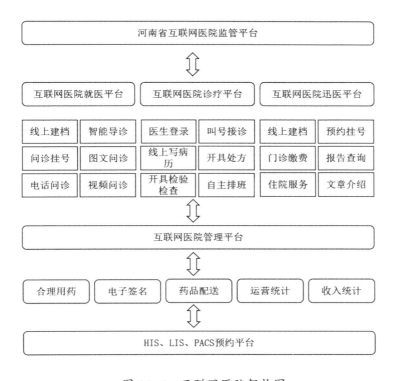

图 14-4　互联网医院架构图

（二）打造数字化医疗服务新模式

互联网医院的建立，扩大了我院优质医疗资源的来源，为医院提升医疗服务水平、满足患者多样化需求提供了巨大的上升空间。医院设立了"互联网+"集成管理平台，打通线上线下壁垒，丰富线上服务内涵，为患者提供更方便、全面、智能和贴心的服务；利用三大线上诊疗内涵（基础咨询、便捷就诊、疑难诊治）、进行精细化的集中管理以及充分发挥各项职能的作用，提高了医疗资源利用效率；建立了针对特定疾病的线上专科医院，提升了医疗服务能力，提高了慢性病管理水平；建立全过程的网上医疗管理体系，不仅是在线医疗咨询和挂号，还包括诊前、诊中和诊后的全方位关怀，以满足病患在不同阶段的医疗需求，让患者得到全面的医疗服务体验，进而推动互联网医疗应用的发展。

数字化转型是提升医疗服务质量和公立医院发展的关键。只有引入先进的数字技术和信息系统，医院才可以提高服务效率、提供个性化诊疗计划、加强数据管理和医患沟通，为用户提供更优质的医疗服务（见图 14-5）。

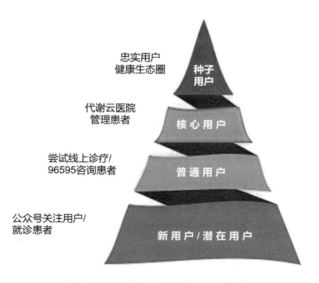

忠实用户
健康生态圈 —— 种子用户

代谢云医院
管理患者 —— 核心用户

尝试线上诊疗/
96595咨询患者 —— 普通用户

公众号关注用户/
就诊患者 —— 新用户/潜在用户

图 14-5　分层级患者服务渠道

郑州市中心医院抓住数字化转型的机遇，积极推进医院的卓越发展。

助推服务升级。依托三级公立综合医院优质资源，积极利用互联网，确定了全面发展和提高互联网医疗服务的策略方向，以更好地满足人民群众的健康需求。

设立"互联网+"集成管理平台。相较于传统的线上互联网医院，多端入口尤为重要，其中满足患者需求的特色服务是互联网医院运营中必备的"引流款"，以极具吸引力的服务内涵，促使用户点击浏览。

一键式综合服务平台纳入互联网医院运营体系，为患者提供了 7×24 小时的服务支撑，进一步提升互联网医院的易用性。在改变患者使用习惯方面，24 小时解答患者使用中存在的问题，指导患者操作，一键式综合服务平台作为互联网医院的服务入口，使得在老年机手机端上同样能够使用互联网医院进行复诊咨询。

丰富线上服务内容解决各方需求。互联网医院除"挂、缴、查"等 52 项智慧服务基础功能外，还打造了系列特色服务通道。创新差异化特色服务，通过互联网医院实体化运营，打造"医管家"与"专属服务"特需服务模式，贯通线上流程串联激活线下，提高资源利用效率；创新在线问诊体系，首创全科首接 + 专科问诊的极速问诊模式、医生主动发起的在线复诊模式，最大化压缩患者诊前时长，减少线上诊疗工作人力消耗；创新远程会诊运营管理，自主设计流程开发新平台，贯通医、患、管理三方，打造远程会诊技术库，提升疑难病症诊治能力。以上所有服务集中于中心医院互联网医疗系统中，患者信息全线通用，推进"一码通"融合服务，破除多码并存互不通用的信息壁垒。

在线问诊的患者可在问诊时选择线上配送和线下药房自提两种购药方式，直接查看电子处方价格并在线支付。除自费支付外，在符合现有医保政策情况下，部分患者可以选择通过医保进行结算，自动带出医保基金支付和个人账户支付比例，实现实时报销。选择药品配送的患者，能够享受畅通到"最后一公里"的医疗服务。线下就诊的患者同样可以使用互联网医院，同一平台实现挂号、检查、药品、住院押金等费用的缴纳（见图 14-6）。

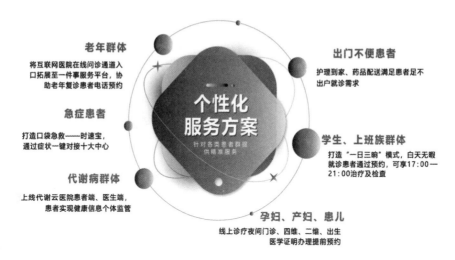

图 14-6　互联网医院服务渠道

三、精准调配与创新运营

郑州市中心医院通过智能匹配服务资源和创新运营策略，在短短 3 年时间里，从零基础快速发展成日活跃用户 3 万余人次的网络医疗服务平台。

（一）服务资源精准调配

线上综合服务中心的运营，优化了医疗服务模式，重构了医疗资源配置，实现了诊前、诊中、诊后的全程化服务，打造便捷、丰富、智能和人文的互联网医院品牌。

引导用户习惯，合理调配医疗资源，并鼓励患者进行线上复诊，建立全病程管理关系，为医患双方提供更好的管理和服务。建立线上代谢云医院，开展单病种互联网疗法研究、建设和推广。提高慢性病管理水平，实现医疗资源的高效配置，改善医疗服务。推进医院的数字化转型，助力我院实现高质量发展。

优化综合服务中心支持患者便利就医、急危重症转运、区域医联体服务（如双向转诊和标本收取）、院内后勤服务等工作，提高了医院的运转效率。引入人工智能和 5G+ 物联网技术，通过数字化赋能，为对患者的解答服务、院内调度服务和坐席工作的质检提供了便捷手段，提高了工作效率。开发了适用于老年人和慢性病患者等需要长期健康管理人群的服务模式，这种模式是基于物联网健康监测、网络技术的优化，利用新型传感器采集患者的体征信息而建立起来的，用于对用户进行健康评估，并制定相应的健康管理干预方案。

综合服务中心这项管理全覆盖，还包括诊前、诊中、诊后。

诊前，除满足基础功能外，还基于医院具体科室分布与专家特长开发 AI 导诊功能，按照症状为患者推荐问诊或咨询的医生，解决患者盲目就医问题；同时，借助一键式综合服务平台，以症状为导向，开放线上急救咨询通道，24 小时提供快速、高效、精准的个性化急救指导。

诊中，提供在线问诊、处方流转、检查治疗预约、报告查询等服务。除常见的视频问诊、图文问诊外，还提供以一键式综合服务平台为依托的电话问诊，能够让患者仅通过通话就能享受互联网医疗服务，对老年患者尤其友好。

诊后，上线药品配送、护理到家及出院随访。在为患者线上问诊后，患者可选择将药品配送到家，实现全国范围内免费配送，除冷链药品外，配送药品目录与医院药房一致。通过互联网医院医护端可以提取患者历次就医住院信息，根据病种在出院后定期开展追踪随访。同时，推出护理到家服务，可提供为新生儿洗浴、黄疸测试、母乳喂养指导、更换胃管及维护、PICC 维护及膀胱冲洗等 30 余项业务服务。

对于疑难重症患者，以互联网医院为依托自主打造的远程会诊平台，增加了互联网医院会诊申请入口，实现会诊资料无纸化、会诊专家排班、会诊调度和数据统计的信息化管理，通过会诊平台实现急危重症患者一键转诊。缩短患者诊断和治疗时间，减少住院花费，实现了分级诊疗急慢分治，减轻了患者就医负担，缓解了群众看病难、看病贵的问题。

（二）全渠道创新运营

密织纵横：关注病患的每一次。统一整合院内线上诊疗服务，线上线下融合集中管理。一键式综合服务平台的极高支撑性使医疗服务极致化，通过数据共享、协同处理，增强整个管理过程的协同性，各项服务内容融会贯通，真正实现"一部手机走遍医院"（见图 14-7）。提供标准化服务流程，保证线上服务质量与安全，提高工作效率。融合不同服务视角，精准锚定医患需求，以个性化服务提升用户体验，让患者在使用互联网医疗的同时，"无感"切换各个就医场景。

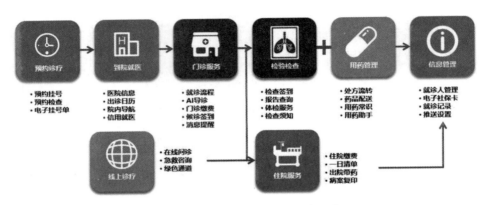

图 14-7　互联网医院全场景服务

专属智能健康顾问：关注病患的每一天。开展代谢云医院、专属服务、线上复诊、回诊、会诊五大场景化服务，为患者提供 7×24 小时线上线下融合的诊疗新模式。对于代谢综合征患者，通过信息化手段充分发挥互联网的技术创新优势，创新打造集问诊、健康管理、智能穿戴设备、特色医疗团队、虚拟病房为一体的代谢云医院综合服务平台（见图 14-8、图 14-9）。

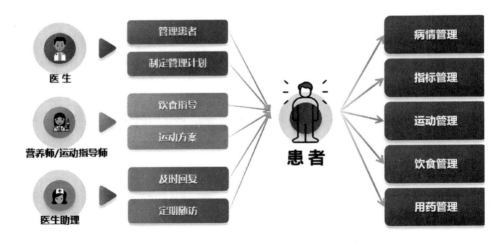

图 14-8　代谢云医院管理体系

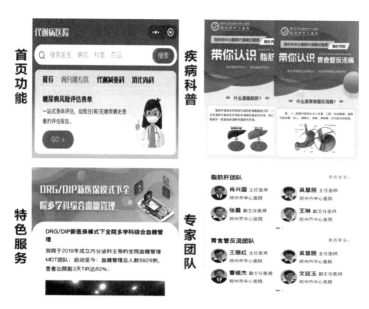

图 14-9　代谢云医院患者端界面

针对上班族、学生等人群，开启"八小时外就医"模式，在 17:00—21:00 时段打造线上线下专属就诊通道，开展治疗、检查预约，缓解白天医疗压力，方便就医。

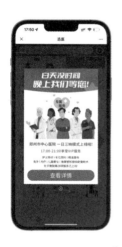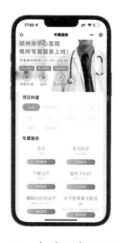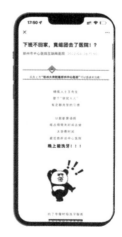

图 14-10　专属服务预约界面

对于患者发起的线上复诊，提供全科医生首接，疑难问题转诊至专科的问诊模式。将常规问诊集中至全科医生处，最大化压缩诊前等待时长，减少线上诊疗工作人力消耗。

开创医生主动发起的线上回诊模式。针对已出院患者提供符合病程需要的复诊提醒和线上诊疗通道,同时双向回呼保证医患隐私安全,联通护理随访,线上预约、药品配送到家,填补全病程管理空白。

自主设计研发远程会诊新平台,向上连接50家国内知名医院,向下连接72家医联体单位,为病患提供远程会诊服务。设计多样化申请途径,并可实时查看预约进度。疑难、罕见、典型病例归档管理,提供科研、学习、培训素材。

四、互联网医院:未来已来

互联网医院吸引了大量用户,我们将线上平台转化为医疗资源,线上流量转化为实际医疗服务需求,继续打造患者值得信赖的互联网医疗平台。

多种端口布局。通过微信打造程序基础功能,同时开放支付宝、抖音等多平台;2022年1月,我们打通了郑州市综合运营平台"郑好办",通过"郑好办"为患者提供线上问诊及护理到家服务;2022年9月,我院成为"学习强国"平台"强国医生"首家实体合作医院。上线以来,我院互联网医疗平台注册用户数累计突破200万(见图14-11)。

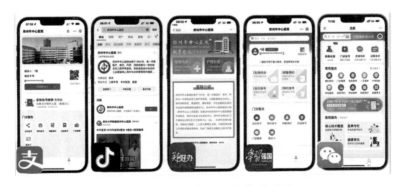

图14-11 互联网医院覆盖媒体

进一步赢得大众信赖。目前,我们整合56项业务,创新打造五大服务场景,日均2,250人次通过电话通道享受线上诊疗服务。已推出在线问诊、院内服务、代谢云医院、护理到家等差异化、定制化、全流程的"互联网+医疗"服务项目,将持续迭代创新、融合创新。2023 年我院发布了"互联网 + 医疗"3.0 版本,获《人民日报》健康客户端高度评价。开展互联网医疗质控,打造全省信息技术流程最规范的互联网医院(见图 14-12)。

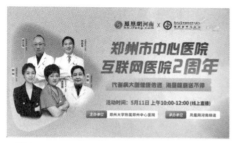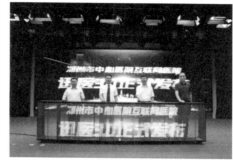

图 14-12　强势发布链接媒体宣传

进一步提升人工智能服务能力。对患者居家遵医行为及生活方式进行追踪管理,实现"随访 + 居家康复 + 线上回诊 + 入院诊疗"连续管理闭环体系。截至 2023 年,代谢云医院已上线 12 个临床科室,超 73 名医护,服务人次 3.2 万余次,累计与医生进行签约管理 6,413 人。

上线 3 年以来,互联网医院提供免费在线问诊 54 万余次,其中 60 岁以上老人占问诊人次 25%;医生线上回诊 25.7 万人次。2022 年,疫情防控严峻时期在线问诊 61,180 人次,日均 1,112 人次;面向孕产妇、儿童患者开通夜间门诊 2,306 人次,为特殊时期就医提供保障。

开展互联网诊疗服务,要以患者需求为中心。医院和医务工作者要秉持"生命守护　健康陪伴"的初心与使命,把患者需求融入发展理念,促进互联网诊疗更好地发展。

第15章

构建"无感知+慢病式+融合型"
医疗器械保障体系

一、医疗器械管理背景及发展现状

根据我国《医疗器械监督管理条例》的定义，医疗器械是指直接或者间接用于人体的仪器、设备、器具、体外诊断试剂及校准物、材料以及其他类似或者相关的物品，包括所需要的计算机软件。医疗器械是支撑当前医疗技术发展创新和医疗服务能力提升的关键硬件和产品要素，包括医疗设备、医用耗材、医用软件等。近年来，快速发展的微创治疗技术、智能诊断技术、生命维持技术等都与医疗器械的应用有着直接的、密切的关联。

1996 年，卫生部颁布《医疗机构仪器设备管理办法》。1999 年，国务院颁布《医疗器械监督管理条例》，2014 年该条例修订版颁布，2020 年该条例再次修订版颁布。2002 年,国家药品监督管理局颁布《医疗器械分类管理目录》，2017 年新版颁布。2015 年，国家食品药品监督管理总局颁布《医疗器械使用质量监督管理办法》。2019 年，国家卫生健康委、国家中医药局颁布《医疗机构医用耗材管理办法（试行）》。2021 年，国家卫生健康委颁布《医疗器械临床使用管理办法》。诸多的关于医疗器械管理法律法规的颁布和不断的修订，标志着国家对医疗器械管理极为重视。

现代医院高质量发展，对医疗器械的精细化、科学化管理越来越重视，成了医院运营管理的重要内容，涉及多部门、多要素。因此，医疗机构的医疗器械管理部门的主要职能也由最初的采购、维修，向着技术评估、质量保障、风险管理、教育培训转变。作为保障医疗器械供给保障、安全保障、服务保障的医院医学装备部门，其职责始终是基于患者安全、围绕临床技术，做好医疗器械的高效率、高质量、科学化、合规化的保障工作。

现实中，医疗机构在医疗器械使用管理中也面临着严峻的考验，可能存在以下主要问题：

医疗机构的医疗器械管理制度不规范。政府部门针对医疗器械颁布了诸多法律规章，三级医院评审标准实施细则中也有相应条款，医疗机构根据上述法律规章也制定了医院内部的管理规定和工作流程，但水平参差不齐，差别较大。

医疗机构的医疗器械管理模式落后。大部分的医疗机构医疗器械管理模式的特点是人工、粗放，无法获得实时、准确的数据，更无法运用管理工具及时调整相应的管理策略。

医疗机构医疗器械管理人员缺乏。目前医疗机构内从事医疗器械管理的人员专业杂乱、学历较低，缺少专业的医学工程技术人员，兼备工程学、医学、卫生学等多方面的专业知识和技能。医疗机构需要加大对医工人才的引进、培养和使用力度。

二、"无感知+慢病式+融合型"医疗器械保障体系实践

郑州市中心医院对医疗器械管理工作高度重视，在科室管理、人才引进、设备设施方面给予了充分的管理保障。医学装备部不断学习先进经验，提升管理水平，形成了具有特色的制度岗位体系、指标管理体系、创新保障体系、供应商多维评价管理体系。

（一）制度岗位体系

我院医学装备部设置 7 个班组，分管医用耗材采购、管理、医疗设备配置、配送、维修、医用气体管理、质控管理。医院成立了医学装备管理委员会、医用耗材管理委员会和医疗器械临床使用管理委员会，分别进行专项管理。

制度建设方面。按照医疗卫生管理机构相关规定、药品监督管理部门相关规定、医用气体行业规范要求、应急保障相关规定，提出了全生命周期管理的追踪管理思路，形成了医疗器械全过程制度管理体系，分别对医疗设备、医用耗材、医用气体申请、论证、采购、验收、使用、质量评价、应用分析、处置、档案管理等各环节进行全过程制度化管理。制定了医疗器械使用质量管理制度，医疗设备、医用耗材管理制度，三级质控管理制度及不良事件管理制度等 35 项院级制度；医疗设备配置组工作制度、医疗设备维修工作制度、医学装备相关采购控制价确定工作制度、医用耗材管理组工作制度等 23 项科级制度；医疗器械临床使用安全控制与风险管理、医疗器械不良事件监测与报告等 42 项工作流程；急救生命支持类医疗器械应急处置等 4 项应急预案。

岗位建设方面。梳理了科室 24 个岗位的职责、职权、风险管控、技能要求等，形成了科室岗位说明书、各项工作流程，并将其汇编成科室管理手册，为岗位的快速转换及标准化执行各项工作提供了条件和保障。

三级质控管理体系建设方面。形成了从一级使用保养到二级质量控制、风险评估再到三级技术管理的三级管理体系。建立了总部＋分院医学装备同质化管理一级质控体系。每个月制定质控查检的重点和清单，开展清单式质控。

（二）指标管理体系

根据三级公立医院绩效考核、三级医院评审、行业管理要求、医院管理要求等，科室制定了各项管理指标，实现数据管理、指标管理。

1. 大型医用设备维修保养及质量风险控制管理。

在借鉴江苏省医疗设备器械管理质控中心指标基础上，针对大型医用设备的维护、维修、维保、风险管控等方面，形成了 4 项评析指标，开展设备维修、维修保养月度讲评。

2. 国家重点监控医用耗材收入占比。

根据国家三级公立医院绩效考核指标要求，每月统计分析国家重点监控医用耗材收入和同期卫生材料收入的比例，进而实现重点监控耗材的精细化管理。

3. 科室运营管理指标。

根据医院发展要求及科室工作安排，制定降低医疗设备总体故障率、降低百元耗占比、提升集采耗材任务量完成率、手术及生命支持类设备故障率、医疗器械不良事件上报率共 5 项科室管理指标。

（三）创新型医疗器械保障体系

通过卓越绩效管理理念，总结凝练，医学装备部制定了三项品牌工作。

1. 无感知（零摩擦）舒适化服务保障。

围绕新技术、四级手术、加速康复外科（ERAS）等核心工作，优化医疗设备、耗材、气体等的采购配置保障和配送保障，向临床科室提供高舒适度的服务，满足技术、业务、护理等多方面需求。高舒适度的服务像空气一样，服务触手可及，却无感知、无摩擦。

（1）制定保障效率指标，践行医疗器械服务保障承诺。

①设备、耗材购进入库合格率 100%。

②服务保障响应时间践行率 100%。

医疗设备月计划自完成审批后 7 个工作日内完成参数整理、询价，转采购管理办公室。医用耗材周计划，保证 2 天内完成配送，保障医用耗材使用。

医疗设备维修实行首接负责制。自修，不换配件的维修，2 个工作日内完成；需更换配件市内可采买的，3 个工作日内完成；需更换配件市内不可采买的，配件到货后 1 个工作日内完成。外修，当天联系厂家，3 个工作日内到达现场进行维修。

医疗设备配送，紧急使用的，20 分钟内送达（需急救电梯支持）；非紧急使用的，30 分钟内送达。

③科室服务保障临床满意度≥98.5%。

④第三方公司服务保障临床满意度≥98%。

（2）运行智能共享消毒配送柜模式。

为满足临床科室多样化、临时性配送的需求，缓解配送组值班人员不足、工作量大等问题。医学装备部工程师自主设计基于智能身份识别的智能柜管理软件，创新加入微型消毒机，研发了具有自主知识产权的智能共享消毒配送柜，并成功实现实物转化应用。在住院部试运行无人配送智能共享消毒配送柜保障模式，缩短了物理距离、释放了人力成本。

医疗设备智能共享消毒配送柜立足于医疗设备的共享共用，以身份识别、智能消毒、24小时共享为特点，满足了临床科室在任何时间段的借调需求。该项目的应用方便了临床24小时取用，实现了无人值守和灵活调配，为助力医院降本增效作出了贡献。

（3）实行移动掌上报修、工单实时追踪、评价管理模式。

上线医疗设备全生命周期管理系统，实现全院医疗设备的规范化管理及数据的可视化。对于设备维修保养可实现扫码报修，直接关联设备、图片，精准定位，精准维修。

（4）实施耗材智慧管理保障，系统可视化监测提醒。

利用医用耗材信息管理系统，实现了基于医用耗材27位医保编码的申请—验收—入出库—计费—使用登记—追溯管理—监测分析等全过程管理。通过信息系统的互联互通，实现高值医用耗材一码扫描，多码对照，全过程扫码操作。确保医用耗材进、消、存数据信息准确、清晰，保证质量。实现了医用耗材配送、验收、使用、计费、追溯等的一物一码一患全过程实时监测管理。

通过医用耗材物资管理系统中的骨科植入耗材智慧管理模块，实现了骨科植入的扫码备货、扫码验收、扫码使用、扫码计费、扫码入库、一键入库及退货，并可以通过核查电子病历、入出库记录，实现对骨科植入耗材的闭环管理。

2. 慢病管理式设备全周期质控管理。

借鉴慢病管理的理念，开展常态化预防性维护保养、临时性故障性维修、周期性重要设备维保和计量检定/校准的管理模式，实现医疗设备全生命周期的分类、分级质控管理。培养院内计量工程师、质控工程师,提升医疗设备计量、质控能力。

（1）维修工程师认知和职能转变。

维修工程师由传统的设备维修向质控管理、教育培训、风险防控转变,动员工程师积极考取专业任职资格证书,培养一、二级注册计量师,树立设备质控管理的理念。

（2）开展重点医疗设备操作培训。

常态化、广覆盖、深层次地开展重点医疗设备、重点人员操作培训和考核。根据设备故障数据开展故障原因分析,针对高发故障的设备操作人员开展针对性的线上、线下操作培训和实操演示,每年不少于20类设备。同时,将临床科室自己开展的操作培训和学习情况,纳入每月的医学装备质控督导中,进行质控考核,强化医疗器械临床使用规范。

（3）实行医疗设备全生命周期管理。

通过升级医疗设备管理系统,实现全生命周期数据管理,增加医疗设备维修、维护、质控、计量、维保、效益分析、使用评价分析等管理模块,实现科学化、智能化、信息化的智慧管理。

（4）落地郑州市医学装备质量控制管理中心。

2023年11月,我院获批成为郑州市医学装备质量控制管理中心的依托单位,将在郑州市卫生健康委的领导下,制定高管医院医疗机构医学装备质量质控标准、程序和计划并组织实施,定期发布质控结果及分析报告;开展对市管医疗机构医学装备管理专业人员的专题培训和指导评价;加强交流合作,及时推广先进质控理念;开展质控工作调研,为卫生健康行政部门决策提供依据。

3. 建设医工融合式的医学工程学科。

开展专项医工人才梯队建设,以医院＋厂家、医生＋工程师、工程师＋工程师等多方式,探索医工融合创新模式,联合临床科室以新产品学习、新技术讨论的共同学习的机制收集想法、改进研发,建立临床、医工常态化合作机制,搭建平台,遴选2—3家有科研转化功能的器械厂家进行合作。

2023 年，获批本院科技攻关项目《基于物联网的冷链温度在线监测系统的研发》，并实现实物转化，应用在药物一期临床试验病区的冰箱，荣获中国医疗设备杂志社和厦门大学翔安医院联合举办的"医工融合创意创新征集活动"优秀奖。

2023 年，研发基于 RFID（射频识别）技术的医用耗材智能验收装置，荣获中国医疗设备杂志社和厦门大学翔安医院联合举办的"医工融合创意创新征集活动"三等奖。同年 12 月，荣获中华医学会医学工程学分会医疗器械创新项目三等奖。

（四）供应商多维度评价管理体系

供应商作为医疗器械供应链中的关键一环，是医疗器械保质保量供给的关键相关方。我院作为医疗器械的使用单位，通过建立供应商管理组织、精细化供应商管理制度、完善供应商管理流程建设、落实对供应商的质量管理、强化对供应商的风险管理、构建有效的对供应商多维度评价管理体系，形成对供应商管理的闭环管理模式，确保医疗器械的安全有效和稳定供应。

1. 建立医院供应商管理组织。

为强化对供应商的质控管理，我院建立了第三方管理委员会，明确了各类供应商的归口管理部门及其职责。形成了院级委员会、院内监管部门、归口管理部门三级管理体系。负责建立了对医疗器械质量控制的运行机制、对供应商的多维度评价方案和细则，定期开展多维度的评价。评价的结果纳入医院对供应商的信用管理考核以及款项支付。

2. 完善供应商管理制度和流程精细化。

医学装备部完善供应商管理制度和流程精细化，制定了《医院供应链物流配送服务管理制度》《医学装备部合同履约监管考核管理制度》《医疗器械公司业务人员、维修工程师备案管理办法》等，从供应商的服务保障管理、人员管理、应急保障管理、信用管理等方面开展，明确各个环节、各个岗位工作职责和工作流程。

落实服务质量管控。通过院内管理系统，对供货商的供货质量、服务质量进行记录，对供货质量不合格的产品进行记录留痕并上报不良事件，同时建立约谈—反馈—整改—考核的供应商管理机制，评价结果每月上报医院信用管理委员会。

3. 强化供应商的风险管理。

强化合同管理。与供应商签订供货合同，约定双方的责任和义务，保障长期稳定的供货关系。

强化供货人员的授权管理。所有与医院有业务往来的人员需要提交法人授权，实行统一管理和培训，保障供货人员的稳定性和合作的黏性，在保障供货安全的同时提高保障效率。

加强对供货商的培训和考核。供货商作为医疗器械流通环节的关键一环，供货商及供货人员的配合度、业务熟练度、认真负责程度都会直接影响医疗器械的保障度，加强供货商的培训和考核，使供货商能够和医院的发展保持同频共振，这对医疗器械的保障具有重要意义。

建立每月履约风险评价。每月由医院审计部门开展关键供应商履约风险评价，评价结果直接反馈到货款支付环节。

4. 构建有效的供应商多维度考核体系。

建立专项督导方案。根据各家供应商的服务内容，设定考核细则，涵盖人员管理、产品质量、服务响应、整改情况等。同时督导方案要和服务合同进行关联，每次督导的结果要应用在合同支付或者履约保证金的扣除上，确保督导工作能够有力地开展。制定督导方案着重考虑以下几点：明确督导方案执行人员及执行周期；明确督导内容，最好以考核细则的方式展现，同时明确扣分原则；明确考核结果的应用，确保督导结果落地执行。

考核结果应用。在签订服务合同的时候，明确考核结果的惩戒措施，比如月度考核分数低于90分（满分100分）时，扣除履约保证金的1%等。如果服务合同未涉及，则签订补充协议，以明确考核结果的惩戒措施。

三、"无感知+慢病式+融合型"医疗器械保障体系应用成效

（一）医疗器械保障方面

1.临床满意度方面。

每年医学装备部常态化开展临床科室满意度调查，对比本院临床科室2021年、2022年对医学装备部及各班组满意度情况，可以看出2023年的满意度均有所提升（见图15-1）。

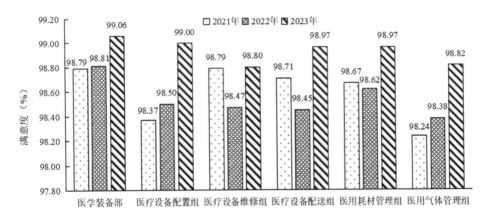

图 15-1　医学装备部及各班组满意度数据

2.核心指标提升方面。

2023年通过开展慢病管理式设备全周期质控管理，我院的医疗设备故障率，总体呈现出降低的趋势（见图15-2）。

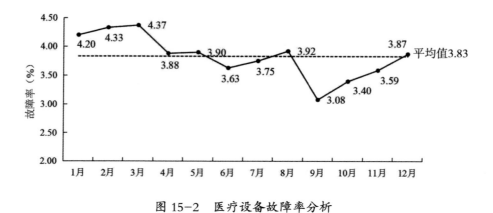

图 15-2 医疗设备故障率分析

通过开展医用耗材智慧管理，我院三级公立医院绩效考核指标——国家重点监控高值医用耗材收入占比呈现逐年降低的良好趋势（见图 15-3）。

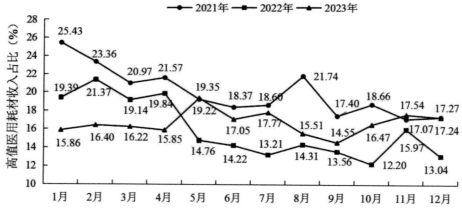

图 15-3 国家重点监控高值医用耗材收入占比分析

3. 质量管理提升方面。

以高值医用耗材为例。通过收集相关数据，利用鱼骨图对问题原因进行分析；结合 PDCA 管理系统，通过强化培训考核、加强人员管理、完善 SPD 系统、加强配送服务商监管等方面实施改进措施，高值医用耗材一次验收通过率为 97.76%，高于管理体系实施前的 92.83%。同时形成了规范的配送服务商评价考核制度和人员培训考核机制。SPD 系统功能进一步优化，高值医用

耗材的管理质量和效果得到提升（见图 15-4），验收合格率从 92.83% 提升至
97.76%。

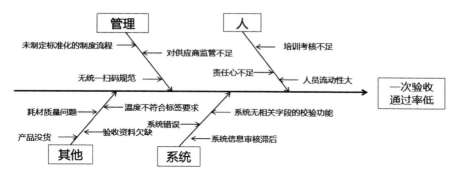

图 15-4 高值医用耗材验收通过率鱼骨图分析

（二）管理成果

取得荣誉。2022 年，我院获批国家卫生健康委医院管理研究所"医疗器
械临床使用管理规范培育基地"。同年，我院被国家药品监督管理局药品评价
中心、国家药品不良反应中心认定为"首批国家医疗器械不良事件监测哨点
（医疗机构）"。同时，我院作为河南省重点监测哨点单位，负责婴儿培养箱和
气管插管的重点监测工作，获得河南省医疗器械不良事件专项资金支持。

科研成果输出。2022 年，我院获批国家卫生健康委医院管理研究所医学
工程研究项目 1 项:《基于过程管理的医疗设备信息平台数据字典研究》；获
批郑州市社会科学调研课题 1 项:《新冠肺炎疫情下医疗机构第三方服务公司
闭环感控体系的研究及建立》。2023 年,获批河南省社会科学调研课题 1 项:《基
于 SPO 模型的医疗器械营商环境对策研究》。参与 2023 年度河南省医学科技
攻关计划项目《多参数磁共振图像质量控制方法研究》课题 1 项。2023 年，获
批医院科技攻关项目《基于物联网的冷链温度在线监测系统的研发》，并实现
实物转化，应用在 GCP 病区的冰箱。

（三）区域辐射

学科发展。2023 年 4 月，我院成为郑州市医学会医学工程学专业委员会

主委单位，这标志着我院的医疗器械管理工作迈入新阶段。2023 年 11 月，我院成为郑州市医学装备质控中心依托单位，这为我院医疗器械的标准化、同质化管理打下了坚实基础。

医工成长。2020 年至 2023 年年底，我院医学装备部共有 8 人分别获得"中国好医工全国能手 50 强"荣誉称号，1 人获得"中国好医工全国十佳"荣誉称号。2022 年，我院医学装备部获得第十三届"中国好医工"中国优秀临床工程师团队全国十佳荣誉称号。

交流发展。2022 年 6 月，我院组织了《中国医疗设备杂志》"好医工·团队"直播，在线 4.9 万人次，进行了医疗器械管理相关的知识分享。2023 年 4 月，成功举办郑州市医学会医学工程学专业委员会学术会议。2022 年至 2023 年年底，已迎接 20 多家兄弟医院来院进行参观交流。

四、总结与思考

医院高质量发展进程中，医疗器械管理部门既是医疗器械资源保障部门，也是工程技术服务部门，我们要基于患者和医疗质量安全，面向医护人员，构建服务链与创新链，持续提升政策执行能力、专业技术能力，做懂运营、懂临床、懂技术的价值医工。

第三篇

提升新效能

第16章

医院内部控制建设的"破局"之路

随着公立医院内部控制相关政策的不断出台和医药卫生体制改革的持续深化,进一步提高医院运营管理科学化、规范化、精细化、信息化水平,是促进医院高质量发展的前提条件。2020年,郑州市中心医院党委以刀刃向内的自我革新精神,补短板、强弱项,成立内部控制领导小组及工作专班,依据PDCA循环管理(Plan,计划;Do,执行;Check,检查;Act,处理)原理,建立"以风险为导向,以制度、流程为保障,以监管评价为指引"的内部控制体系,以推动内部控制体系建设向纵深发展,促进医院服务效能和内部治理水平不断提高,进而实现医院科学化、规范化、精细化的管理目标。

一、内部控制发展历程

内部控制是指单位为了实现经营目标,保护资产的安全完整,保证会计信息资料的正确可靠,确保经营方针的贯彻执行,保证经营活动的经济性、效率性和效果性而在单位内部采取的自我调整、约束、规划、评价和控制的一系列方法、手段与措施。纵观内部控制理论的发展,大体上经历了内部牵制、内部控制制度、内部控制结构、内部控制整体框架与风险管理整合框架5个阶段。在每一阶段,内部控制都被赋予了不同的内涵。

第一阶段——内部牵制阶段(20世纪40年代以前)。内部控制思想萌芽起源于 17—18 世纪，主要表现为通过业务授权、职责分工、账簿核对等手段实现组织内部的经济制约。

第二阶段——内部控制制度阶段（20 世纪 40—70 年代）。随着经济的发展，为完善资本市场，1949 年首次正式提出内部控制理论。1958 年美国审计程序委员会将内部控制分为内部会计控制和内部管理控制，由此内部控制进入"制度二分法"阶段。

第三阶段——内部控制结构阶段（1988 年）。随着资本市场投资并购活动盛行，企业组织越来越复杂，内部控制理论也跟随企业实践不断发展。1988 年第 55 号审计准则《财务报表审计中内部控制结构的考虑》公告发布，"内部控制结构"的概念取代了"内部控制制度"，并指出内部控制结构包括三个组成要素：控制环境、会计制度和控制程序。

第四阶段——内部控制整体框架阶段（1992 年）。1992 年美国 COSO 委员会发布了指导内部控制实践的纲领性文件 COSO 研究报告：《内部控制——整体框架》，并于 2023 年进行了更新。该报告重新定义了内部控制，认为内部控制整体框架由控制环境、风险评估、控制活动、信息与沟通、监控 5 个要素组成，该理论框架的提出在内部控制发展史上具有里程碑的意义，对全世界各国内部控制实践产生了较为深远的影响。

第五阶段——风险管理整合框架阶段（2004 年）。2004 年美国 COSO 委员会发布了《企业风险管理整合框架》，在原有五要素的基础上增加了"目标设定""事项识别""风险反应"，并提出"风险组合"一个观点，"战略目标""风险偏好"两个概念。

二、医院内部控制建设的必要性

2020 年，国家卫生健康委印发《公立医院内部控制管理办法》，强调"医院内部控制应当以规范经济活动及相关业务活动有序开展为主线，以内部控制量化评价为导向，以信息化为支撑，突出规范重点领域、重要事项、关键岗位的流程管控和制约机制，建立与本行业和本单位治理体系和治理能力相适应、权责一致、制衡有效、运行顺畅、执行有力的内部控制体系，规范内部权力运行、促进依法办事、推进廉政建设、保障事业发展"。2021年，国务院发布了《关于推动公立医院高质量发展的意见》，旨在"推动公立医院高质量发展，更好满足人民日益增长的医疗卫生服务需求。通过全面构建内部控制体系，将医院管理关注的焦点放在医院面临的重大风险、重大事件、重要流程上，对其进行全面的风险评估与控制评估，加强运营监督，有效预防各类风险"。

因此，加强内部控制体系建设，不仅是贯彻落实国家政策的重要举措，更是确保公立医院高水平持续发展的现实需要。

（一）廉政风险防范要求增高

随着医院规模的不断扩大，经济业务的日趋复杂，近年来医院各类腐败案件增多，如中南大学湘雅二医院刘某案等典型案例，给医院的高质量发展带来重创。因此，加强廉政风险防控管理，强化权力监督制约，着力纠治行业腐败和不正之风成为医院高质量发展的重要内容。

（二）内部控制体系建设缓慢

虽然大多数公立医院已初步建立内部控制体系框架，但是整体内部控制建设水平未能达到实际管理的需要，无法将业务与管理充分融合，仍存在事前申请与事后报销界限模糊、部分科室管理边界不清晰、预算管理事项不清、归口部门不清等内部控制缺陷现象。

（三）内部控制信息化建设滞后

尽管医院管理非常关注信息技术的发展，但其主要集中在各业务流程的改进和更新层面上，缺乏整体的内部控制体系层面上的规划和实施，从而造成了管理的不协调。而且业务系统的构建，通常没有内部控制管理思维，没能实现内部控制流程管理闭环以及信息共享。

因此，要解决公立医院内部管理存在的问题，就要构建符合规范要求、控制有力、运行高效的内部控制体系。只有这样，才能强化医院经济管理工作的准确性、完整性、合规性和合理性，不断提高内部治理水平和治理能力，实现可持续高质量发展。

三、内部控制体系建设实践

根据"目标—风险—控制"的核心思想，医院内部控制建设需要建立一个科学合理的内部控制体系，这个体系应该以"经济活动合法合规、资产安全和使用有效、财务信息真实完整，有效防范舞弊和预防腐败、提高资源配置和使用效益"为目标，具有"以风险为导向，以制度和流程为保障，以监管评价为指引"的特点，如复旦大学附属中山医院采取"现状梳理—风险评估—管控优化设计—整改落地—培训和验收"的方式，构建起内部控制体系，通过访谈发现管理漏洞，梳理相关制度流程，形成内部控制手册。

郑州市中心医院强化内部控制建设，建立强有力的组织体系。

（一）成立内部控制建设组织体系

医院高度重视内部控制建设工作，将其作为"一把手"工程。2020年，成立了内部控制建设领导小组，下设内部控制体系建设工作专班与内部控制体系建设评价小组（见表 16-1）。

表 16-1　内部控制工作组织

内部控制工作组织	成员
内控建设领导小组	由单位负责人、分管领导及科室负责人组成。
内控建设工作专班	由单位内控牵头部门（审计科）人员、各部门关键岗位人员组成。
内控建设评价小组	由单位内控评价由风险控制部牵头，涉及监督的相关部门组成。

内部控制建设领导小组由院长担任组长，主管院长担任执行组长，其他领导人员和科室负责人担任小组成员，并明确了各机构的职责（见表 16-2）。

表 16-2 内部控制建设小组工作职责

内部控制 工作组织	职责
内控建设 领导小组	负责监督医院内部控制的实施，确保其符合有关法规、标准，并有效地控制和防范可能出现的风险。该小组将制定详细的内控方案,建立完善的内控机制,并协助领导小组进行各项工作,以确保医院内控的有效性。此外,该小组还将审查并监督内部控制的编报工作,并对其中的重大问题提出意见。
内控建设 工作专班	实施内部控制建设工作:负责协调医院内部控制体系建设日常工作;传达医院内部控制体系建设方案或规划;协调医院内部跨部门的风险、事件和业务流程的内部控制工作;协调医院内部跨部门的风险评估工作;协调相关部门或岗位落实内部控制的整改计划和措施;编制《内部控制制度》《内部控制手册》等内控工作文件;协调医院内部控制的其他相关工作。
内控建设 评价小组	对内部控制实施情况进行监督与评价:制定办法及实施方案,建立医院经济活动风险评估机制、内部控制评价与监督工作体系;组织实施医院内部控制执行监督与评价工作;定期编制内部控制评价报告;更新完善内控手册的建议;定期或不定期检查内部控制评价与监督体系是否符合医院实际业务运行情况。

（二）建立联席工作机制

医院内部控制体系的建设需要医院各相关部门参与。我院建立了一套完整的内部控制联动机制，包括协调联络机制、会议协调机制和核实反馈机制。

各部门对本部门业务活动负责，包括进行风险评估和流程梳理、认真落实医院的内部控制制度、对于本部门存在的问题积极进行改进和完善等。内部控制建设专班成员积极配合完成本部门内部控制建设工作，做好部门访谈、及时反馈本部门经济活动事项、核实确认，参与多部门联席会议等。同时，为及时反映内部控制工作进展情况，还定期召开内部控制建设会议，查找分析前段工作中遇到的问题，安排下段工作内容；各专班成员须及时对风险评估中发现的问题、提出的建议进行反馈。

四、内部控制建设实施过程

我们采用 PDCA 管理工具，从计划、执行、检查、处理四个方面确保内部控制制度建设的有效性。通过建立内控目标、选择内控要素、优化控制措施和循环优化，使内部控制建设更加科学合理。我院具体按照风险评估、单位层面控制、业务层面控制、评价与监督 4 个方面实施。

（一）内部控制建设战略制定

我院内部控制建设的基本程序为：确保有明确的目标，对所有可能存在的风险进行全面评估，建立单位与业务层面内部控制机制以及对内部控制执行情况进行监督。利用信息化手段提高内部控制管理水平，确保工作质量。

（二）诊断内部控制现状

在内部控制建设的初期，根据"摸底"评估，全面评估单位的内部控制水平，查找潜在的风险和问题，以便采取有效措施，加强内部建设，确保医院的长期发展。

按照《公立医院内部控制管理办法》的标准，公立医院的内部控制涵盖决策机制、管理制度、关键岗位管理和信息化建设等；而在业务方面，则涵盖了十二大类：预算、收支、采购、资产、建设项目、合同、医疗、科研项目和临床试验、教学、互联网诊疗、医联体以及信息化建设管理。因此，在内部控制建设的控制评估时，必须考虑到各个部门和业务领域。

在相关专家的指导下，医院编制了内部控制基本评估表，根据评价指标收集所有必要的文件、报告、会议记录等证明材料，包括经济活动相关的内部管理制度、业务流程图、岗位责任说明以及相关的财务数据等，结合访谈、问卷调研、程序分析和实地考察等方法，查找医院运营中的潜在风险。

以上工作完成后，根据调研和打分结果，得出了内部控制基础性评价报告。

（三）开展风险评估

风险评估是一项医院加强对重要业务事项和高风险领域管理，预防可能出现的重大风险的重要工作。

1. 目标设定。

医院梳理了现行规章制度、业务流程等基础资料，根据业务实际需求，设定了医院经济活动合法合规、资产安全和使用有效、财务信息真实完整、有效防范舞弊和预防腐败、提高资源配置和使用效益的相关风险评估目标。

2. 风险识别。

在风险识别阶段，医院根据内部控制基础性评价与现状调研获得的业务信息，形成单位风险事件库。在此基础上编制风险调查问卷，对单位面临的各类风险进行调查，确定重大风险排序。

3. 风险分析。

在风险分析阶段，根据风险评估问卷调查结果，对各经济活动风险发生的可能性和影响程度进行分析，通过对风险发生成因、风险发生后可能导致的损失、风险的管理难度以及与其他风险之间关系的分析，确定风险管理的优先顺序。通过定性和定量的分析，把风险的可能性分成五个级别：极低、低、中等、高、极高，分数范围在1—5。此外，还根据风险的影响度来分级，主要从风险事件对财务收支、日常管理、法律法规的影响进行打分，其中定量分析财务损失，定性分析日常管理与法律法规的遵循情况（见表16-3、表16-4）。

表 16-3　风险发生的可能性（概率）评分标准

评分	可能性	说明
5	极高	在多数情况下预期会发生。
4	高	在多数情况下很可能发生。
3	中等	在某些时候可能发生。
2	低	在多数情况下都不太可能发生。
1	极低	只有在例外情况下才可能发生，发生的概率非常低。

表 16-4　风险发生影响度评分标准

评分	影响性	说明
5	灾难性的	对目标实现有重大影响，如发生，将造成极大的损失。
4	重大	对目标实现有严重影响，如发生，将造成较大的损失。
3	中等	对目标实现有中度影响，如发生，将造成中等的损失。
2	轻微	对目标实现有轻度影响，如发生，将造成轻微的损失。
1	极轻微	对目标实现没有影响，如发生，将造成较低的损失。

在对各经济活动风险发生的可能性和影响度分析的基础上，医院标识出应重点防范的前5项单位层面风险，前15项业务层面风险，形成风险地图（见图16-1），对多项风险进行直观的比较。

4. 风险应对。

在风险管控阶段，首先，根据经济活动的目标、风险偏好、可接受程度、发生的原因以及重要性，制定出有效的应对策略和解决方案。其次，采取多种措施，主要包括风险规避、风险降低、风险转移和风险承受，比如加强印章管理，建立有效的制度机制，指派专人负责，并定期进行检查。最后，根据风险评估结果，编制风险评估报告。

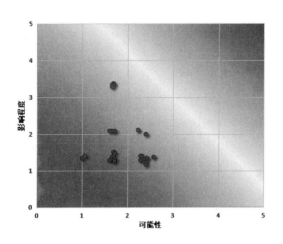

图 16-1　风险地图

（四）健全和完善内部控制体系

风险评估工作完成后，内部控制建设即进入实质性阶段。

单位层面内部控制是业务层面内部控制的基础，为业务层面内部控制提供一片良好的"生存土壤"，并直接决定了业务层面内部控制的有效实施和运行。单位层面开展内部控制建设，致力于形成一个科学高效、分工制衡的组织机构，建立健全科学民主的工作机制，对关键岗位和关键岗位人员进行科学有效的管理，保证财务信息真实、完整，并借助于信息系统实现内部控制管理的信息化和常态化。

业务层面的内部控制建设，主要是对制度的梳理和流程的优化，通过对标299项外部制度，梳理302项内部制度。检查制度文件之间是否存在相互冲突、内容重复的现象，查看内部管理制度内容是否完整、流程是否配套，以此来带动具体业务层面内部控制建设工作。

（五）编制与优化内部控制手册

1. 编制《郑州市中心医院内部控制手册》。

编制《郑州市中心医院内部控制手册》是一项重要的工作，它旨在为医院提供有效的内部控制指导，并确保内部控制机制能够被有效地执行。

通过梳理预算、收支、采购等 12 项经济业务模块相关流程、主要风险节点等关键要素，制定风险矩阵，编制成了《郑州市中心医院内部控制手册》（见图 16-2），为准确定位内部控制缺陷和内部控制评价提供参考依据。

2. 《郑州市中心医院内部控制手册》的循环优化。

编制《郑州市中心医院内部控制手册》仅仅是内部控制体系建设的开端，落实才是关键。因此，随着内部控制管理不断深入，《郑州市中心医院内部控制手册》也需要不断完善。《郑州市中心医院内部控制手册》的完善，需要通过核查对内部控制的完整性、规范性以及内部控制制度执行的有效性来完成。

执行测试是验证内部控制制度是否得到有效执行的方法。通过对标《郑州市中心医院内部控制手册》中各业务层面风险矩阵控制要点，我院编制了内部控制查检表；根据检查表内容收集佐证资料，对各项经济活动合规性、资产安全性、财务信息准确性进行检查，记录测试结果并打分。从中查找内部控制缺陷，从问题描述、分析、影响等方面进行分析，提出解决方案，并以此对内部控制手册进行优化。

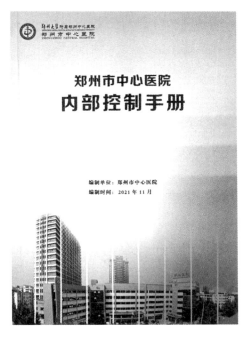

图 16-2 内部控制手册

（六）内部控制的信息化建设

内部控制实现业务管理与财务管理的有机结合，需要信息系统的支撑。

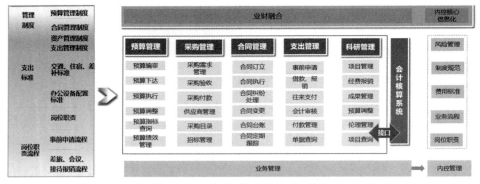

图 16-3 内控管理信息化路径

医院通过对信息系统的改造、提升，将内部控制制度、业务流程及各管控措施等一系列内部控制建设成果内嵌到信息系统中（见图 16-3），实现了内部控制管理的程序化和常态化，促进内部控制管理趋于规范化、科学化，有效避免了内部控制制度建立后无法真正落地的问题，提升了内部控制制度执行力度，构建起了"以资金流为链条，预算为起点，支付完成为终点"的内部控制信息管理一体化平台，贯通预算业务控制、收支业务控制、采购控制、合同控制和科研经费控制全过程，实现了核心经济业务内部控制管理的信息化和系统化。

五、内部控制体系建设见成效

（一）提升精细化管理水平，促进医院高质量发展

通过建立内部控制制度，加大对内部授权审批、预算、资产、政府采购等多个环节的控制，提升了医院的风险抵御能力。借助内部控制信息化平台，初步实现了全口径、全过程、全员性、全方位的预算精细化管理，并贯穿预算编制、审批、执行、监控、调整、分析、考核等各环节，强化了预算约束，促进了资源有效分配和使用（见图 16-4）。

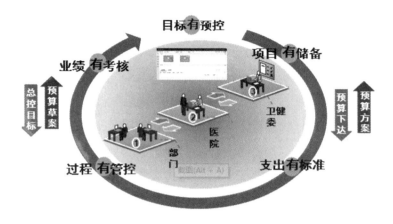

图 16-4 全面预算管理

（二）堵塞管理漏洞，提升风险防御能力

把药品、耗材等重点领域的制度执行、流程操作，以及采购程序执行、合同全生命周期管理、费用报销等关键操控环节放到"平台"执行，使制度和流程运行在"阳光"下。实现了流程控制和痕迹化管理，能够规避内部控制制度执行主观性大、刚性约束不强的弊端，有效降低了人为因素造成的舞弊风险。

（三）提高管理效率，固化内控制度成果

通过信息化建设，将内部控制制度、业务流程和管控措施等一系列内部控制建设成果整合进医院信息系统中，从而实现了对原有工作流程的优化和改进，使信息交换更加便捷，缩短了审批时间，提高了行政运行效率。相较线下合同审核时长平均 20.9 天，线上审核时长平均缩短至 9.2 天；相较线下费用报销时长平均 28.23 天，线上审核时长平均缩短至 7.9 天（见图 16-5）。

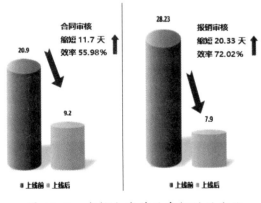

图 16-5　内控上线前后审核时效变化

（四）提升内部控制管理水平，实现"内控、业务、财务"三融合

通过信息化手段，有效地整合和共享各种核心经济业务的信息，构建了一条完整、多样的信息链条，并以预算管控为主线，以资金管控为核心，贯穿支出、采购、合同、资产、科研等业务活动，实现对医院经济活动的事前、事中和事后全过程监督，从而实现医院经济活动的一体化闭环管理。

第17章

数据驱动　采购风险防控管理

一、采购风险防控管理

公立医院的采购活动，涉及大量的医疗设备、药品、耗材等物资，以及后勤保障服务、工程设施改造、信息化建设等项目。这些采购活动不仅关系到医院的正常运营，更直接关系到医疗质量和患者的生命安全。医院在采购过程中，会面临多种风险，如供应商欺诈、产品质量问题、价格不合理等。这些风险轻则导致经济损失，重则危及生命安全。因此，医院在采购过程中必须高度重视采购风险管理，确保采购活动的合法、合规和高效。

（一）国外风险管理与招标采购情况

1. 风险管理。

风险管理概念源自 20 世纪 20 年代的美国。1929—1933 年，西方世界爆发经济危机，美国很多企业破产。为了减少经济危机带来的损失，许多企业开始设立保险管理部门，保险手段成为风险控制的唯一途径。1938 年，美国的企业开始将科学的管理方法应用在风险管理中，并积累了经验。1950 以后，风险管理逐步成为一门学科，1970 年，在全球掀起了风险管理研究热潮。20世纪 80 年代，风险管理研究持续加深。1983 年，在风险和保险管理协会组织的年会上，讨论并通过了"101条风险管理准则"。1986年，风险管理国际学术讨论会在新加坡召开，亚洲国家也开始了科学的风险管理。

2. 招标采购。

招标采购起初是一种"公共采购"的手段，至今已有200多年的历史。起初，招标采购是政府部门为了降低采购开支而实行的。18世纪80年代，英国最先建立文具公用局（Stationery Office），欧洲国家为此建立完善的政府和公共部门招标法律，形成了招标采购最原始的形态。1861年，美国政府通过法案，对于达到一定数额的联邦政府采购必须采取招标的形式采购。"二战"之后，西方国家战后重建，招标方式也成为主流。1970年，招标采购在国际贸易中的应用比例加大，招标投标已成为国际上惯用的采购模式。

（二）国内风险管理的发展

1. 项目风险管理。

我国的项目风险管理作为一门学科是从改革开放后起步的。新中国成立后，我国的物料资源价格一直由国家控制，当然，风险也由国家承担。随着改革开放的发展，原有的风险控制模式已不能适应我国新的经济环境，风险管理日益受到关注，并在很多项目得以应用。在我国很多重点工程上都用到了项目风险管理。经过40多年的实践和发展，项目风险管理的应用和研究取得了巨大的成效。

2. 招标采购风险控制。

招标采购，不仅提高了采购效率，也为大宗物资的交易找到了科学的采购模式和方法。招标采购具有多种风险，对风险的管理控制是招标采购中的第一要务。1999年，我国颁布了《中华人民共和国招标投标法》，2002年颁布《中华人民共和国政府采购法》，2011年，颁布了《中华人民共和国招标投标法实施条例》，对我国的招标投标活动作出了法律规定和行为规范。2014年颁布《中华人民共和国政府采购法实施条例》。遵守法律，依法办事，是招标采购风险管理的根本保障。

二、采购管理内部控制防范措施

招标采购的工作机制是招标采购工作质量安全的重要组织保障。郑州市中心医院积极探索有效的招标采购工作机制和风险管理机制，以保证招标采购工作顺利完成。

（一）招标采购工作组织架构

为了安全高效地开展招标采购工作，郑州市中心医院成立了招标采购管理领导小组，下设药品、医学装备和耗材、工程和服务 3 个采购管理组，还成立了采购管理委员会。其组织架构见表 17-1。

表 17-1 招标采购工作组织

工作组织	成 员
领导小组	由单位负责人、分管领导组成。
各采购管理组	由分管领导、各归口管理部门主任组成。
采购管理委员会	由分管领导、各归口管理部门主任，监督相关部门主任组成。

其中，领导小组由院长担任组长，主管院长担任常务副组长，归口管理部门主管院领导担任副组长，分院院长为小组成员。明确各级组织职责，各机构职责见表 17-2。

表 17-2 内部控制建设小组工作职责

领导小组工作职责：
1. 贯彻执行国家关于采购管理的相关法律法规，审定医院采购管理的相关规定。
2. 研究确定医院年度采购计划。
3. 决定医院采购工作中的重大事项。
4. 对医院采购管理办法拥有最终解释权。
药品采购管理组工作职责：
1. 组织药事管理与药物治疗学委员会审定新增药品品种。

2. 负责审核医院年度药品采购计划。
3. 负责执行药品集中采购政策。
4. 负责签订药品采购合同。
5. 按合同规定组织药品的入库验收及合同其他事项的执行。
医学装备和耗材采购管理组工作职责：
1. 组织医学装备管理委员会对年度医学装备采购项目可行性进行论证分析。
2. 负责审核医院年度医学装备采购计划。
3. 负责审核医院年度医学装备维护保养计划。
4. 负责审核医院年度医疗耗材采购计划。
5. 负责申报大型设备配置许可证。
6. 负责论证医疗设备招标技术参数。
7. 负责将审批通过的医学装备、耗材采购计划和医学装备维护保养计划提交医院采购管理部门实施采购。
8. 参加医学装备和耗材的采购工作。
9. 负责签订医学装备、耗材、维修维保等采购合同。
工程和服务采购管理组工作职责：
1. 负责医院基建工程和信息化建设前期可行性论证、参数提供等。
2. 负责审核医院年度基建工程、信息化建设计划。
3. 负责审核医院年度后勤物资采购计划。
4. 负责审核医院年度服务采购计划。
5. 负责报送工程建设项目至市卫生健康委审批。
6. 负责将审批通过的基建工程计划、信息化建设计划、后勤物资采购计划、服务采购计划提交医院采购管理办公室实施采购。
7. 参加基建工程、信息化建设、后勤物资和服务采购工作。
8. 负责签订基建工程、信息化建设、后勤物资和服务采购合同。
9. 按合同规定组织工程建设项目、后勤物资入库、服务项目验收及合同其他事项的执行。
采购管理委员会工作职责：
1. 围绕医院质量与安全管理委员会年度工作计划，制定采购管理可持续改进年度工作方案。
2. 审订医院采购管理相关制度，督促和监管规范开展采购管理工作。

3. 对采购管理办公室、医学装备部、总务科、基建科、信息科、药学部、党委办公室等归口管理部门采购人员进行采购管理法律法规、规章制度和知识培训，提供专业咨询和技术指导。
4. 确定招标代理机构，对招标代理机构工作进行指导、监督、考核，考核结果作为招标代理采购项目的委托依据。
5. 运用 OKR、8S、鱼骨图、系统追踪法等管理工具，对采购管理工作制度岗位职责、工作流程、技术操作规范落实情况进行考核、总结分析，做好采购计划、采购需求、采购实施、合同签订、履约验收等关键环节的动态管理，对存在的问题提出整改建议和措施，追踪整改落实情况，并将考核结果提交至医院质量与安全管理委员会办公室审核。
6. 制定应急采购管理办法。研究讨论特殊紧急货物、工程、服务的采购方式、采购流程及其他相关事宜。
7. 指导做好招标采购廉政风险防控工作，确保招标采购全年无违规违纪事件发生。
8. 指导与监督各采购小组做好采购档案归档与管理工作，规范采购资料的存档。
9. 确保圆满完成本年度采购管理工作计划，依据上年度考核结果制订下年度工作计划。

同时，按照上级部门有关要求，达到一定金额的项目需要进入郑州市公共资源交易中心，委托第三方招标代理机构办理进场交易手续。

（二）多部门协同，采购全流程内控

招标采购工作涉及预算、计划、制定采购需求与技术参数论证、询价等多个环节，需要在归口管理科室、采购管理办公室、财务科、审计科、风险控制部、纪委监察室建立全流程内控、多部门协同工作机制，包括建立帮扶联络机制、采购管理委员会协调机制和 PDCA 改进反馈机制。

建立预算管理与采购计划联动机制，确保采购活动的经济性和合理性，提高资金的使用效率。预算制定是医院财务管理的基础，它涉及医院未来一段时间内各项支出的安排和分配。采购计划则是为满足临床需求和服务提升而制定的具体采购安排。将预算制定与采购计划紧密挂钩，意味着在编制采购计划时，必须充分考虑预算的限制和要求，确保采购活动符合预算安排，避免超预算采购或资金浪费。

采购中标结果发出后开始追踪并考核 30 日合同是否完成签订。中标结果是采购过程的关键输出,它决定了与哪家供应商建立合作关系。而采购合同则是双方合作的法律依据,详细规定了合作的各项条款和条件。将中标结果与采购合同进行协同管理,有助于确保采购活动的连贯性和一致性,降低潜在的风险。

(三)项目风险管理

1.采购质控常态化。

对招标采购项目完成工作日、询价、项目进度进行持续追踪,进行清单式管理。

2.提高招标采购文件的撰写技能。

招标采购文件是采购过程中的核心文件。采购需求、条件、要求以及评审标准等关键信息,是供应商参与投标、评审专家评标的重要依据。提高招标采购文件的撰写能力,对于保证采购活动的公正性、透明度和有效性具有重要意义。

医院采购管理办公室根据财政部发布的《政府采购需求管理办法》,制定采购需求申请单模板,包括所需采购物品或服务的类型、数量、规格、性能要求以及质量标准等,规范采购需求制定,确保无偏向性、无指向性。

通过对采购质疑的案例分析,对质疑热点问题进行分类汇编,形成《采购需求指向性、排他性、倾向性高频词汇与典型案例》,对后续项目提供借鉴,供归口管理部门参考。

在公开招标项目采购文件发布之前,经院外评标专家论证,参照专家提出的修改意见进行修正完善,持续提高采购文件撰写质量,防范采购风险。

3.项目管理同质化。

每个采购项目按采购流程完善记录,形成项目结题报告。系统总结评标关注点,重点追踪扣分项、废标原因,形成"问题集""案例集"项目管理数据库,加强项目负责人同质化培训。每月、每季度完成质控报告,对核心指标以及风险点进行自查与梳理。

4. 采购流程规范化。

制定并完善《履约验收管理办法》《院内自行采购评审专家管理办法》；内控系统上线归口管理部门自行采购备案流程；每月根据采购"案例集""问题集""采购需求退回"进行分析整理。

5. 重大项目内审标准化。

通过加强项目过程管理与招标文件内审等多种方式，促进采购流程标准化。邀请审计科、财务科、纪委监察室、风险控制部、招标代理机构等多方参与招标采购全流程，加强事前专业审计、风险防控与廉政监督。

6. 质量安全考核机制。

确保招标采购活动的质量与安全，对每月的采购项目归档资料进行全面考核。考核内容包括：归档资料的完整性；询价记录，对询价过程进行详细审查，确保询价活动的公开、公平、公正，检查询价记录是否真实、准确，是否充分反映了市场价格信息，进而为采购决策提供有力支持；帮扶科室采购需求的合格率，确保帮扶工作落到实处。

（四）开展现场巡查与专项推进会

招标采购工作不仅关乎组织的正常运营与发展，更是对公共资源合理配置与利用的重要体现。结合上级文件所明确的政策导向及采购三年专项行动的具体要求，针对招标采购中的难点、痛点与堵点问题进行深入研究，根据招标采购的实际工作情况，制定了现场巡查清单。该清单涵盖了采购需求制定、采购询价、采购计划实施、框架协议、履约验收、项目保证金等关键环节。定期组织专家团队开展现场巡查与专题座谈，了解各环节的实际运行情况。

同时，根据采购工作实际，定期开展专项推进会，内容包括典型经验介绍、质控与巡查问题通报、采购制度培训与采购制度审议等内容，实现招标采购效率与安全的双提升。

（五）外部协同风险管控

医院 2017 年引入代理机构开展招标采购工作，逐步建立完善制度。根据国家相关法律法规并结合自身工作特点，出台了《郑州市中心医院委托采购实施细则（试行）》《郑州市中心医院采购管理办公室招标代理机构管理办法》等制度规定，规范了对代理机构的管理办法、标准和流程，并在实践中不断更新升级迭代。

1.《郑州市中心医院委托采购实施细则》进一步规范了对委托招标代理机构招标采购的管理工作，以维护医院及投标人的合法权益，控制采购成本，提高资金使用效率。其主要内容包括，医院招标采购遵循决策、执行、监督三权分离的管理原则，实行项目负责制和责任追究制。采购管理办公室、使用科室、归口管理部门、纪检监察室、风险控制部、内部审计部门按各自分工履行职责。

2.《郑州市中心医院采购管理办公室招标代理机构管理办法》进一步加强对招标代理机构的监督管理，规范招标代理机构行为，发现问题，及时约谈整改，维护招标投标当事人合法权益。

对标财政部《行政事业单位内部控制规范（试行）》（财会〔2012〕21号），建立内部审核机制，从严管理，做到"事前防""事中控""事后纠"，以问题为导向，形成有效约束机制。

第18章

探索"合同能源管理+审核"模式
打造绿色低碳医院

随着全球气候变暖，绿色低碳发展已成为各行各业的共同目标。医院作为能耗大户，其运营过程中的能源消耗和碳排放量不容忽视。为了推动医院向绿色低碳转型，郑州市中心医院探索了"合同能源管理＋审核"模式，旨在提高医院能源利用效率，降低碳排放，为生态文明建设、绿色低碳发展作出应有的努力。

一、我国致力于绿色低碳发展

党的十八大以来，以习近平同志为核心的党中央将生态文明建设放到治国理政的重要位置，以"绿水青山就是金山银山"理念为先导，推动我国生态文明建设不断向前发展。

2020 年，习近平总书记在第 75 届联合国大会上首次提出"2030 碳达峰、2060 碳中和"目标。2021 年，国务院《关于加快建立健全绿色低碳循环发展经济体系的指导意见》明确指出：建立健全绿色低碳循环发展的经济体系，确保实现碳达峰目标如期实现。2022 年，党的二十大报告指出，要"贯彻新发展理念、实施碳达峰行动"。

低碳绿色发展，也是我国医疗界面临的重要问题。我国不断完善公共医疗服务体系，提升医疗保障水平，医疗卫生事业得到空前发展。医院不同于一般机构，一方面，公立医院具有公益属性，须持续不断为人民群众提供优质的、广泛的服务，如舒适的照明、便捷的基础设施等；另一方面，医院作为健康医疗机构，必须持续保证医院正常运转、各种临床教学活动正常进行。据统计，在所有公共机构中，医院的用能系统多，用能时间长，用能强度高，是水、电、气等能源能耗大户。

新医改政策实施后，取消了药品耗材加成，对医院的运营成本造成较大冲击。加之广大群众的健康需求不断增长，医院能耗进一步增长，呈现出 4 个显著特点：

1. 用能刚性增长。

随着医院的快速发展，高技术水平的医疗装备不断引进，医、教、研环境不断改善，能耗需求随之水涨船高，造成了能源需求刚性增长。

2. 用能设备老化。

全国三甲医院几乎都有老院区，既有的、已经达到生命周期的能源保障系统故障率较高、能源转换效率低，特别是供热、二次供水、中央空调系统等存在较大的节能潜力。

3. 节能管理欠缺。

医院 24 小时运转，用能总量大、时间长，但是多数医院在节能管理的人力资源配备、资金投入等方面严重匮乏，末端的操作岗位人员不稳定、流动性大，管理方面跟不上能效提升的要求。尤为明显的，一是对能耗缺乏整体考量。医院用能系统多样，操作人员仅是通过能耗监管系统对单一用能规律进行分析，未从医院整体角度考虑，所以分析出的用能特点大都不能反映医院整体情况。二是对数据缺乏深度分析。操作人员对能耗数据分析停留在表面，简单地对数据做了一些图形展示，仅仅体现出用能量及基本变化情况，未对变化原因进行深度剖析，忽略了关联性分析。

4. 节能意识不强。

医院虽然年年开展各种形式的节能宣传活动，但效果欠佳。职工及患者的节能意识不强，特别是在公共区域普遍存在夜间（22 点至次日 5 点）长明灯、烧水炉空闲时段（22 点至次日 5 点）照常工作等低效耗能现象，造成较大的浪费。

医院发展要符合现代医院管理制度和公立医院高质量发展要求，要依靠科学管理和技术创新，实现医院内涵发展、高质量发展。医院发展的内在逻辑和驱动力已经发生结构性变化。2019 年国务院办公厅《关于加强三级公立医院绩效考核工作的意见》和 2021 年国务院印发的《"十四五"节能减排综合工作方案》都提出了"降低万元能耗支出"，节能降耗已经成为公立医院高质量发展的一个重要支撑。多地医院公布了绿色低碳实施路线图。北京推动减污降碳协同增效，上海打造碳中和示范医院，浙江推进医疗机构资源节约集约循环利用等。全面绿色转型，各地医院正在迈出坚实步伐。

郑州市中心医院也在降耗增效、绿色低碳发展道路上不懈探索，在"合同能源管理 + 审核"模式上做了有益的实践。

二、合同能源管理模式的产生

合同能源管理可追溯到一种营销模式。20 世纪 70 年代初，美国得克萨斯州的一家企业研发并推出了节能的感应式电灯，但产品上市后无人问津。为了扭转这种不利局面，消除客户疑虑，该公司垫资免费为感兴趣的客户安装感应式电灯，等用户家里的节能效果出现后，公司再从用户所省下的电费中提成 5%—10%。这一模式被视为节能企业运营合同能源管理的雏形。

之后，美国政府大范围推广合同能源管理模式，并将其扩展到交通信号系统、污水处理厂、路灯、水表系统等领域。加拿大政府扶持了许多专业化节能服务公司，加拿大多家大型银行也都向节能服务领域进行资金倾斜，会对合同能源管理项目进行综合评估，并优先给予资金支持。欧盟国家中，西班牙政府制定了一系列优惠政策，鼓励私人投资者向热电联产和风力发电项目发展；西班牙以政府能源研究机构为载体，探索项目融资、合同能源管理和项目风险管理等经验，一旦项目运行成功，政府机构就主动退出，将市场空间留给公司；德国对采用合同能源管理生产节能产品和设备的企业，采取了积极的货币政策，或是减免税收，或是直接给予企业节能性财政补贴，大幅度提高了企业采用节能设备的积极性。

合同能源管理在新兴经济体国家也得到了推广。印度多家银行启动了微型、小型类能效规划项目，并准备不断扩大绿色投融资规模。

合同能源管理在节能领域产生了很多典型案例。

纽约市交通系统节能控制。纽约市的公共交通系统是城市活动的命脉，然而，这个庞大的系统也面临着高昂的能源成本和巨大的环境压力。在这样的背景下，纽约市决定引入合同能源管理方式。一家能源服务公司通过先进的发动机控制器技术，成功地帮助纽约市公交系统减少了燃料消耗，降低了碳排放。这个项目不仅仅是一个经济上的成功，它还为纽约市民带来了更加清洁、高效的公共交通服务。

北卡罗来纳州大学高效机房。北卡罗来纳州大学通过与一家能源服务公司合作，大学校园内的照明系统、冷却系统和能源管理系统得到了全面升级。不仅为师生创造了更舒适、高效的学习环境，还成了一个高校积极响应全球可持续发展目标的典范。10 年内这一系列节能改进为大学节省了 4,000 万美元的能源成本，同时减少了大量碳排放。

澳大利亚的绿色国家博物馆。澳大利亚国家博物馆为了给游客提供一个更加舒适和绿色的参观体验，决定采用合同能源管理方式进行节能改造。博物馆内安装了节能照明系统和智能控制系统。这些系统能够在确保良好照明效果的同时，大大减少能源消耗。这一举措为博物馆节省了 100 万美元的能源成本，并显著降低了碳排放量。

从这些案例中可以看到，合同能源管理在推动节能和可持续发展方面发挥了重要作用。

三、"合同能源管理+审核"模式的实施

（一）政府务实担当，实施合同能源管理模式

在郑州市委、市政府和市卫生健康委党组的正确领导下，郑州市中心医

院成为河南省较早应用"合同能源管理 + 审核"模式、开展绿色低碳工作的医疗机构。在合同期内，医院所有节能投资由节能企业承担，企业与医院按约定比例分享节能过程中所产生的效益。同时医院创新性引入经国家发展改革委、财政部备案及质量监督部门认定的第三方，通过单独计量、电能综合测试等手段进行节能量核算，以保证节能分享量的准确性。该模式解决了中心医院严控成本和大额支出的普遍矛盾，可直接应用于其他公立医院。郑州市中心医院的实践，为医疗机构"双碳"目标实现提供了有益借鉴。

（二）医院高度重视，专班专组协同推进

医院以卓越绩效管理为引领，以健全现代医院管理制度为目标，强化成本消耗关键环节流程管理，建立了以党委书记、院长牵头的节能降耗工作领导小组，形成各部门齐抓共管、相互监督的管理体系；成立了专门管理能源的节能班组，完善节能减排管理制度（包括节能目标责任制、能源统计制度、节电节水管理制度、垃圾分类管理制度、公务用车管理制度等）。医院完整的管理体系，保障了"合同能源管理 + 审批"模式的实施和绿色低碳工作的开展。

（三）人员凝心聚力，能耗定额指标管理

设置专职能源管理岗位，明确专人负责，在能耗数据的基础上，建立与科室收入、业务量、用能人数等因素相结合的能耗指标与评价标准。由医院统一发布，并将科室能耗绩效考核标准付诸实施，建立能源考核体系。在考核细则中设置了考核标准和方法，每月由医院财务部门能耗统计员制表，按公式、系数对各个科室进行考核，与全体职工的绩效紧密挂钩。能源管理人员积极参加节能培训，激发工匠精神，让能源管理人才在一线有担当有作为，引得进、留得住、用得好。

（四）卓越绩效引领，全方位技术节能

医院借助 EPC 模式（一种工程总承包模式），在没有增加成本的基础上，践行"精艺、敏捷、创新、卓越"价值观，技防人防双赋能，跑出节能加速度。

6 年时间，先后完成了 9 项节能工作。

1. 建设能耗监测体系。

根据《国家办公建筑及大型公共建筑分项能耗数据采集技术导则》对公共建筑分项计量的技术要求，结合我院建筑的特点、现场实际情况和分项能耗的计量需求，设置了 89 个分项计量点位，通过数据采集器及医院内部固定 IP 地址，可以实时清晰了解各建筑、各动力系统能源消耗情况，及时对能耗监测数据进行汇总、统计、对比、分析（见图 18-1）。

2. 供配电集约改造。

随着医院的高速发展，用电负荷越来越大，高压配电系统长年满负荷运行，存在较大安全隐患。改造前，医院原有变压器总容量 12,000 kVA，其中 2 台变压器由同一开闭所的同一路高压外线供电，容量分别为 1,800 kVA 和 1,500 kVA；另一台变压器由其他开闭所的高压外线供给，容量为 2,400 kVA，但该变压器无法切换到另一路高压外线，并不是真正的双回路供电。

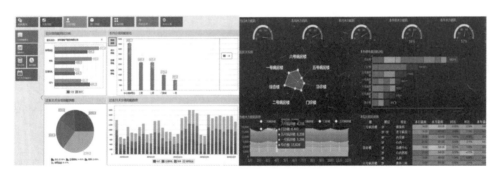

图 18-1　能耗监控系统界面

本次改造将总容量由 12,000 kVA 提升为 15,000 kVA（其中单路供电 2,400 kVA 变压器可与另外两台真正实现互为备用），实现真正双回路供电。设备选用低损耗型 SCB13 系列变压器，变压器铁心采用软磁非晶合金材料，空载损耗是常规变压器 40% 左右，技术先进，可靠性高，节能效果大幅提升。3 年已经累计节约电费支出 324 万元。此外，在电缆拐点、接头处全部安装温度监测装置，输电线路上分散的 48 个点位实时感知，提前预判、主动预防由于电缆温度故障引起的电力事故，保证了医院电力系统的安全运行。

3.普遍应用高效照明灯具。

改造了医院照明系统，降低用电损耗，对安装、布置不合理的线路进行优化，换上高效照明器具，根据使用需要，粘贴节能提示标识，使职工、患者知晓并按标识进行合理照明控制；院内楼梯、广场、走廊、厕所等公共区域安装触碰开关；使用 LED 灯、声光双控雷达灯（见图18-2）等先进节能灯具，耗电量小，光源稳定，又是"绿色照明光源"；对医院周围路灯加装声光控及定时器，实现按需使用（见图18-3），悄无声息地改善了患者的就医体验。

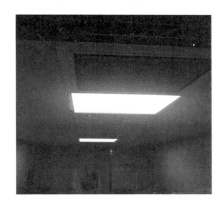

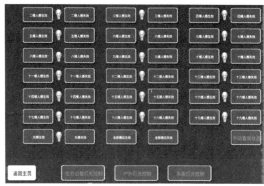

图18-2　声光双控雷达灯　　　　图18-3　照明远程控制系统

医院目前共有灯具36,597支，自2019年2月开始，通过医院互联网平台报修，累计更换灯具24,628支。

4.空调集中管控。

对原有中央空调系统的热水泵进行拆除并更换，冷却水泵、冷冻水泵增加变频控制，空调管道新增零阻力过滤器，以降低能耗。同时，利用 PLC（可编程控制器件）和变频器对冷却泵和冷冻泵进行控制，结合出水温度、负荷等调整制冷机组运行数量，关闭未运行的制冷机冷水阀门，避免水流旁通导致的能源效率低下情况。

优化冷源运行能效，根据不同季节不同时刻运行的负荷变化，合理调节空调机组的运行状况，实现中央空调集成控制，大幅度提升中央空调系统自动化水平，提高系统运行效率，降低系统能耗（见图18-4）。

据有关研究表明：分体空调在制热模式下，室内温度每降低1℃，可减少

8%的能耗；在制冷模式下，室内温度每提高1℃，可减少5%的能耗。因此，我们从分体空调的集控系统入手，通过统一设置适宜温度来避免个别区域出现温度设定不合理的现象，改善了分体空调的能耗水平。

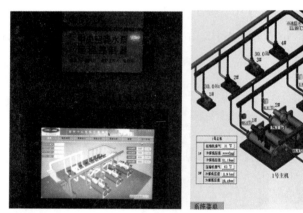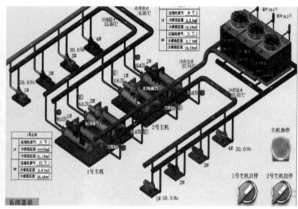

图18-4　中央空调集约化管理系统界面

我们对公共区域的405台分体空调实行远程控制，管控系统由分项控制器、集中采集器、监控中心三部分组成。采用电力线载波及微功率无线的双模技术，实现对分体空调的统一配置，合理设置空调温度，科学管理空调运行（见图18-5）。

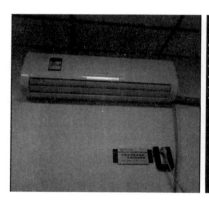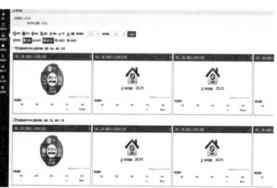

图18-5　分体空调集中管控系统

5.再生水智慧循环利用。

再生水也称中水、非常规水源，主要是指对城市废水进行适当处理，达到水质指标后能在一定范围内使用的非饮用水。处理后达标排放的水，进入再生水处理系统中，该系统是上下两层分化，上层铺设杏仁壳颗粒进行填装，下层设置了超滤系统、MBR（一种新型水处理技术）过滤池，池内设置陶瓷式平板膜，也分两层，上层过滤系统对进水进行物理性过滤后，进入下层 MBR 系统进行深度物化和生化处理，拦截并深度降解水中有机杂物。超级净化过滤后的水进入清水池，经增压泵二次加压通过精密过滤器 1（5μm）和精密过滤器 2（2μm），进一步深度去除水中杂质。处理后水全部汇入回用水池内，池内设置了氧气源式臭氧发生器对水进行消毒、脱色和氧化，达标的再生水再次经过管道式紫外线消毒器进行最终消毒处理，保证医院再生水处理后使用的绝对安全（见图 18-6）。

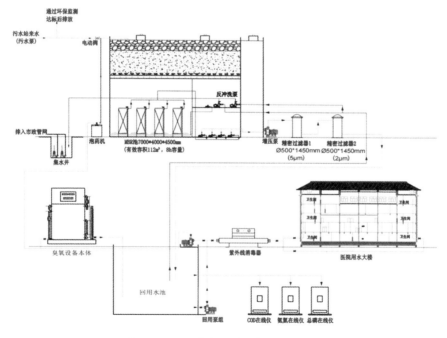

图 18-6 再生水回收利用原理图

运用了智能控制、处理、回用、运维技术，四位一体智慧集中控制。通过智能化用水管理平台，对水的使用进行实时监控和反馈运行，而且可以通过远程故障诊断和预测功能，及时发现和排除设备故障，减少停机和维修成本。

实现了提高再生水处理的效率、降低运营成本、提高水环境质量的目的（见图18-7）。

回用系统最大用量 350 m³/d。我们实行分质多渠道循环供水：院区所有冲厕用水；设置再生水专用区域，满足医院垃圾站、化粪池冲洗及洗车用水；按照国家规范标准，将消防水池用水、中央空调冷却水补水、供暖站热交换补水逐步替换成再生水；设置绿化带雾森，使用再生水进行绿化及景观浇灌。

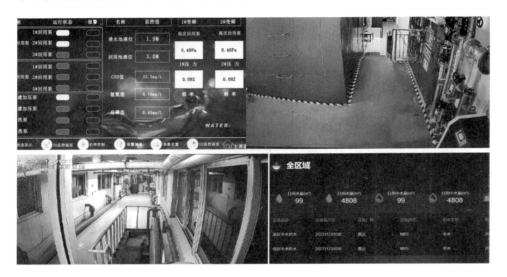

图 18-7　再生水回用智慧控制监控界面

多方式循环用水使用后，年可节约自来水量 11.8 万 m³，直接节约成本 70.21 万元。减少污水、废水排放量，从而缓解郑州市地下管网负荷，节约市民公共资源。

6. 水质实时在线监测。

医疗污水和普通污水的最大区别是前者含有病原体，因此，确保污水的达标排放，可以为患者创造更加安全、舒适的就医环境，有助于提升医院形象。

我院积极践行水环境系统治理的治水方针，重视排水管理，建立了水污染在线监测系统（见图 18-8）。通过在管网排口布设水位测量仪、超声波流量计、水质监测仪等智能设备，掌握排口水位、流量及水质情况，数据连续采集、实时传输、自动分析，提供排口状态的监测预警，同时，系统数据可作为证据，用于环保部门审查和法律诉讼，也可通过数据公开平台向公众透明展示医院排污情况。

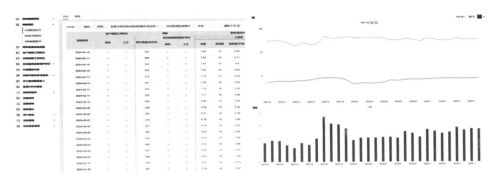

图 18-8 排水水质实时监测系统

7. 综合水系统。

重要机房 BIM（建筑信息模型）运行。对医院的给水、排水进行全面感知、实时监测、数据记录、区域管控。二次供水、纯水、污水等设备信息一键可视，全部实现设备档案管理，形成数字字典库（见图 18-9）。二次供水、纯水、污水安装 58 个监测点位，主要对液位、压力进行监测，一旦出现不良事件，相关责任人立即收到报警短信，5 分钟内进行响应，实时消除潜在安全隐患，有效减少了漏水、泡水事件，防止水资源流失，节约了用水成本。

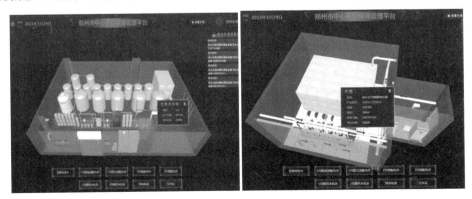

图 18-9 综合水系统 BIM 系统

8. 打造节约型卫生间。

大力普及节水型器具，根据国家节水型单位的要求以及《河南省医疗系统实施"患者满意提升工程"工作方案》，将医院卫生间的 958 个水龙头，集中更换为感应式、空压式、延时式器具，既能提供适合的稳定水流，又能高效节水，还提高了用水舒适度。

配套智慧化系统，电子屏清晰显示厕位分布情况和厕位使用状态（见图 18-10）。对空气环境进行实时监测，利用气体传感器对卫生间内温度、湿度、氨气、硫化氢浓度等数据进行实时监测和报告，为管理人员提供直观参考，实现对公共厕所的精细化管理。为节约用纸，安装了人脸识别智能取纸机，较之以前，每天节约用纸 60% 以上。

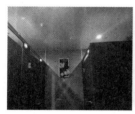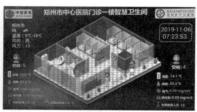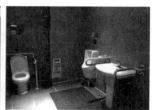

图 18-10　智慧卫生间实景图

9. 供暖气候热补偿。

由于医院内部建筑材料、建筑面积、管道类型、管网分布、管段流量、管壁负荷等是固定的，影响供暖的主要因素是室外温度，因此，可采用室外温度调节热源的原理，加装气候热补偿装置，将供水温度控制在一定区间。在满足末端负荷的同时，也维持了系统热量供需平衡，有效解决了供暖季温度几乎一成不变而导致的能源浪费现象。

我们实现供暖的节约型调控，主要通过三种方式进行：一是楼栋控制器实现热量按需调控。可同时对急诊楼、门诊楼、住院部等不同性质的楼栋进行分时分温控制，根据室外温度的变化及设定的不同时间，对室内温度要求进行自动气候补偿，解决了连续供热与分时供热共存的矛盾。二是平台远程监控。换热站分布距离远近不一，热网平衡调控存在较大困难。通过远程集中调控，各楼栋热量按需求平衡调整，管理人员可实时在监控中心监控、调节（见图 18-11）。三是用热终端通过室内温度热计量调控。室内温度无线采集器能有效监测供暖区域楼宇内的实时室温，为调整供暖负荷提供依据。

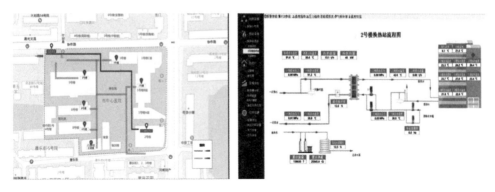

图 18-11　供暖热补偿系统

四、取得的成效

（一）投资回收期适中

节能工程总投资为 790 万元，医院年节能效益为 137 万元，按照 10 年合同期计算，总节能费用为 1,370 万元，扣除前期投资，节能投资总回报为 619 万元。具体效益分析见表 18-1。

表 18-1　合同能源管理节能效益分析

节能项目类型	投资（万元）	年节能效益（万元）	累计运行期（年）	回报总计（万元）
空调系统改造	248	35	5	175
烧水炉改造	30	8	3	24
照明系统改造	112	20	5	100
能耗管控平台	50	0	0	-50
供暖系统改造	185	30	5	150
再生水循环利用改造	165	32	5	160
运行管理服务	0	12	5	60
总计	790	137	28	619

（二）经济效益显著

该项目缓解了医院严控成本和大额投入的矛盾，医院不必承担节能实施的资金、技术风险，并能在项目实施降低成本的同时，获得实施节能带来的收益和设备。能够有效改善和节约医院现金流，把有限的资金投入临床、患者和提升医疗质量等其他更优先的领域。

自 2019 年以来，医院累计节约能耗成本支出 683 万元，减少二氧化碳排放量 9,730 吨，综合节能率 9.17%，相当于少燃烧标准煤 1,199 吨，或多种植阔叶林类树木 6.47 万棵（见图 18-12）。

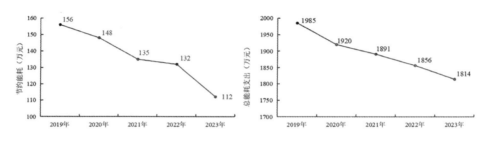

图 18-12　2018—2022 年医院能耗情况

三级公立医院绩效考核涉及后勤管理的指标，即万元收入能耗支出，我们连续 6 年获得满分。2023 年万元收入能耗支出为 79.24 元，位居河南省前列，远低于国家中位数和平均值（见图 18-13）。

根据河南省发布的能耗指标文件和医院能源审计报告（见图 18-14），医院能耗指标均低于同期河南省卫生类公共机构能耗平均值。医院建筑面积综合能耗 2016 年为 154.49 kgce/m^2，2023 年下降到 117.79 kgce/m^2，下降 23.76%；人均综合能耗 2016 年为 118.85 元/人，2023 年下降到 103.6 元/人，下降 12.83%；人均水耗 2016 年为 32.49 元/人，2023 年为 23.21 元/人，下降 28.56%。极大降低了医院运行成本。

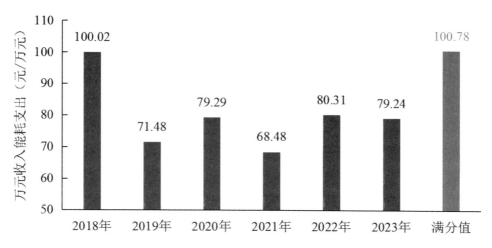

图 18-13　2018—2023 年医院万元收入能耗支出指标

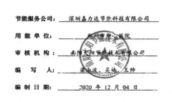
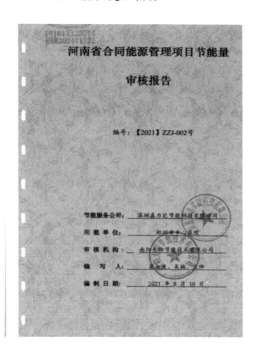

图 18-14　河南省合同能源管理项目节能量审核报告

（三）社会效益巨大

该项目是创新性、综合性的水、电、热合同能源管理项目，具有全方位、多元化、一站式特点。项目实施显著提高了资源利用率和管理效率，获得了上级主管部门的充分认可。此例在中部地区被广泛借鉴。

全方位，即涉及医院所有能源；多元化，即综合应用多种先进、前沿节能技术；一站式，即贯穿医院能源使用全过程。目前医院节约电力成本采用效益分享型，节约用水成本采用节能量保证型，节约用热成本采用能源托管型，所有项目产生的维护维修等后续费用，均由节能企业承担。这是一种以节省出的能源费用来支付节能项目全部成本的节能合作方式。

2020年12月，我院被国家机关事务管理局、国家发展和改革委员会、国家财政部联合确定为2019—2020年节约型公共机构示范单位。2021年，在第六届中国医院节能管理论坛上，我院被上海交通大学医院能源管理研究中心授予全国节能领跑示范单位；2021年，我院被河南省水利厅、省机关事务管理局联合确定为省级节水型单位（见图18-15）。

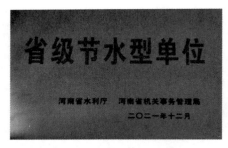
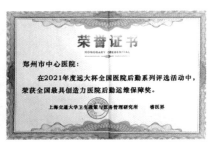
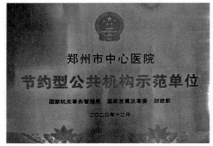
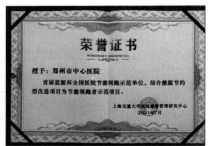

图 18-15　各类节能荣誉

我院的绿色低碳发展模式已经在中部地区形成标杆效应，每年同行来院参观交流70余次，多次在全国性会议上进行经验分享。2020年，国家发展改革委、财政部、水利部、机关事务管理局与中国质量认证中心专家一行 12 人，莅临我院作节能降耗专题调研。2021 年，受国家机关事务管理局邀请，我院作为省公共机构节能先进代表，参加华中地区节能管理会议并作主题发言；基于本项目编写的"建设'智慧、绿色、节能'医院"案例被国家机关事务管理局评为国家级能源资源节约示范案例，我院被评为国家级生活垃圾分类示范点（见图 18-16），并在全国范围内进行推广。

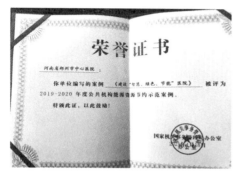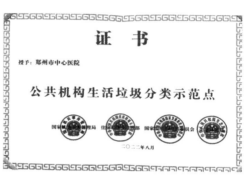

图 18-16　郑州市中心医院国家级案例荣誉证书

　　绿水青山就是金山银山，低碳发展，功在当下、利在千秋。郑州市中心医院将继续锚定"双碳"目标，坚持以"技术处方"解"能耗症结"，当好节能减排"模范生"，为美丽郑州、健康中原建设作出新的贡献。

第19章

三级公立医院绩效考核
引领医院高质量发展

一、三级公立医院绩效考核势在必行

2016年，习近平总书记在全国卫生与健康发展大会上提出了"健康中国建设"，他强调："没有全民健康，就没有全面小康。"2022年，党的二十大报告指出："要坚持人民至上、生命至上""深化医药卫生体制改革""深化以公益性为导向的公立医院改革"。党中央高度重视公立医院的改革发展，公立医院的深入改革是我国全面深化改革的重要内容之一。

公立医院承担着中国医疗服务体系的主要任务，是人民群众看病就医的主要场所，是实现医疗服务高质量发展的主力军。2015年，《关于城市公立医院综合改革试点的指导意见》明确要求，建立以公益性为导向的考核评价机制，并制定绩效评价指标体系。2017年，《关于建立现代医院管理制度的指导意见》，提出定期组织公立医院绩效考核，并明确考核结果的运用与财政补贴、医保支付等挂钩。各个地方对公立医院绩效考核的探索，也逐步形成了具有共识的指标体系，国家推进医院信息化建设的发展也为客观评价指标的数据获取提供了可行性和可操作性。

为了实施健康中国战略，进一步深化公立医院改革，国家推进实施现代医院管理制度。2019年1月，国务院办公厅发布了《关于加强三级公立医院绩效考核工作的意见》，在全国实施三级公立医院绩效考核。《意见》中说，加强三级公立医院绩效考核工作的目的是：建立健全基本医疗卫生制度，加强和完善公立医院管理，坚持公益性，调动积极性，引导三级公立医院进一步落实功能定位，提高医疗服务质量和效率，推进分级诊疗制度建设，为人民群众提供高质量的医疗服务。《意见》提出了一系列具体考核指标和建设支撑体系的工作任务。同时，国家卫生健康委确定了部分指标作为国家监测指标，并推行疾病分类编码、手术操作编码、医学名词术语集和病案首页全国"四统一"，建立公立医院绩效考核信息系统。同年，国家卫生健康委发布了《关于启动2019年全国三级公立医院绩效考核有关工作的通知》，全面启动了对三级公立医院绩效的考核工作。

2021年6月，《国务院办公厅关于推动公立医院高质量发展的意见》提出："力争通过5年努力，公立医院发展方式从规模扩张转向提质增效，运行模式从粗放管理转向精细化管理，资源配置从注重物质要素转向更加注重人才技术要素。"为公立医院的正确发展指明了方向。三级公立医院绩效考核自2019年起，共计发布5次成绩，国家卫生健康委对2018—2022年度监测指标排名进行评析，已成为其建立现代医院管理制度，推进医院高质量发展的重要手段。围绕国家的三级医院绩效考核工作，建立医院现代化管理体系势在必行。

二、研究、借鉴国内外同行的先进做法

为了推进公立医院绩效考核工作落地见效，强化精细化管理，使医院管理水平有个质的提升，并在全国三级医院绩效考核中的排名不断有所突破，取得好成绩，我们考察、研究、借鉴了2020年全国三级公立医院绩效考核排名第3位的北京协和医院、排名第14位的复旦大学附属华山医院和排名第50位的四川省人民医院的绩效考核先进做法。

北京协和医院以"患者需要什么，绩效就考核什么"理念，建立"综合＋

专项 +KPI"复合型考核模式。综合考核以医疗质量、运行效率、患者满意度、持续发展为导向，专项考核与医院规划、年度重点和发展难点工作紧密结合，KPI 考核则与国考指标接轨，绩效管理也成了医院高质量发展的重要抓手。复旦大学附属华山医院不仅关心指标分数与排名，更用心于每个指标背后的管理内涵与落地实践，依靠长年累月的沉淀和积累，从自身医院战略出发，围绕战略思想，保证指标维度平衡，通过全员参与，实现了医院的高质量发展。四川省人民医院通过成立专班，强化机制，分解任务，在全院全面开展了"对标先进找差距、系统梳理齐发力"活动。聚焦国家卫生健康委直接采集数据质量治理，注重医疗质量、运营效率、持续发展、满意度评价四个核心维度的不断改进，采取系统化、标准化、制度化、精细化、项目化管理。以上三家医院通过制定战略、分解任务、标化数据、内部绩效管理等方式优化了考核指标和评价标准，提高了医院的管理水平和医疗服务质量。

我们还借鉴研究了国外同行的一些做法。

英国主要采用关键绩效指标法（KPI 法），将医院的战略目标进行系统化分解，并建立统一的、完善的、切实可行的 KPI 指标体系，根据医院绩效考核结果中各指标达标情况，对医疗机构进行评审和定位。日本医院的院绩效考核系统，由第三方评审机构建立，采用统一标准展开全日本医疗机构质量评审。世界卫生组织（WHO）欧洲办事处通过开发绩效评价工具（PATH）项目，构建了一个评价体系，旨在评估医院绩效结果并将其转化为实际行动，以不断提高医疗质量。国外医院绩效考核方面的做法，注重开发和应用绩效评价工具，不仅关注医疗质量的结果，还关注医疗质量的过程和环节，这一系列的做法有助于提升医院的绩效水平和服务质量。

三、抓住高质量发展的历史机遇

2019 年是我国三级公立医院绩效考核的第一年，郑州市中心医院在这次考核中全国排名第 298 位，医院等级为 B++，病例组合指数（CMI 值）全国排名第 543 位，四级手术全国排名第 203 位。

我们对医院工作进行了认真的回顾与分析。根据 2018 年、2019 年指标分析（见表 19-1、表 19-2），我院在医疗安全和费用控制方面做得比较好，在患者就医体验感方面也取得比较好的成绩。不足方面：由于我院的社会影响力较小，疑难危重患者收治较少，且我院的专科人才储备不足，学科发展比较缓慢。

纵观绩效考核 26 项指标中，有 4 项用四级手术例数进行校正（见表 19-3），3 项用 CMI 值进行校正（见表 19-4），这 7 项指标就占据了绩效考核总分值的 35%。由此可见，四级手术和 CMI 值在绩效考核体系中具有核心地位。出院患者手术占比和出院患者四级手术比例两项共计 200 分，占总分值 20%，分值权重也很高。但是，我院 2019 年此两项仅得 63 分。因此，提升医疗技术水平，推进疑难重症救治能力，提升科研能力和水平是郑州市中心医院亟须完善和改进的重要工作选项，也是医院发展战略规划的重要目标。

针对分析的问题和得出的结论，我院采取了积极的应对措施。首先，医院建立了三级公立医院绩效考核工作专班，由院长领衔，着手制订规划，实施精细管理；加大投入，建立数据标准体系、完善数据质控，建立规范化、标准化的数据库，以此打牢精细化管理的基础、加强信息化支撑。其次，认真制订"十四五"战略规划，详细制定了核心指标能力提升、绩效管理模式升级、引入卓越绩效管理体系等具体措施。将战略目标分解到各科室、各诊疗组，通过绩效指挥棒的作用推进目标的完成。最后，建立常态化分析机制，把握指标变化趋势，随时为业务科室提供及时信息和标准、标杆参考，为管理者的决策提供建议。

表 19-1　三级公立医院绩效考核优势指标

维度	数据项	得分率（%）
医疗质量	I 类切口手术部位感染率	100
	通过国家室间质量评价的临床检验项目数	93.33
	低风险组病例死亡率	100

维度	数据项	得分率（%）
运营效率	人员支出占业务支出比重	100
	万元收入能耗支出	100
	收支结余（即医疗盈余率）	100
	门诊次均费用增幅	100
	门诊次均药品费用增幅	100
	住院次均费用增幅	90
	住院次均药品费用增幅	100
持续发展	医护比	100
满意度评价	门诊患者满意度	90
	住院患者满意度	100
	医务人员满意度	100

表 19-2　三级公立医院绩效考核劣势指标

数据项	得分率（%）
出院患者手术占比	35
出院患者微创手术占比	42
出院患者四级手术比例	28
资产负债率	50
麻醉、儿科、重症、病理、中医医师占比	50
医院住院医师首次参加医师资格考试通过率	42.5
每百名卫生技术人员科研项目经费比例	30

表 19-3　用四级手术例数校正的指标

指　　标	分　　值
出院患者手术占比	100
出院患者微创手术占比	20
出院患者四级手术比例	100

指　标	分　值
手术患者并发症发生率	35
合　计	255

表 19-4　用 CMI 值校正的指标

指　标	分　值
抗菌药物使用强度（DDDs）	25
医疗服务收入占比	30
住院次均费用增幅	40
合　计	95

四、建立绩效管理机制，实施过程管理

（一）建立组织体系，制订工作目标

2019 年，我院制定了《郑州市中心医院三级公立医院绩效考核工作实施方案》，成立以院长为组长的三级公立医院绩效考核领导小组，明确了绩效考核工作的组织管理、工作目标和要求。2020 年，郑州市中心医院职工代表大会通过了《强化绩效考核导向，提升运营管理效率》重大专项议案，成立了包含财务、医务、病案、药学、科教等 21 个部门的绩效考核工作专班，并明确了各部门工作专班职责及执行清单，以确保绩效考核工作的高效推进。2022 年，根据《国家三级公立医院绩效考核操作手册（2022 版）》及我院实际工作安排，对我院三级公立医院绩效考核专班工作方案进行了修订。2023 年，我院制订了三级公立医院绩效考核三年行动计划。"三年行动计划"更新了工作专班组织体系，聚焦医疗质量、运营效率、持续发展、满意度评价四大维度，比较详尽地提出了 2023—2025 年工作目标。

（二）建立基础标准体系，加强数据质控

完善数据质控体系，严把上报数据质量，真实准确反映医院水平。绩效考核数据平台上报实行指标责任科室、数据上报员双人核对，主要负责人审核，院长审核四级质控机制。在严控病案首页上传数据质量方面，进行病案首页导出数据逻辑核查；更新数据上传接口标准，将新增必填的 36 项增加至病案首页附页；按照国家最新手术操作分类代码进行对照切换。持续提升病案首页质量，强化病案首页填写培训，提升编码人员能力，不断加强病案首页质控工作。

（三）完善信息化建设，加强技术支撑

运用 DRG（疾病诊断相关分组）住院医疗服务检测与分析系统监控 CMI 值（一个量化指标，主要体现医院及科室的资源消耗强度及复杂程度）、低风险组死亡病例等指标；运用医疗服务与质量安全数据采集系统审核手术人数、四级手术人数、微创手术人数、单病种指标的月度变化趋势是否合理，并监控 I 类切口感染、并发症患者等指标。2022 年，上线绩效考核综合分析平台，实现了监测指标提取、上报、质控、分析的过程管理，不断完善数据质控体系。通过加强信息化建设，为精细化、科学化管理提供技术支撑。

（四）制订核心指标能力提升计划

在对 2018 年、2019 年数据分析的基础上，梳理出我院 2020 年及以后的重点工作：实施以关键技术为突破点的能力提升工程，发展四级手术，填补技术空白；强化河南省创伤医学中心建设；推动区域医疗中心和重点专科、特色专科学科建设；智慧服务、舒心就医；优化绩效考核模式，控制成本，提升运营效率。

同时，我们将目标进行了量化，制订了以突破技术空白—提升急危重症救治能力、调整收入结构—提升运营效率为目标的战略规划，提出了"十四五"期间医院出院患者手术、微创手术实现年度 10% 的增幅，四级手术实现年度 20% 的增幅，药占比和医疗服务收入占比以 7% 的速度调整收入结构，实现绩效考

核排名等级从 B++ 到 A+ 的突破的工作目标。

（五）升级绩效管理模式，强化战略规划导向

制定科室"公立医院绩效考核责任书"，按照三级公立医院绩效考核四大维度和医保支付改革的要求，完善我院的绩效考核体系。将绩效考核项目细分为 12 个分类，按照月度、季度、年度进行考核，助力医院向医、教、研全面内涵发展的战略转型。要求各科室以"技术提升、降本增效、体验最佳"为导向深化改进，以强个体、强诊疗组、强专科、强学科，持续巩固差异竞争优势。在绩效考核目标中，功能定位项涵盖关键技术、关键病种；质量安全项考核低风险组死亡率、感染发生率等；收支结构项考核"药占比""耗占比""医疗服务收入占比"；学科建设项目考核核心论文数量。通过绩效考核项目的引导，提升我院的医疗技术能力和学科发展水平。

（六）业财融合强化运营管理，全面提升资源配置新效能

我院以制度体系建设为基础、管理工具创新为驱动、信息化系统为保障，实现资源的动态配置和管理，最终形成以全面预算管理和业务流程管理为核心，以全成本管理和绩效管理为工具的运营管理新体系。制度是规范、高效运营的保障，通过强化制度建设，规范内部治理结构及运行规则，重塑医院的管理秩序。围绕运营管理，成立经济管理、预算管理、成本核算等 10 个工作专班，多种运营管理工具组合使用，相互支撑，产出多维度的数据资源。借助信息化工具，实现业务流程的线上管理，让业务过程标准化、智能化，全过程留痕，效果可评价。医院凭借智慧运营管理体系从战略角度为发展方向提供决策依据。

五、数据测量、分析与改进

为强化绩效考核目标落地，我院建立了核心指标的常态化分析评价机制。每周监测手术、四级手术、医疗服务收入（不含药品、耗材、检查检验收入）占比等核心指标；坚持每月评析所监测到的核心指标情况，把握变化趋势；每

季度开展全院运营分析，对医院整体运行和专项工作进行分析点评。在整体工作上，对按病种分值付费（DIP）、疾病诊断相关分组（DRG）和三级公立医院绩效考核运行情况进行分析。在专项工作上，对日间手术、平均住院日、学科建设等工作情况进行分析。坚持以上措施，对医院运行情况、技术和学科能力发展情况、服务保障情况进行全面讲评。通过标杆科室案例讲解、与标杆医院对标、分析科室重点指标变化，形成具有我院自己特色的工作标准与标杆。

六、实施效果

（一）以关键技术为突破点，推动技术能力实现质的飞跃

为推动我院技术能力得以质的提升，我们实施了"揭榜挂帅"制度，并配以政策和绩效考核上的支持，重点扶持我院四级手术、空白技术研究的开展。2021—2022 年，我们开展两批揭榜挂帅技术共 30 项 3,838 例。我院以国家区域医疗中心创建为契机，强化河南省创伤医学中心、河南省消化区域医疗中心建设，打造资源整合平台，推动专学科群齐头并进，强力提升专业区域影响力与辐射力，带动全院手术、四级手术及 CMI 值的增长。2021 年三级公立医院绩效考核成绩，我院增加了 56.55 分，医疗质量维度贡献率达 76.83%。

（二）加强运营管理，运营效率显著提升

我们建立了以全面预算和业务流程管理为核心，以全成本和绩效管理为工具的运营管理体系。医疗服务收入占比逐年上升，万元收入能耗支出、人员支出占比连续 3 年为国家满分值指标，运营效率整体得分率达 95%。2022 年，在多轮新冠肺炎疫情冲击下，人员支出占比上升至 39%，万元收入能耗支出 80.3 元 / 万元，持续向好。门诊次均费用 178.96 元，远低于国家、省市三级医院平均水平，住院次均费用增幅控制在 0.73%，有效减轻了患者负担。自 2020 年起，我院先后被评为郑州市公立医院能力提升项目全面预算管理、全成本核算工作试点单位，郑州市运营管理建设示范带动医院、运营评估试点医院。

2024 年,国家卫生健康委、国家中医药管理局发文通报表扬 2022—2023 年度"公立医疗机构经济管理年"活动优秀单位,郑州市中心医院作为河南省省级和地市级唯——家公立医疗机构上榜。

(三)逐步完成战略目标,绩效考核成绩冲入 A 序列

1.通过深化绩效考核管理,逐步完成"十四五"战略规划。

2021 年,三级公立医院绩效考核国家排名上升了 137 名,至 233 名,冲入 A 序列。2022 年,医疗服务质量持续提升,安全类指标中手术患者并发症发生率和 I 类切口手术部位感染率逐年降低,为满分值指标。新冠肺炎疫情影响下,医院仍保持了微创手术占比呈上升趋势,出院患者手术占比、四级手术占比基本持平。

2.CMI 值、四级手术人数连续四年实现较大增长。

CMI 值以年均 64 名的速度递增名次;四级手术人数以年均 30 名的速度递增名次,2021 年全国排名进入 A 序列。

第四篇

激活新动力

第20章

打破部门壁垒　解码跨部门协作

跨部门高效协作是社会普遍难题,传统以等级化、专业化、理性化为主要特征的分工协作在带来工作效率的同时,也产生了显著的"跨部门协同失灵"问题。随着医改的深入推进,公立医院的发展模式从规模扩张转向内涵式发展,对医院精细化管理提出更高要求。同时,在《关于加强三级公立医院绩效考核工作的意见》(国办发〔2019〕4号)和公立医院等级评审中,运营效率指标也占了一定的权重。高效的医院运营管理体系,多部门协调联动是关键,因此,打破部门壁垒,强化多部门协作是公立医院高质量转型发展的时代趋势和必然要求。

一、"工作专班"模式是行政管理方法的创新

2017年,衢州市为推进"最多跑一次"政务服务改革,在设立改革领导小组的基础上,从市、县两级28个相关职能部门抽调工作人员组成工作专班,建立定点联系制度,并下设综合协调、改革督察、信息技术等5个专项工作组。在取得良好工作成效后,工作专班制逐步在全国范围得到推广和应用,并不断拓展其应用场景。目前工作专班制已成为一种成熟的新型治理机制。

工作专班制是以事务解决为任务导向,在实际运作中呈现跨层级、跨部门、跨专业及多主体参与的特征,具有灵活的组织机制和跨部门合作行动的优势。

工作专班制的组织结构一般采取领导中枢决策模式或牵头部门决策模式，下设专题推进组等单元，构成执行层，同时以定位与组建、下沉与联动、班组解散（专项工作任务结束后小组解散）为运作机制，将问责与调节贯通事务处置全过程，进而实现了对传统科层制的创新性的突破。

二、行政管理体制改革实践

（一）以制度体系建设和制度数字化为抓手，筑起建设精益敏捷医院的根基

健全的管理制度体系是医院合法合规运行的基本保障。郑州市中心医院将制度建设放在首位，根据国家卫生健康委发布的《公立医院章程范本》，结合医院实际，邀请专家论证指导，制定了《郑州市中心医院章程》，以规范内部治理结构和权力运行规则。同时，以《郑州市中心医院章程》为总依循，以现代医院管理制度建设要求、等级医院评审标准以及三级公立医院绩效考核为依据和指导，参考北京协和医院、解放军总医院及其他大型三级综合医院的制度建设经验，制定出台《郑州市中心医院制度制定修订管理制度》，系统规范了医院制度的起草、发布、执行、督导、培训，以及批准、修订和废止全过程管理程序，明确制度建设的组织机构和职责。医院办公室作为院级制度管理的主管部门，具体负责医院制度的体系建设和整体规划，对各项制度进行形式审查，使各项制度符合编写规范，确保制度符合国家相关法律法规规定，并负责各类制度的发布实施和日常的监管。法制监督科和全面质量管理办公室分别负责所制定制度的合法性和合理性审查，确保制度的合法性和可操作性。医院的各职能部门负责职能范围内各项管理制度的提出、编写、修订、会签、报批，确保制度的合法性、规范性和可操作性，实行谁起草谁负责的原则，对制度进行解读、培训、执行，并进行自查和整改。法律顾问对医院风险防控制度进行合法合规性审核，对院内重要制度之间的衔接和一致性进行把关，并及时将有关政策和规范性文件转化为医院制度。规章制度

建设实行逐级授权管理，各科室负责人是科室制度建设的第一责任人，科室制度专员是制度建设的具体负责人。管理专业委员会负责审议管理领域制度，医疗、科研、教学、护理等各专业委员会负责审议各业务领域制度。规章制度修订过程中充分发挥各专业委员会的作用，专业领域的制度，在提交院长办公会审议前需先由专业委员会进行审议。

全院各部门、各科室通过查阅最新法律法规，学习国内外先进医院管理理念，对标北京协和医院 11 大类 489 项制度，细化我院制度的顶层设计，建立起覆盖党的建设、质量管理、医疗管理、财务管理、信息管理、绩效考核、文化建设、便民举措、薪酬制度、费用控制等医院管理全域的 12 大类 570 项制度体系。健全的医院管理制度体系，引领医院高质量发展措施落地落细，形成权责清晰、治理完善、运行高效、监督有力的制度运行格局。

医院结合内外环境变化，建立制度修订的动态机制。每年对现行制度进行一次全面检视和修订，持续推进与现代医院管理相适应的决策、执行、民主管理与监督等制度体系建设。目前医院制度汇编已更新到第六版，共计制度 570 项，全院各类事务的办理实现了有章可循，有据可依。

通过年度制度修订、不定期分层次培训的宣传贯彻、季度督导检查等形式，从根源上杜绝医院部门间各自为政、推诿扯皮、协调困难等管理执行弊端。

医院坚持管理制度化、制度流程化、流程表单化、表单信息化的理念进行管理制度数字化转型。借鉴上海"一网通办"、浙江省卫生健康委"一窗办理"、郑州政务服务网"一件事一次办"等政府服务理念和模式，引入"一次办"模式。各职能科室围绕临床科室发展，医护技人员入职、进修、晋升等成长周期的重要阶段梳理常用事项，简化手续、精简材料、压缩时限并将其转为线上审批。持续推动医院公章使用，继续教育会议申请，护士长以上中层干部外出备案，胸卡登记领取及餐卡补办申请，职工结婚、生育、退休，职工直系亲属去世慰问品申领等线上办理。截至 2023 年，医院线上流程审批事项占比 57.96%，切实提升行政管理职能运转高效化、便捷化、智慧化。

（二）聚焦部门职能，创新开展行职科室质量安全考核

结合《郑州市卫生健康系统综合工作考核评价暂行办法》《郑州大学附属医院绩效考核指标体系（2024 版）》等上级部门考核指标，参考弋矶山医院、千佛山医院行职部门管理考核方案，对标《河南省三级医院评审标准实施细则（2022 年版）》，分层次召开多场由院领导、外部咨询专家、医院管理专家、职能部门负责人和重点科室代表参加的调研会议，根据职能、责任、权力、奖励相统一的管理原则，广泛收集意见和建议，建立基础指标考核＋关键指标考核＋能力提升的行职考评体系。

基础指标考核：根据医院运行管理要求和行政职能科室职能，设置风险控制、质量管理、安全生产、督查督办、满意度 5 个维度，党风廉政为一票否决项。关键指标考核：紧跟国家公立医院绩效考核、三级医院评审标准及本院年度工作主题，每年年初各职能科室签订目标责任书，制定个性化的指标，侧重增量或提质。能力提升：科室在常规职责、制度基础上开展增值、创新类专项工作。

成立由副院长为组长，院办公室主任为执行组长，基础考核指标责任科室主任为成员的考核小组。考核小组下设办公室，办公室设在院办公室，负责考核工作日常组织与实施。成立行政管理委员会，动态评估、调整行职科室质量与安全管理履职情况，并将其考评结果作为行职科室年终评奖及科主任评优评先的参考依据。

每年年初，基础考核指标的责任科室制定考核内容及评分标准，院办公室形成整体考核细则。考核责任科室按照月度监测、季度考核及年度考核时间节点对各行职科室进行二级质控，督促其落实、改进并将其考核成绩汇总后提交至院办公室。同时，考核责任科室可根据医院重点工作或考核指标完成情况及时调整考核内容。院办公室汇总考核结果后 3 个工作日内组织召开行政管理委员会会议，完成考核结果的初步认定、审核工作。行政管理委员会审议后的考核成绩在医院 OA 网进行公示。被考核科室对考核结果如有异议，可在公示期内按照《郑州市中心医院行政职能质量与安全管理考核成绩申诉办法》向考核

科室提出申诉，并附相关证明材料。科室申诉材料需要经过行政管理委员会委员的同意，同意率超过 85% 方可判定申诉成立。

为解决科室在专项工作推进过程中需要多部门协作配合的问题，医院层面制定了《行政职能科室重点专项工作统计表》《×× 重点、专项工作协同科室评价表》，明确填报标准。每季度第一个月 5 日前由专项工作的牵头科室上报院办公室，同时对协同科室工作情况进行打分。院办公室统一汇总后组织考核小组、行职中层正职进行评议，各项同意率均在 80% 以上（含 80%）为入选标准，评议结果有差异的选项提交至行政管理委员会审议，委员同意率 80% 以上（含 80%）作为审议通过标准。审议通过后的专项工作，牵头科室加 1 分，协同科室根据承担工作量、工作积极性、时效性及工作配合情况，分别加 0.2、0.3、0.5 分。

自医院实施行政职能质量与安全管理考核以来，通过采取年度调整考核方案、季度评析、节点公示等举措，各项考核指标稳中向好。2023 年，医院基础考核指标中安全生产、制度职责扣分占比同期上升 100%、83.33%，风险防控扣分占比同期下降 85.71%，关键指标考核之目标清单核心指标 171 项，扣分 19 项，占比 11.11%。考核"指挥棒"作用日益凸显。

（三）引入专班工作机制，重点工作专班推进，狠抓落实

为更好落实各项需要多部门协同的攻坚克难工作任务，医院引入专班工作机制。针对院内"急难险重"任务或重大改革创新等阶段性重要工作、关键堵点卡点等建立工作专班制。专班成员来自医院不同部门，围绕目标任务，各成员分工协作、集中攻坚，明确主要职能、任务清单等，统筹整合联动、跨界打通融合、扁平一体高效，在短期内迅速完成工作专班所承担的重要任务。

医院在专班运行过程中建立明确的工作机制，制定专班模板，通过月度监测督导，定期组织汇报，年度表彰先进，推进专班工作稳步开展，并在推行过程中不断丰富工作内涵。2023 年，工作专班迭代升级到 2.0 版，强化专班组建、运行、评价及退出全流程闭环管理。制定专班文件起草、汇报及领导点评模板，每周三、周五组织"专班专项汇报 + 主管领导点评"，形成对标

先进开展工作的氛围。根据医院重点工作，先后组建了"国家区域医疗中心创建工作专班""三级公立医院绩效考核工作专班""四级手术工作专班""科研创新再提高工作专班""提升患者体验工作专班"等24个工作专班。组织专班周汇报，自2023年9月起，将专班工作推进情况或推进成效制作成可自动播放的课件或视频，在院周会前进行展播宣传。同时，医院阶段性收集专班工作推进难点问题并帮助协调解决。2023年年末对工作推进成效明显的12个优秀专班进行表彰，推动医院多项重大决策部署迅速落地见效。以"改善就医感受提升患者体验工作"为例，具体分享医院专班工作机制管理工作经验。

1. 专人专管，建立有效的领导架构。

2021年，河南省卫生健康委在全省推行提升医疗服务十大举措（预约服务精准化、支付方式多样化、门诊取药便捷化、综合服务集中化、多学科诊疗高效化、远程医疗常态化、用血费用报销简约化、病案复印便民化、膳食服务科学化、公共厕所洁净化，以下简称"十大举措"）。为深入贯彻落实省、市卫生健康委工作部署，医院成立了"改善医疗服务工作专班"。专班由领导小组和具体专班成员构成。其中，领导小组由医院主要负责人担任组长，分管院办公室的院领导任执行组长，其他领导班子成员担任副组长，院办公室及协同科室负责人担任具体专班成员。工作专班承担改善医院医疗服务的领导、决策、部署、指导、推进、督导评价等工作，协调资源保障，推进并指导解决工作推进中的重大复杂问题等。工作专班由院办公室主任担任班长，院办公室副主任担任副班长，跨部门跨专业抽取精兵强将作为专班专干，组成综合素质高、专业能力强的工作团队，具体负责专班日常工作及具体工作方案落实。

2. 把握工作主题，谋战略、定方向。

改善医疗服务工作专班首先明确了"以十大举措为引领，提升我院医疗服务质量与水平，使医院诊疗更安全，就诊更便利，沟通更畅通，体验更舒适，助推医院新时期高质量发展"的工作目标，明确工作任务责任清单及OKR（Objectives and Key Results，目标与关键结果法），并将其纳入医院开展"我为群众办实事"实践活动及党史学习教育重点工作任务责任清单，高质高效落实各项举措。2022年，郑州市中心医院的"提升医疗服务十大举措"工作荣获河南省唯一的整体标杆单位。在此工作基础上，以"践行'优质医疗服务无止境'理念，继续迭代升级，打造'提升服务十大举措2.0版'"为目标，进一步深化工作内涵。2023年，为落实省委全面深化改革委员会办公室、省卫生健康委、省医保局联合布置的"便民就医少跑腿"七大举措（推行会诊转诊一站式服务、推行院内智能导航服务、推行门诊患者医技检查24小时内完成服务、推进医保电子凭证全场景应用服务、推行诊间支付服务、推行病区结算服务、推行病案复印线上线下一体化服务）工作，我院成立了"便民就医少跑腿"七大举措工作专班。聚焦群众就医过程中的"关键小事"，创新服务理念、充分发挥信息技术优势，优化整合医疗资源和服务流程，多科室协同发力，我院成为河南省"便民就医少跑腿七大举措"市级试点医院。同年5月，国家卫生健康委围绕"改善人民群众看病就医感受"、将学习贯彻习近平新时代中国特色社会主义思想主题教育成果转化为解决人民群众看病就医急难愁盼问题的具体举措，实施改善就医感受提升患者体验主题活动三年行动计划。我院在巩固最佳体验医院建设已有成果基础上，成立了"提升患者体验工作专班"，进一步建设最佳体验医院，塑造独具中心医院特色的优质服务文化，树立提升患者体验的全省标杆，争创全国标杆，并分层分类明确了具体目标任务。

3.统筹分析顾客与市场。

郑州市中心医院历经70年传承发展和历史积淀，形成了底蕴丰厚、特色鲜明的医院文化，并坚持贴近百姓需求打造了急危重症快速救治、日间手术产品化服务、住院加速康复、慢性病智能精准管理、互联网医院线上赋能、服务追求"最佳体验"等差异竞争优势。到院就诊患者及其家属是医院关键的外部顾客群体，医院根据所提供的医疗服务细分患者类型，门诊患者、住院患者及急诊患者分别由门诊办公室、护理部、医务科（包括急诊医学科）协同相关服务保障科室，以"患者的需要是第一位的"服务理念为患者提供专业的医疗服务。全院医护人员、行职科室人员及第三方人员，以"来了，就是中心医院人"的卓越文化引领，为职工提供良好发展平台，致力于以职工满意促医院发展，更好地调动医院内部因素，推动医疗优质服务落地见效。

4. 聚焦重点任务，整合共享资源。

改善就医感受提升患者体验工作能卓有成效地开展，是基于外部资源、信息化资源及工作基础资源的三大集合。国家及省、市卫生健康委相继出台多份政策文件展开工作部署，为医疗机构开展工作提供了顶层设计。郑州市中心医院以"信息多跑路，患者、职工少跑腿"为理念推进医院数字化转型。先后通过了国家电子病历应用水平分级评价五级、国家医疗健康信息互联互通标准化成熟度等级五级乙等、河南省数字化医院评审 A 级的评审，获批郑州市首家互联网医院。这些为改善就医感受、提升患者体验工作提供了有力的支撑。团结协作的专班工作机制为工作开展提供了强有力的工作基础，专班间的垂直沟通管理降低了工作过程中的沟通成本，实现工作效率和质量的最优化。

5. 突出关键环节，高效闭环管理。

医院专班运行采用 PDCA 质量管理方法（P：plan，计划；D：do，执行；C：check，检查；A：action，处理），通过"印发文件—工作推进—总结检查—持续改进"，实行闭环管理。各专班按照已制定的举措及工作任务责任清单开展日常工作，院办公室通过专班月度提交的监测清单开展督导监测并适时呈送院领导，每周三、周五各专班依次轮流在医院会议上专项汇报专班工作推进情况，主管院领导进行点评，年终开展考评激励，多措并举全方位精细化、规范化专班运行。

在推进改善就医感受、提升患者体验工作过程中，按照专班的既定运行机制推进之外，医院还进一步强化各责任科室关键环节、关键节点的过程管理。以医院成立的住院服务中心为例，由护理部牵头建立医务科、信息科、财务科、医保管理科、门诊办公室、放射科、超声医学科、检验科等多部门协作下的"一站式"服务中心，集合入院办理、住院缴费、抽血检验、检查预约、床位预约等多个服务项目，使患者"一站式"完成先前需要往返奔波于不同窗口才能完成的住院前准备项目。为解决患者检查等待时间长、多次排队且检查不能在同一天完成的问题，将彩超、CT、核磁共振、肺功能、PET-CT、内镜等检查号源统一管理、集中预约，推行门诊患者预约医技检查 24 小时内完成服务的举措，兼顾各类别患者需求，对门诊及住院患者分类管理，实施分时段、分类别、分专业精准预约，实现手机客户端、互联网、现场、电话、自助机等预约诊疗全覆盖。将患者多项检查预约到相近时间段，多个检查项目尽可能一次完成，同时检查结果可在手机端及医生诊间工作站同步查询，实现了电子化流转和共享，切实推进了"信息多跑路，患者少跑腿"落地见效。在住院服务中心"一站式"服务的基础上深入开展预住院工作，针对符合住院标准且病情稳定的患者，开展"预住院"服务。通过打通准确、高效、敏捷的入院服务流程，建立228种院前医技检查套餐，实现预住院患者院前检查医嘱一键导入功能，节约门诊开具时间。在适用患者中，重点解决慢性病伴生化指标紊乱的患者在入院后调节指标的空等问题，患者在虚拟床位上边调整指标边完善检查，提前开通院前检查用药权限，实现在院前完成增强类检查的功能，正式入院后可立即手术或治疗，入院后术前平均等待时间38小时8分钟。

除此之外，专班各责任科室均针对上级文件精神，结合工作实际制定了详细的服务提升举措。院办公室以改善就医感受、提升患者体验评估指标为抓手，建立月报告、月监测、月评析工作机制，开展季度、年度总结评析，对异常情况做到早发现、早诊断、早干预。

6. 提升体验，便民服务形成示范效应。

3年来，通过一体高效的专班运行，我院在便民惠民举措中取得了丰硕成效，形成了具有中心医院特色的优质服务品牌。在服务患者上，2023年门诊患者平均预约诊疗率上升至70.39%，预约后平均等待时间下降至15.41分钟（见图20-1、图20-2）；Ⅲ、Ⅳ级日间手术占比82.21%（见图20-3），同种术式住院费用比普通病房低24.12%，日间手术占择期手术比例54.87%，远高于全国平均值（见图20-4、图20-5）；平均住院日下降至6.56天（院本部＋高新区医院＋文化宫路院区）（见图20-6）。

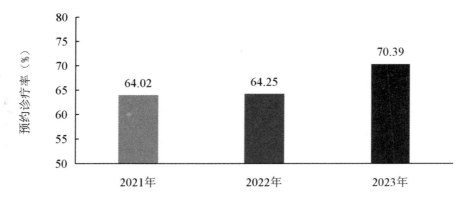

图 20-1　2021—2023 年门诊患者平均预约诊疗率

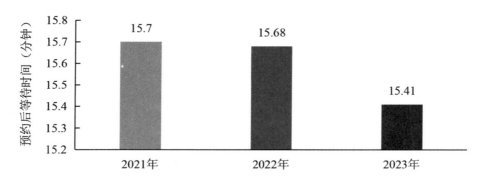

图 20-2　2021—2023 年门诊患者预约后平均等待时间

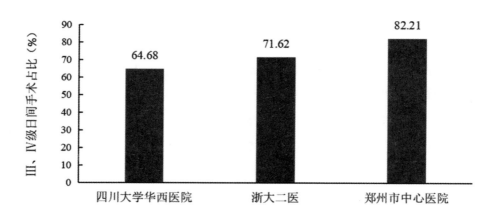

图 20-3　Ⅲ、Ⅳ级日间手术占日间手术总量比例

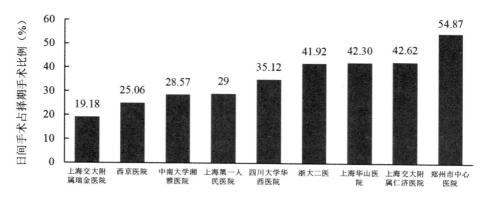

图 20-4 不同医院日间手术占择期手术比例

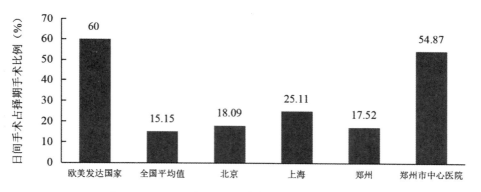

图 20-5 不同地区日间手术占择期手术比例

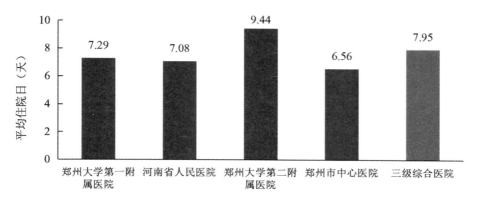

图 20-6 2023 年河南省三级综合医院平均住院日

（数据来源：2023 年河南省三级医院基于 DRG 绩效分析报告）

2022 年，郑州市中心医院荣获河南省提升医疗服务十大举措整体标杆单位，是该荣誉的唯一获得者。作为"便民就医少跑腿"七大举措试点医院，由我院制定全省市级医院操作手册模板，并作为"便民就医少跑腿"七大举措及省卫生健康委学习贯彻习近平新时代中国特色社会主义思想主题教育第二期读书班的观摩点，迎接了 5 家省级医院、24 家市级医院、47 家县级医院负责人共 140 余人次观摩。2023 年 7 月 19 日，新华社、新华网等 28 家媒体 40 余人到中心医院集中观摩采访"便民就医少跑腿"七大举措具体落实情况并予以报道，还在由河南省委全面深化改革委员会办公室主办的"改革兴豫"栏目重磅宣传。人民网、央广网分别以"郑州市中心医院：创新急救服务理念与模式提升群众就医感受""中国生物物理学会肥胖症研究分会在郑州成立""河南省推行'便民就医少跑腿'七项服务'微改革'"为题，对我院相关工作进行了专题报道。同时，郑州市中心医院作为会议的唯一医疗机构，在河南省"便民就医优流程"七大举措［门诊综合服务一站式、入院服务一站式、检验结果线上互认、日间（手术）医疗服务、互联网＋护理服务、非急救医疗转运服务和家庭病床服务］启动会上作交流发言。

三、行政管理体制改革工作成效

郑州市中心医院通过强化制度体系建设，夯实医院发展根基；构建行职考评体系，发挥考核"指挥棒"作用；引入工作专班模式，跨部门协调机制更加完善，跨部门协作组织更加有力，行政运转更加顺畅，医院运营管理更加高效；"患者的需要是第一位的"服务理念更加深入人心，持续推动医院科学化、精细化管理。

（一）医院运营管理显现高质量发展新优势

在三级公立医院绩效考核中，我院运营维度 19 项指标（含国家监测 9 项指标）得分连年保持在"国考"满分的达 90% 以上。2023 年，人员支出占业务支出比例稳步提升至 36.11%。服务保障降本增效，后勤"一站式"智慧化服务，服务事项响应平均时间为 5 分钟，完工平均时间为 35 分钟。万元收入能耗支出 79.24 元，同比下降 1.33%，连续 6 年在三级公立医院绩效考核中获得满分。绿色低碳医院建设在中部地区形成示范效应，被授予"河南省水效领跑者"称号，荣获 2023 年度全国最具创造力医院后勤运维保障奖。2019—2021 年连续 3 年被评为郑州市"两品一械"（药品、化妆品和医疗器械）监测先进单位，2020—2021 年蝉联河南省"年度计量溯源先进单位"。

（二）现代医院管理影响力辐射力持续扩大

医院以三甲复审为契机，持续管理革新。2019 年，郑州市中心医院入选河南省现代医院管理制度试点医院，成为现代医院管理制度典范。

行职科室质量安全考核体系克服了行职考核指标体系难量化、质控难精准、过程难把控、结果难运用及国内无成熟经验可借鉴等难点，连续 3 年常态化高效运转，我院两次在河南省级继续医学教育项目公立医院"大质控"实践培训班进行交流发言。

医院管理在郑州大学附属医院 2020 年绩效考核中排名第一。2023 年，我院创新开启管理研修班，举办了 7 期，省内外 311 家单位 1,402 人次参加了研修班；接待参观交流 177 批次 1,231 人次，来访单位同比提升 210.5%，市域外单位占比 60%，彰显"郑中心"的品牌影响力、辐射力。

第21章

高级实践护士（APN）的培养与实效

　　2022 年，国家卫生健康委发布了《全国护理事业发展规划（2021—2025）》。规划指出，当前护理领域的主要矛盾是人民群众的护理服务需求与供给相对不足之间的矛盾，需要进一步从护理体系、服务、技术、管理、人才等多维度统筹推动护理高质量发展。高质量的护理发展，离不开高水平的专业人才。目前，护理行业进入了专业化发展阶段，专科护理已成为世界各国医疗行业的共识和策略。面对当前国家公立医院高质量发展的要求及三级公立医院绩效考核的新形势，高级实践护士（Advanced Practice Nurses，APN）培养应运而生。

　　高级实践护士（APN）是指拥有深厚的专科知识、复杂问题的决策能力及扩展临床实践才能的注册护士。2022 年 9 月 16 日，郑州市中心医院顺利举行了北京大学 APN 在职培养项目暨郑州市中心医院首批 APN 培养项目启动仪式，开启了我院与北京大学 APN 的定制培养之路，我院也是我国内地继华西医院之后 APN 系统培养并落地临床的又一家医院，旨在培养一批与患者需求相匹配、与医院高质量发展需要相契合的高级护理专业人才，为我院卓越发展奠定人才基础。

一、APN的发展背景与现状

（一）APN 的发展历程

APN 是护理专科化、高级化和角色扩展的体现。目前，在多数国家将 APN 角色概括为 4 种类型，分别为开业护士（Nurse Practitioner，NP）、临床护理专家（Clinical Nurse Specialist，CNS）、注册助产护士（Certified Nurse Midwife，CNM）和注册麻醉护理师（Certified Registered Nurse Anesthetist，CRNA），其中注册麻醉护理师（CRNA）是最早出现的 APN，可追溯到美国内战时期（1861—1865 年）。战争条件下，医师紧缺，为了帮助接受手术的士兵解除疼痛，一些受过训练的教会护士用氯仿帮助医生进行麻醉，取得了良好的效果，这可以看作是 APN 的雏形。随着人口老龄化的加剧和医生专业化程度的提高，医患比例日益失衡，为满足患者需求和专业发展需要，20 世纪出现了 APN 的其他角色。1954 年，美国罗格斯大学建立了第一个临床护理专家（CNS）的研究生课程，主要聚焦于精神病护理领域；1965 年，美国建立第一个儿科开业护士（NP）教育项目，护士通过短期培训后负责一部分儿科医生的工作，以解决当时医疗资源紧缺问题。自美国开始，APN 逐渐发展，现在已遍及全球 70 多个国家或地区，APN 的发展已成为全球性趋势。

（二）APN 国外发展情况

欧美国家现在已有成熟的 APN 培养、使用及认证体系。国际护士会（International Council of Nurses，ICN）《高级实践护士（APN）指南 2020》规定：APN 基本条件是具备硕士及以上学历，以及相关的专业资格认证；核心能力需具备扎实的理论基础、实践技能和良好的沟通能力，还需具备批判性思维和解决问题的能力，具备团队协作、教育咨询等综合能力；临床职责主要负责提供复杂的护理干预措施，解决复杂的健康问题，以及领导并指导其他护理人员。此外，还需在临床决策中起到关键作用，运用专业知识和经验，为医生提供建议和参考，独立应对复杂的临床情况。

在 APN 教育方面，国外 APN 研究生阶段教育至少包括 3 门核心课程，即高级生理学 / 病理生理学（advanced physiology/pathophysiology）、健康评估（advanced health assessment）和药理学（advanced pharmacology），即"3Ps"。在 APN 实践方面，2004 年，加拿大研究人员 Bryant-Lukosius 和 DiCenso 开发了 PEPPA（参与式、循证、以患者为中心的高级实践护理流程）框架，为 APN 角色的开发、实施和评估提供指导，这一框架当时就在 16 个国家得到了应用。

在 APN 使用与管理方面，在加拿大，临床护理专家（CNS）提供专业的临床指导，协助护理人员管理复杂的患者，并与注册护士（RN）在相同的立法和 PEPPA 框架内运作；开业护士（NP）有自主扩展的临床实践，包括医疗诊断、诊断测试、处方药物和其他治疗，对 NP 有特定的法律体系和监管框架。NP 在 2012 年被合法授权拥有受管制药物的处方权。在美国，一些州为了在"服务不足"的地区降低成本和增加获得护理的机会，放宽了其执业法律的范围，允许 APN（NP、CNM、CRNA）在没有医生监督的情况下执业，承认他们的法律地位，授予他们开处方的权力。这在很大程度上涉及从医生到护士的任务替换，减少了对医生时间的需求，改善获得护理的机会，并可能降低成本。在英国，接近 90% 的 APN 以团队合作的方式在临床实践中呈现，这些国家已经逐步赋予了 APN 处方权和处置权，让其独立承担医护交叉领域工作。欧洲最常见的 APN 是临床护理专家（CNS）和开业护士（NP）两种，CNS 主要关注护理，他们主要是能够通过循证、专业知识、技能和能力，在护理方面更加深入和创新，其承担的职责从传统护理扩大到了由其他专业人员（如医生）负责的范围，这对促进护理专业的专业化具有重要作用；NP 注重护理和治疗，他们提供专业的临床护理，包括医疗评估、简单医疗问题的诊断和治疗。

国外高级护理实践情况表明，APN 在提高患者照护质量、促进护理专业发展、降低医疗成本等方面发挥了重要作用。并且已有证据表明，高级实践护士有能力为大量人口提供保健服务，同时也能够应对保健服务中出现的各种问题和挑战。

（三）APN 国内发展情况

20世纪50年代末60年代初，为满足医生短缺时代的工农兵卫生保健需求，我国选拔培养了一批优秀护士为医师，这部分护士具有独立的诊疗权，其实这就是中国 APN 的雏形。此外，我国助产士的发展经历了一个从医疗行业中分化成为独立行业，进而成为医疗行业中一员，最后进入护理行业的过程。

现阶段，我国 APN 发展处于探索阶段，在国家层面对 APN 的定义、培训、认证等尚无统一标准。2000 年，浙江大学医学院附属邵逸夫医院参考 APN 的工作要求，设立了糖尿病高级临床专科护士职位。医院选拔具有教育能力、管理经验及良好的人际关系，具有独立解决临床问题的能力及创新意识，同时具有 5 年以上工作经历、大专以上学历、良好的英语交流和专业基础的护士，将其送往美国罗马琳达大学医学中心的糖尿病中心学习 10 周，由美方专业人员负责培训。培训内容包括有关糖尿病的理论知识与技能、教学策略、各种不同教育项目的计划、实施与评价，考核合格者授予糖尿病高级实践护士培训合格证书，邵逸夫医院让护理走向"专家型"，护、教、研三者紧密结合。2015 年，南京大学医学院附属鼓楼医院在借鉴约翰霍普金斯大学医学院 NP 课程的基础上，较早开展中国 NP 的院内培训。2017 年，北京大学护理学院开展了慢性病管理方向的开业护士（NP）硕士学位教育，并于 2019 年与美国中华医学基金会（CMB）合作，率先在国内举办了面向高年资优秀护士的在职培养项目。2022 年 1 月，四川大学华西医院组织为期 1 年的 APN 培训班，首批来自该院大外科、大内科、肿瘤科、老年科的 28 名护士参加了此次培训。该 APN 培训课程是四川大学华西医院与台湾联新国际管理学院专家共同商讨设置的，教学重点包括照护能力、领导能力、协调能力、咨询能力、教学能力、研发能力等，培训合格后进入临床，承担危重、疑难及大手术患者的高级实践护理工作。该院为充分发挥 APN 的专业作用，于 2022 年 7 月 11 日，通过院长办公会，决定在该院开展医护协议处方试点工作，成为全国首家护士处方权落地的医院。几乎与此同时，2022 年 6 月，深圳市人大常委会会议表决通过了《深圳经济特区医疗条例》，立法赋予专科护士处方权，专科护士可以开具检查申请单、治疗申请单及外用类药品。这为专科护士充分发挥职业价值提供了更广阔的平台，加速了我国 APN 的发展进程。

二、APN的培养与实践

（一）APN 建设与发展战略规划

郑州市中心医院高度重视护理工作，尤其对专科护士工作更为关注。护士是医院人数最多、与患者接触最密切的专业群体，在医师确定性的诊疗方案形成之后，患者治疗计划落实与管理等大量工作都需要护士来完成。专科护士能提供更安全、更有效的护理，是改善患者结局的关键因素。因此，全面提升护士的专业能力对医院的高质量发展至关重要。我院长期坚持"人人有专业、人人有目标""同一赛道、同一梦想"的护理发展理念，确立了以专科护士培养推动护理专业化的学科发展策略。

自 2019 年以来，伴随我院加速康复外科（ERAS）工作的开展，诞生及锻炼成长了第一批院内 ERAS 专科护士 73 名，形成了专科护士主导多学科参与的 ERAS 工作模式，提升了护理队伍的专业能力，推动了我院 ERAS 卓有成效的开展。2023 年，荣获"国家卫生健康委加速康复外科骨科试点医院突出成效奖"。ERAS 的开展，也促使护理专业从常规护理工作走向专科护理的蝶变，由此形成了以临床需求为导向的"3+6"院内专科护士培养模式。4 年来，共培养院内专科护士 377 名，为 APN 培养奠定了坚实的专业基础。

2022 年 9 月 16 日，我院举行了与北京大学联合培养 30 名 APN 的启动仪式。河南省卫生健康委党组副书记侯红为开班致辞，并对我院与北京大学联合培养 APN 项目充分肯定。北京大学医学部副主任段丽萍进行开班致辞并讲授开班第一课，她表示，将我院作为 APN 培养模式全国推广项目的第一站。

APN 培养项目是我院建立的卓越品牌之一。医院始终秉承"病人的需求是第一位的"服务理念，积极探索、创建并不断完善 APN 培养模式、临床实践模式及管理模式，形成了良好的 APN 卓越品牌。

我院近期的发展战略目标是：形成省内首家具有特色的 APN 培养、实践、管理模式，推动省内乃至国内临床护理实践变革。远期发展战略目标是：持续深耕专业，早日成为首批中国 APN 临床实践基地，增加与国外学术平台交流机会，不断拓展 APN 视野与提升专业能力，并以 APN 培养与管理为抓手，建立层级合理、可持续发展的护理人才梯队，提升护理队伍的整体专业水平，高品质地满足患者需求。

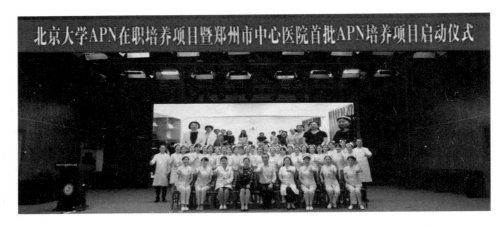

图 21-1　北京大学 APN 在职培养项目暨郑州市中心医院首批 APN 培养项目启动仪式

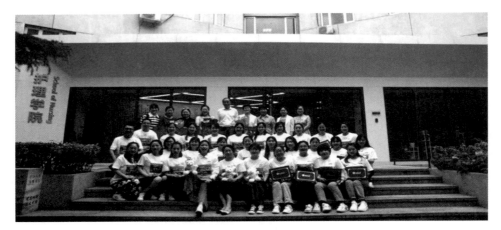

图 21-2　北京大学 APN 在职培养项目暨郑州市中心医院首批 APN 培养项目结业仪式

（二）APN培养与实践模式

1.探索建立与国际接轨的规范化APN培养模式。

借助北京大学丰厚的教学资源及对外交流平台，组建了由北京大学顶级医护专家和国际护理教育专家组成的APN师资团队，课程设置与国际APN接轨，开设并讲授APN核心3Ps课程，即"高级健康评估""临床药疗监护""高级病理生理"以及相关专科疾病和领导力等内容。设置了三阶段临床实践培养方案：第一阶段侧重于专科常见疾病；第二阶段侧重于相关专科护理/医疗诊疗能力培养；第三阶段医护导师共同指导，深入专科领域，对分管患者实施治疗、管理和整体护理。重点培养APN的基本诊疗技术及临床思维习惯，同时夯实基本理论知识，以保证培训效果。

2.创新建立病区APN专职岗位实践模式，充分发挥其专业作用。

创新建立APN专职岗位实践模式，由APN承担关键患者、关键环节的专科护理工作，负责危重及四级手术患者的护理，聚焦病区患者风险及并发症的早期识别等，以确保患者得到高质量、安全的护理，提升患者就医感受。同时，我院还建立了以APN为主导，以亚专科为单位，由护理学组组长、研究生、专科护士组成的专科护理小组，来解决临床专科问题，开展新技术、新业务，优化患者就医流程，引领护理专科发展。

3.建立科学、有效的APN管理制度。

建立APN工作绩效考评方案，每月科室护士长根据考评方案进行科室考评，每季度护理部跟进督导，并组织APN进行季度工作成效总结评析，考核结果与绩效分配、晋升晋级及外派学习等挂钩。同时实行动态管理，每年进行APN能力再提升培训，主要针对临床实践工作中的薄弱点开展集中培训；每五年对APN进行再认证考核，对考核不合格者取消APN资质。建立APN成长规划机制，由低年资护士、责任护士、专科护士、高级实践护士四阶梯护士职业成长通道组成，以充分调动护士工作积极性。

三、APN临床实践案例

我院开展 APN 工作以来，收到很好的效果。APN 以其过硬的技能和果断的处置，最大限度地改善了患者的疾病结局。

（一）APN 帮助患者规避自主神经反射异常风险

28 岁女子张某，开车时为了躲避对面来车，猛打方向盘，致使车辆骑跨在高速护栏，当场昏迷！事后当地医院根据张女士情况对其行全麻下行 T5-7 胸椎开窗减压、T8-10 胸椎内固定术，之后转入我院。

一天晚上，APN 陈艳玮巡视病房时，发现张某面色潮红，呼吸急促，同时诉视物模糊，伴濒死感，测量血压 146/94 mmHg，心率 51 次 / 分，但张某并无高血压病史。陈艳玮一边安抚患者进行查体，一边进行分析判断。她观察到张某双上肢及头颈部有散在的红疹、小腹膨隆，叩诊膀胱区浊音，判读患者可能是自主神经过反射。于是，陈艳玮迅速摇高床头，给予床旁超声残余尿量测定，提示尿量 550 mL，紧急给予无菌间歇导尿，间断引流出淡黄色尿液约 500 mL，同时，呼叫值班医生，10 分钟后复测血压 105/64 mmHg。张某诉症状较前减轻，面色转红润，双上肢及头颈部散在红斑消失。APN 陈艳玮的快速判断处理，挽救了患者生命。患者、医师对陈艳玮高度称赞！

经过这件事，陈艳玮想知道怎样才能使脊髓损伤后神经源性膀胱患者的并发症降到最低。经查阅文献得知，自主神经反射异常，是关乎患者生命的急症。通常发生于 T6 以上脊髓损伤患者，以血压突然升高为主要表现，发病率高达 93%，而 AD（自主神经过反射）的众多诱发因素中，84.8% 是由于膀胱过度充盈导致。陈艳玮意识到早期识别并消除诱发因素，是预防和逆转 AD 急性发作的关键。于是，结合文献、指南和共识，制定出了针对 T6 以上脊髓损伤人群的临床观察表，筛出高危人群，设立标识，新增 AD 康复护理常规、应急预案，在科内培训、演练。这一改进措施，最大程度地规避了患者风险，规范了以 APN 为主导的护理模式，极大地保障了患者生命安全，进一步改善了患者疾病结局。

（二）APN 主导的重症康复团队

我院有一个由 APN 主导的重症康复团队，他们面对在生死边缘挣扎的患者，创造了许多生命传奇。

ECMO（Extra-corporeal Membrane Oxygenation，人工心肺）被医疗界赞誉为"赋予了神奇力量的英雄"。

> 27 岁的小刘在车间工作时，一块 30 cm 宽的钢板，将他直接撞飞到墙上！巨大的冲击力，让他瞬间感觉胸口发闷，随即不停地咯血。急救车一路呼啸，小刘被送到中心医院。检查结果提示：左侧锁骨骨折，8 根肋骨骨折，右侧 4 根肋骨骨折，腰椎骨折，纵隔、双侧颈部、右侧胸背部软组织积气，双侧血气胸、双肺挫裂伤，肝脏挫伤！由于患者肺部损伤持续加重，引发呼吸衰竭，如果不及时处理，将会出现颅脑等全身脏器严重缺氧情况。很快，ECMO 应用到了小刘身上。
>
> APN 主导的康复团队即刻展开行动，制订了一份个性化康复计划。康复过程的艰辛是小刘及家人预想不到的，小刘不仅要克服身体上的疼痛及机能重塑，更要承受康复瓶颈期带来的生理及心理变化。APN 团队也没有放弃，坚信早期康复必然重要。
>
> 随着时间的推移，小刘病情逐渐好转。呼吸和心脏功能逐渐恢复，本人也变得越来越有活力。3 天后，小刘成功脱离呼吸机；第 7 天，顺利接受胸腔内血肿清除术＋右侧肺修补术；第 11 天，成功脱离 ECMO。随后一系列措施跟进，小刘顺利出院。

整个团队用他们的关怀和专业知识让小刘重新踏上了健康的道路。中心医院 APN 主导的重症康复团队，真正做到了"生命所托，必将全力以赴"。

四、APN临床实践成效显著

护理岗位体系的建设，充分发挥了 APN 的作用，有效降低了住院患者并发症的发生率，改善了患者健康结局，推动了我院护理学科的专业化发展。2023 年 7—12 月开展技术创新及改进措施 20 项，优化工作流程 51 项。我院的 APN 工作获得了多项荣誉：2023 年，《基于行动研究的高级实践护士（APN）培养与岗位建设应用研究》获河南省医院管理创新奖三等奖。2023 年 8 月，APN 参与主导的误吸质量改进项目《筑"误吸"屏障，避生命之险——老年患者误吸防控最佳临床实践》获国家卫生健康委第二届医疗质量大会卓越案例奖。2023 年 8 月，在河南省质量协会举办的第四届全省医院多维质量管理工具应用成果发表赛中，我院 APN 报送案例《提高神经外科误吸风险患者预防措施规范落实率》获得二等奖，《利用 FOCUS-PDCA 提高 ICU 患者早期康复率》获得三等奖。

第22章

转型增效　价格质控

一、深化医疗服务价格改革

深化医疗服务价格改革是推进医疗保障和医疗服务高质量协同发展的重要举措。坚持以人民健康为中心、以临床价值为导向、以医疗事业发展规律为遵循，建立健全适应经济社会发展、更好发挥政府作用、医疗机构充分参与、体现技术劳务价值的医疗服务价格形成机制，是当前医院面临的重要任务。坚持公立医院公益属性，建立合理补偿机制，调动医务人员积极性，促进医疗服务创新发展，提高医疗卫生为人民服务的质量和水平，是医院高质量发展的需要。减轻人民群众医药费用负担，保障人民群众获得高质量、有效率的医疗卫生服务，是公立医院公益性的本质要求。

医院的价格管理就是对医院提供的医疗服务、药品和医用耗材等价格进行规范化管理的过程。其目的是保障患者的权益，提高医院的经济效益和社会效益，促进卫生健康事业的发展。国家历来重视医疗服务价格改革，陆续提出了推进分类管理、理顺比价关系、改革医疗服务项目管理、推进定价方式改革、加强监管、公开服务价格信息、落实药品耗材采购制度和医疗服务价格政策等要求。2019年国家制定下发的《医疗机构内部价格行为管理规定》，明确了价格管理部门设置、人员管理、职责任务、管理机制等，为医疗机构加强内部价格行为管理和强化价格管理意识指明了方向，医院的价格行为管理工作走上了更加规范化的道路。

（一）三级价格管理质控体系

为规范医院收费行为，加强医院内部价格行为管理，提升医院的社会声誉，助力医院高质量发展，郑州市中心医院成立了医院价格管理委员会。价格管理委员会由价格主管领导牵头，由物价科、医务科、护理部、医保管理科、医学装备部、信息科、财务科、药学部、总务科、风险控制部等职能科室负责人组成，负责全院价格管理工作的领导、组织和决策，保证医院内部价格管理工作质量和可持续改进，这是三级质控；价格管理委员会下设办公室，办公室设在物价科，这是二级质控；成立临床科室价格管理小组，科室主任为第一责任人，对本科室价格管理工作负直接责任，护士长和价格管理员负责本科室日常价格管理工作，这是一级质控。

（二）建章立制，规范价格质控制度

根据国家的法律法规，我们在对医院原有的价格管理制度进行整理、完善、优化的基础上，出台了《医疗服务价格管理责任制度》《医疗服务成本测算和成本控制管理制度》《新增医疗服务价格项目管理制度》《医疗服务项目收费核查制度》等13项院级价格管理制度。确保按照"依法收费，规范收费，应收尽收，绝不乱收"的原则实施管理，通过检查、督导、培训等方式规范各临床、门诊、医技科室的收费行为。

二、价格质控能力提升

（一）树立法治观念

我院价格管理部门深入学习并遵循《中华人民共和国价格法》及其相关法律法规，准确领会、熟练运用、准确实施医疗服务的定价策略，全面落实药品价格政策与规章制度，确保精准、严密地执行国家医药价格标准，推进我院的价格质控管理。

（二）坚持培训学习

组织内部价格管理人员进行定期培训，以多种形式学习并熟练掌握价格管理各项政策规定，例如，《中华人民共和国价格法》《医疗机构内部价格行为管理规定》《关于做好当前医疗服务价格动态调整工作的意见》《关于进一步做好新增医疗服务价格项目管理工作的通知》等。熟练掌握这些具有指导性的政策性文件，以此为基准，参照最新的规定不断更新和优化所有内部定价的行为管理流程及责任分配，同时要在日常的管理过程中保存好相关的记录材料。

（三）实施定期考核

根据工作职能，价格管理委员会对价格管理工作人员实施定期的评估和考核。考核包含以下几个方面：正确执行价格政策及管理制度；必须具备关于医疗服务价格管理的相关理论知识；需理解卫生、财务、经济学和管理学等相关领域的基本概念；要深入研究各诊疗部门所提供的医疗服务具体收费标准及其主要费用构成。

三、价格质控管理

根据价格政策法规和价格管理制度，进行价格政策的宣传和解释，引导临床、医疗技术科室正确执行医疗服务价格政策，为内部价格行为创造良性且健康的管理环境。

（一）规范收费

严格遵守国家与河南省的价格政策法规，始终关注价格问题的核心并设定明确的目标，加强自我审查机制，对各个部门实行定期的评估，设立专门人员监督日常运行病历的收费过程，包括是否存在三单不一致、分解收费、打包收费、违规收取床位费、未按照计价单位收费等不合规收费，一旦发现有问题，医院立即向相关科室通报，要求立刻整改，并将此事上报给纪检机构。此外，协同医保管理科、护理部等相关部门，规范价格收费行为，以确保价格收费行为符合规章，避免出现重复收费、超标准收费、套高项目收费、串换项目收费、套用编码收费、分解项目收费，以及强行收费、只收费不服务或少服务等问题。

（二）价格公示

医院构建一个开放且透明的信息平台，实行医疗服务项目价格公示、费用清单和费用查询制度，通过多种形式如官网、自助查询机和价格公示牌等，公示医院的医疗服务价格、药品和医用耗材的价格，保障患者的查询权和知情权；以多种形式向患者提供医疗服务、药品、医用耗材等费用清单，在患者需要时提供打印服务；同时，在服务地点醒目的地方张贴价格咨询和投诉热线电话号码，并且定期更新价格公示的内容，使其符合医院 HIS 系统的收费标准，精确地输入价格数据，做到"日清、价准、项目明、患者知"。

（三）价格投诉

建立健全价格投诉管理制度，并执行责任到人的首问制度。接待投诉人员需记录投诉内容、办理情况、整改措施和执行情况。对医院收到上级部门转来的有效投诉函件，要执行办结报告和整改工作情况报告制度，投诉处理后撰写投诉原因分析报告。例会上，向医护人员培训投诉规避及投诉处理流程，以降低价格投诉率。

（四）医用耗材管理

对使用和销售一次性医用耗材，按照购进价格（零加成）收取医用卫生材料费。优化医用耗材收费编码维护流程，实现医用耗材物资信息实时推送，国家医保编码、医嘱自动匹配，减少科室工作量，提高收费正确率；对是否存在以虚增使用数量、套换品规等方式变相多收费问题进行自查，规范医用耗材的使用和收费行为。

（五）新增医疗服务价格项目申报

助力新技术、新业务的开展，完成医院拟新增医疗服务价格项目成本测算工作，完善新增医疗服务价格项目申报资料。根据国家卫生健康委《医疗技术临床应用管理办法》和相关管理规范的规定，遵循技术准入（许可）为先的原则，通过医院价格管理委员会会议形式对院内多部门、多层级、多维度进行审核论证。优化郑州市卫健委和市医保局新增医疗服务价格项目申报渠道，提高申报成功率。将成熟的医疗新技术转化为更合理计价、更有效执行的医疗服务价格项目。

（六）科学的奖惩制度

自觉接受各方面的监督。对于涉及价格的各部门，加大监督力度并定期进行检查。如果发现有违规行为，将按照相关法律法规进行处罚；同时，医院不定时地对各个科室的收费情况进行抽查。对于那些不合规的行为，下发整改通知，并且立即退还患者多收或错收的款项。所有这些都将被记录在年底考核中，以便于对科室的不良价格行为进行追踪和分析。无价格违规问题的科室，年底获得优秀奖项推荐。通过奖惩制度的建设，提升了科室政策解读、政策宣传、维护患者和医院权益等方面的积极性。

四、转型增效

河南省按照"总量控制、结构调整、有升有降、逐步到位"的原则，在医疗服务价格改革中采取了一系列措施。取消了药品和医用耗材加成，调整医疗服务项目的价格。以医院医疗服务实际工作量和加成收入数据为测算基础，实行"平移式调价""精准调价"的策略。这意味着在调整医疗服务项目价格时，以体现技术劳务的诊疗、手术等临床诊疗类项目和依赖医用设备检查的医技诊疗类项目为主要调整对象，调整医疗服务项目价格。这就要求医院通过优化收入结构，推动医疗服务价格的合理化和规范化，在价格管理方面，更加注重质量的过程管理。

（一）价格质量过程管理

1. 事前培训，预防为主。

我院制订了月例会培训及专项培训计划，通过价格政策、制度及法规培训，指导科室合理合规收费，减少价格处罚，提升科室收费规范率和价格管理员业务能力。与护理部及医技科室多科协作，对临床科室主任、护士长、诊疗组长和价格管理员全覆盖培训，组织典型科室护士长对科室价格管理工作进行经验分享，互相学习，共同努力，提高价格管理质量。

2. 实时化、智能化、全过程事中监控。

我们将病历抽查与审计、医保部门、行风检查和两定机构医疗保障信息平台反馈问题相结合，每月抽查病历。针对各科室的收费共性问题，通过大数据筛查等方式进行处理，实现了从事后监督到预防、控制和管理的转变。确保每个岗位都有其职责，考核标准明确，奖惩依据合法。通过建立常态化的价格管理绩效评估，规范医疗收费行为。通过价格规范管理的持续改进，提高医生医嘱记录准确率，进一步规范补记退费情况，有效减少患者投诉事件的发生，规范收费率提升明显。

3. 精准施策，加强新增医疗服务价格项目管理。

临床科室申报新增医疗服务项目至物价科进行内部审核，物价科从政策角度审核申报的必要性、可行性，指导、协助科室填报相关资料，进行项目成本测算，审核申报资料的正确性（项目编码、名称、内涵等，成本测算）、真实性（厂家资质、发票）、完整性（各类相关资料齐备）等；价格管理委员会从技术准入角度审核申报的必要性、先进性。防止无收费项目而套靠标准收费，避免因新耗材、新设备而衍生的新增项目或拆分项目，防止新耗材、新设备购置和新技术应用因无收费目录而套用其他项目收费、有设备但不具备人员操作资质等违规收费风险现象发生；通过新增项目申报，可以推动新技术运用于实际治疗中，提升诊疗质量，降低患者的经济压力，并且有利于构建更能反映医生的技术和服务价值的价格体系，从而激发高质量发展的潜力。

4.优化结构，提升医疗服务收入。

医疗收入构成不仅反映了医院的运营状况，也体现了医疗服务的品质和医院的管理能力。医疗服务收入是医院医疗收入的重点，是反映医院收入结构的重要指标，也是三级公立医院绩效考核的重点监控指标。通过日监控、周统计、月讲评，持续开展医疗服务收入结构和科室运营效率分析，对全院医疗收入数据进行结构分析和统计学处理，同时深度比较并分析医疗服务收益占有率的相关指标，以符合国家三级公立医院绩效考核指标，从而提高医务人员的劳动价值。筛选典型科室进行医疗服务收入结构分析，增强临床医务人员劳务价值能力意识，助力医院在三级公立医院考核成绩的提升。

（二）价格风险质控管理

1.对价格质量风险进行分析。

从政策、人、方法、环境四个方面、十六项问题对价格质量风险进行分析，如：医生开具医嘱是否规范，病程记录是否完善，价格管理小组政策掌握是否全面，是否严格执行收费核查制度，遇到问题是否及时咨询，对本科室价格工作督导是否到位，临床科室之间是否缺少沟通、学习，信息系统操作是否熟练等问题。对使医院信誉受损、医院效益降低、学科发展受阻、高质量发展受限等的原因进行深入分析，提出相应对策。

2.坚持价格管理质量原则。

以"依法收费，规范收费，应收尽收，绝不乱收"为准则，制定临床科室价格管理员考核细则，增强临床医技科室价格管理员责任心，建立价格管理第一道防线。严格执行收费单、医嘱单与各种检查化验单、记录单三单一致制度。要求价格管理员对每位出院患者进行费用自查与审核，对价格管理进行一级质控，确保无违规收费。

五、完善价格质量管理机制

我们将结合医院内部价格管理工作现状，对标国家、省、市价格管理政策规定，评估价格管理模式。以查短板、补弱项，扬优势、改作风，持续提升内部价格行为管理能力，促进医院健康发展。

（一）注重能力提升

多方面提升医院价格管理员的综合能力。要求医务人员熟悉并掌握医改文件精神。加强对医护人员和价格管理员的培训，提高他们的价格管理意识和能力，定期组织学习培训活动，内容包括政策法规、沟通协调、数据分析、信息化管理等方面的知识和技能。对医院价格管理员的表现进行定期评估和反馈，发现不足之处及时进行改进和提高。为医院价格管理的转型提供人才保障。

（二）健全价格管理信息化制度

推行电子化、信息化管理，明确相关部门和岗位的职责与权限，加强对数据处理过程中修改权限与修改痕迹的控制，确保软件系统操作与维护数据的准确性、完整性、规范性与安全性。进行医疗服务价格调整时，系统有相应的调整记录。通过电子化和信息化的管理手段，实现对收费情况的实时监控和管理，避免出现乱收费和不合理收费的情况，提高医院价格管理的效率和准确性。

（三）聚焦运营效率目标，提升运营效率

在新的医疗体制下，以三级公立医院绩效考核指标为指引，注重引导科室优化收入结构，提升以技术劳务为主的护理、治疗和手术等收入占比，降低大型检查检验设备、药品、耗材等成本类项目收入占比。促使医务人员从传统的"以药养医"的观念向"以技术服务为主"的观念转变，扎实推进医院

高质量发展。

（四）强化成本意识

在实行医保 DIP 制度下的总额控制措施中，我院将进一步致力于遏制医疗费用的不必要增加，增强成本管理意识，进一步完善医疗服务成本测算和成本控制管理制度。持续改进医疗服务项目的成本估算，同时创建一套完整的医疗服务项目成本评估系统；依据医疗服务项目、药物、器械的价格管理规定，以保证医疗品质为前提，形成一套合理的成本控制策略。通过预先控制、实时监控和反馈调控等方式，科学地指导收费活动，精确追踪医疗服务成本及其收益的变化趋势，积极向相关机构提供医疗服务价格调整的观点和建议。

郑州市中心医院将强化公益属性，推动创新发展，为广大患者提供更加优质、高效的医疗服务，实现医院高质量卓越发展。

第23章

实施DIP支付制度 实现医保管理精细化

医疗保险是国家社会保障体系的重要组成部分，医保支付是基本医保管理和深化医改的重要环节。DIP（按病种分值付费）作为基于大数据分析结果的新型医疗付费方式，是医保制度深化和医保改革细化的一项重要举措。

一、DIP支付制度改革背景

2017年，国家明确提出要重点推行DIP，鼓励"有条件的地区可积极探索将点数法与预算总额管理、按病种付费等相结合，逐步使用区域（或一定范围内）医保基金总额控制代替具体医疗机构总额控制"。DIP是一种将总额预算管理与按病种分值付费结合的医保付费方式，根据"疾病诊断＋治疗方式"的共性特征对病种进行分组，根据病种组合对医疗资源的消耗赋予分值，根据年度基金预算确定结算点值，根据点值、分值、医疗机构等级系数等确定基金支付金额。实行DIP付费可更精准地管理医保支付，促进医疗服务的规范化和合理化。2020年，国家正式开展以地级市统筹区为单位、将医保总额预算与点数法相结合且基于大数据的按病种分值付费改革试点工作。同年，国家公布了71个国家试点城市名单和《国家医疗保障按病种分值付费(DIP)技术规范》及DIP病种目录库(1.0版)，迅速完成了试点范围的确定和试点技术方法的顶层设计，这意味着我国地方医保部门对病种分值付费工作的多年探索即将完成国家标准的统一工作，也为各统筹地区推进以按病种付费为主的多元复合式医保支付方式改革提供了国家层面的指导路径选择。

二、专家建议、试点医院经验探索

DIP 的实施改变了医院传统运营模式，倒逼医院向精细化管理模式转变。国家明确要求，DRG\DIP 医保支付方式改革 2025 年全覆盖。医院在实行 DIP 付费制度中应该注意哪些方面？医保行业权威专家给出以下几点建议：第一，DIP 覆盖率。无论各地区 DIP 分组有多少，医院都要认真进行本院 DIP 覆盖率分析，覆盖率的高低反映本院医疗服务的广度，也间接反映医院医疗服务能力状况。因此，不仅要分析全院的 DIP 覆盖率，还要分析临床学科 DIP 覆盖率，找出未覆盖 DIP 的病组原因，加强学科建设，提高覆盖率。第二，DIP 成本核算。此前医院大部分采取的是基于科室的成本核算，DIP 付费是基于病种付费，所以做好 DIP 病种成本核算，才能为医院成本控制提供数据支持。医院要注意 DIP 成本核算方法的选择。专家基于自上而下法的多参数分配法，提出"五步算法"，即算出 DIP "药耗成本、直接成本、运营成本、医疗业务成本、医疗全成本"，分析成本合理性，找到降低成本的途径。第三，DIP 病种价值绩效评价。DIP 支付目的之一是促进医疗服务技术提升，因此，医院不仅要关注 DIP 经济价值，更要重视 DIP 病种价值绩效的评价分析。按照经济价值、临床价值、社会价值和患者价值不同组合，采用"波士顿矩阵图"进行分析，按照"CMI（病例组合指数）、医疗服务收入占比、时间效率指数、费用消耗指数、低风险死亡率、三四级手术占比"等进行综合绩效评价，划分出"战略病种、优势病种、适宜病种、劣势病种"，为医院加强病种结构调整和绩效考核提供翔实的数据支撑。第四，懂政策、会申诉、多沟通。DIP 付费中，按照倍率不同有不同的结算方式，所以，需要医院认真学习、理解政策，吃透政策精神，对于极高倍率重症患者一定要尽量争取，对于医保部门处理不当或分值不合理的，要会申诉并说明理由，积极与医保部门多沟通，才能确保成功。

广州市是医保支付制度改革试点城市，广州医科大学附属第一医院执行DIP结算方式的体会是：用好了DIP，有助于对临床专科、学科的能力与水平进行更为客观的评估、评价，促进专科、学科持续进步，最终得益的是患者。"通过DIP运行实践，医院初步实现了DIP与医院学科建设良性互动，特别体现在医疗效率方面的'五升五降'：微创手术与日间手术占比、收治疑难重症患者占比、三四级手术占比、日间手术中四级手术占比、医疗新技术占比均升高；药物占比、医用耗材占比、平均住院天数、优势病种诊疗成本、医疗纠纷例数均降低。"

湖南省邵阳市系首批71个国家区域点数法总额预算和按病种分值付费试点城市和6个国家DIP监测点建设城市之一。邵阳市中心医院自2020年11月启动DIP付费改革，2021年10月1日进入实际付费阶段。该院建立了以保证医疗质量、控制医疗成本、规范诊疗行为、提高医务人员积极性为核心的DIP质量控制体系和精细化医院管理体系。其主要做法是：聚焦成本、价值、监管三个维度，构建DIP绩效体系，注重成本管控。首先，加强药耗管控。成立了药事管理与药物治疗学委员会、耗材管理委员会，全方位、全流程管理药品/耗材的采购、验收和使用；积极推进药品、耗材集中采购，出台《合理用药考核细则》《耗材点评制度》，以评价监管临床用药行为；建立耗材预警系统，自动发现使用异常；多部门联动对适应证进行定性、定量分析，对超标或未按指征使用者，给予经济处罚与行风约谈，有效控制因药品、耗材不合理使用而推高医疗费用的现象，减轻患者就医负担。其次，实施动态成本管控。建立专科运营团队，每月对DIP入组率、CMI值、平均住院日、次均费用、平均自负费用、DIP盈亏、病种结构等进行监测、分析、反馈，指导临床科室主动分析反思，不断优化结构；引入动态成本分析控制系统，开展科室成本、医疗服务项目成本、DIP病种成本动态分析测算，通过数据挖掘与成本效益分析，找准成本管控切入点，提供决策依据；成立成本管理委员会，出台《绩效成本核算管理办法》《DIP成本核算管理办法》，定期核算分析，指导临床科室合理控制成本，优化费用结构。

三、创新举措，卓越绩效驱动医保精细化管理

郑州市中心医院作为河南省按病种分值付费（DIP）改革试点医院，引入卓越绩效管理理念，以领导、战略、顾客市场、资源、测量分析改进、过程管理、经营结果为主要管理要素，不断深化 DIP 精细化运营分析体系；借助信息化查看数据走势，采用 PDCA（一种管理方法）、雷达图、波士顿图等管理工具，准确分析医院的现实状况；通过建立组织架构、完善信息化建设和搞好人才队伍培养，紧抓做好医疗技术提升、医疗成本控制、绩效动态调控等重点工作。全院上下，形成合力，不断将 DIP 付费改革和医院高质量发展深入融合，打造符合医院特色的管理新模式。通过近几年 DIP 运行实践，医院运营、技术管理高度契合医保政策精神，医院病种收治及费用结构不断优化，日间手术占比、三四级手术占比、微创手术占比、RW（DRG 权重）≥ 2 病例数均得到提高，药物占比、医用耗材占比、平均住院天数、医疗成本支出均降低，医疗行为规范合理，医保基金高效实用，患者就医体验大幅度提升。

（一）远见卓识的领导团队，精准把控工作主线路

顺应国家医改方向，将 DIP 付费改革工作作为我院十大重点工作，在 2022 年的职工代表大会上全票通过。医院先后印发了《郑州市中心医院 DIP 付费改革三年行动计划》《郑州市中心医院关于按病种分值付费（DIP）改革实施方案》。成立了以院长为组长的 DIP 工作领导小组，明确责任分工，围绕 DIP 改革核心要素，成立以 DIP 为核心的 10 个工作专班。选拔临床 DIP 秘书，重点培养，以点带面，充分发挥专业带头引领作用，全面助推 DIP 付费改革工作在院内的平稳落地。建立多层次全覆盖培训模式，上传下达最新 DIP 政策，确保临床医生真正吃透改革精神，夯实基础，全面提升工作效率。

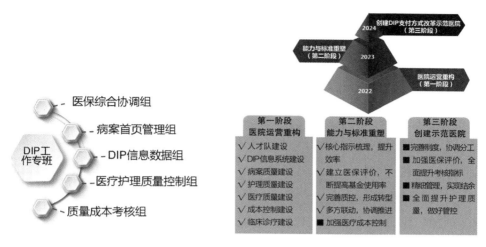

图 23-1　组织架构和人才培养

（二）聚焦国家医疗改革精神，确立工作战略目标

紧跟国家医改导向，结合价值医疗导向，我院制定了如下工作目标："以DIP 付费改革为引领，不断规范医疗行为，大力推行临床路径管理，确保医保基金安全高效使用；医院病种收治结构科学合理，从常见病向疑难危重疾病转变，不断提升医疗技术水平，充分发挥医院区域功能定位；促进医疗成本合理控制，进一步减轻患者就医负担。"通过医保精细化管理，建立一个与社会公众利益相一致，与医、保、患各方价值追求目标相一致的支付新机制。

（三）紧抓关键核心要素，加快资源的合理配置

一是完善信息化建设，夯实数据基础。我院在省内率先上线医保运营分析系统和智能编码系统，对院内 HIS（医院信息系统）系统、数字化病案管理系统进行全方位梳理。实时监管、收集、整理医疗质量数据，为医院管理提供决策依据。对多个信息系统进行多维度深度融合，实现不同系统间数据的互联互通。不断磨合系统规则，强化数据质控，实现医保数据及时、准确、高效上传。二是规范编码基础，提升病案管理质量。开展线上线下临床科室全覆盖培训，进一步提升临床医师病案首页和医保结算清单规范填写水平，从基础工作上提高医保结算清单数据质量；组建病案质控团队，借助病案首

页质控系统、病案编码管理系统、无纸化病案归档系统，分别从首页质控、环节质控和终末质控三个方面完善工作流程，严把病案内涵关，全面提高病案管理质量；建立医保结算清单三级质控体系，确保医保结算清单100%准确上传。三是夯实医疗质量与安全根基，搭建医疗质量管理体系。深化临床路径和单病种管理，强化学科建设，推动技术水平提升，将DRG指标纳入月度讲评、绩效考核，持续推进"揭榜挂帅"能力提升工程，重点突破"急危重症深度精准治疗关键技术"，提升疑难病症诊治能力。四是建立DIP精细化运营分析体系。借助医保信息化管理系统，建立多维度、精准化运营分析模式，实时监测DIP核心指标，从医疗服务能力及效率、DIP结算指标、病例类型分布、分值区间分布等方面进行整体层面分析。同步开展科室及病种波士顿矩阵图分析，激发科室主观能动性，精准定位院内学科发展方向，发掘各科优势和专业特长，为病种结构调整提供依据，为学科发展提出合理化建议。五是加强成本管控，降低医疗费用。深挖ERAS（加速康复外科）增值效益，通过规范出院标准，开展假期手术、VGUs（老年医学外科虚拟病房）质控培训等，极大缩短平均住院日；持续规范防跌倒、压疮等护理措施，降低不良事件发生率。建立全成本核算体系，以全成本核算为过程管控，开展DIP病种成本分析，定位问题点，强化成本管控效果。通过医疗服务项目成本核算，进一步提升精细化管理水平，最终将成本DIP结余与医保DIP结余相结合，分析实际结余情况，为医院管理提供建议。落实国家集采药品及医用耗材政策，遵循合理诊疗、合理用药、合理使用高值耗材原则，有效管控医疗成本。增强医护人员劳务价值意识，提升临床科室有效收入，及时上报新技术、新业务，促进学科发展。契合医保DIP付费改革要求，利用RBRVS（以资源为基础的相对价值比率）+DRG/DIP绩效工具，建立体现知识价值的考评体系；对DIP核心指标进行分析测算，将CMI、医疗服务量等指标纳入临床科室绩效考核，进一步体现医务人员劳务价值。六是畅通与上级医保部门沟通机制。积极与医保局建立紧密的沟通谈判机制，真正发挥临床与医保局的沟通桥梁作用。针对目录库病种缺失、分值倒挂、辅助目录库缺失、新技术新业务等问题，积极建言献策；充分利用特病单议政策，挽回医院合理分值。积极参与医保局组织的座谈交流会，及时反馈日常问题，并充分展示医院综合实力、创新发展点、优势学科力量，为医院等级系数调整做好基础准备工作。

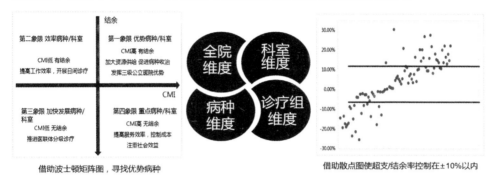

借助波士顿矩阵图，寻找优势病种　　　　　借助散点图使超支/结余率控制在±10%以内

图 23-2　精细化运营分析体系

维度	指标
医疗服务质量与能力	总费用
	次均费用
	次均费用增长率
	检查检验占比
	药占比
	医用耗材占比
	费用消耗指数
	平均住院日
	15 天再入院率
DIP 结算指标	DIP 入组率
	超支/结余金额
	超支/结余率（占住院收入）
	次均超支/结余

图 23-3　DIP 核心监测指标

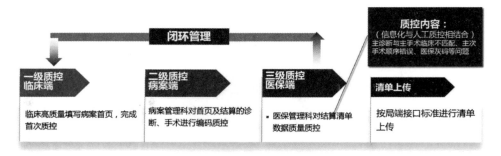

图 23-4 全流程质控结算清单

（四）建立完善的监测与评价机制，动态平衡彰显医院品质

在 DIP 付费资金有限的条件下，收入结构调整就成为重中之重。药品、耗材作为收入中占比较大的组成部分，如何合理降低药耗占比，需要内部控制发力。我院结合国家集采药品、集采耗材工作，以 DIP 指标为切入点，出台优先使用集采药品、医用耗材的管理规定，提出"一降一升"（药品、耗材占比下降，集采药品、耗材占比提升）的管理目标。

DIP 付费制度细化到每个患者，每个患者对应每个主诊医师，管好医生的"一支笔"，对于 DIP 管理具有关键的作用。因此，医院进一步强化内部控制，管理关口前移到医生端。在医保政策全覆盖培训的前提下，让医生清楚了解 DIP 权重／分值，关注医疗费用控费、合理用药、合理用材、合理医技检查。强化提高医疗服务收入占比，加大病种结构调整，促进诊疗水平提升，实现以"提质"提高医院运营质量和效益。

（五）DIP 精细化管理推动医院高质量发展

通过 DIP 精细化管理，我院急危重症救治能力得以明显提升，病种收治结构得以优化，重点专科实力进一步彰显。2023 年，我院获批国家创伤区域医疗中心建设单位，成为河南省创伤医学中心、河南省消化区域医疗中心建设单位，是中国生物物理学会肥胖症研究分会挂靠单位。医疗成本得以很好的控制，费用消耗指数、药耗占比、平均住院日持续下降，医务性收入呈上升态势。进一步加强与我院医联体单位合作，促进公立医院分级诊疗建设，医联体转诊量持续上升。医保支付制度改革下的医保精细化管理，进一步促进了我院的高质量发展，让患者获得有价值的、性价比优的医疗服务，医院在获得医保合理支付的同时，也大大促进了医疗能力的提升。

郑州市中心医院充分发挥试点医院效应，多次参加国内知名学术会议，并分享管理经验。2022年，院长连鸿凯受邀参加了"国家自然科学基金青年科学基金《价值医保视域下DRG付费改革的效果评价及政策优化研究》课题内部学术研讨会"，并作《精细化管理落实DIP支付制度改革》主题演讲；作为特邀嘉宾参加了国家卫生健康委医院管理研究所主办的"第六届国家疾病诊断相关分组(DRG)论坛暨首届全国DIP大会"，作《DRG驱动医院运营能力提升》主题演讲，并在中国医院协会医疗联合体工作委员会主办的中国城市医疗集团大会上进行经验分享。总会计师杜良莉在全国第二届DIP大会上，作《DIP支付制度改革下商保融入医疗体系的价值意义》主题演讲；医保办主任吴晓丽在全国第七届疾病诊断相关分组（DRG）论坛暨第二届按病种分值付费（DIP）大会上，作《DIP支付制度改革下医保与医院运营发展的深度融合》主题演讲，并多次带领团队参加知名学术会议，分享医保管理经验。2023年4月7日，我院承办了国家卫生健康委医院管理研究所主办的河南省DRG/DIP与医院高质量发展观摩会，省内外近350位医院管理者及业界精英齐聚一堂，共享这场医保支付方式改革的学术盛宴；2023年6月13日，我院作为郑州市唯一一家医疗机构迎接国家医疗保障局开展的中国医保支付方式改革三年纪行河南站调研活动，国家调研组领导对我院支付制度改革的整体认知度及精细化管理水平给予高度评价；2023年11月，我院被国家卫生健康委医院管理研究所评为"DRG/DIP实施对医疗质量的影响评价与医院精细化管理改进研究课题第二批培训基地（正式基地）"。相继荣获"2022年度全省医保支付方式改革先进单位""2022年度郑州市医疗保障工作先进单位""2022年度省直定点医疗机构医保管理工作先进单位"荣誉称号；我院的郑州市社科联课题项目《医保支付方式改革赋能医院高质量发展机制研究》顺利结项。医院还多次迎接国家及省内外领导、同行医院的参观交流活动，医院知名度不断扩大。

DIP支付方式改革，对医院管理产生了积极的、深远的意义和影响，医疗机构的内部管理必须更加精细化。更合理地控制医疗成本，更科学地规划科室发展，更高效地使用医疗资源，才能持续向价值医疗迈进。郑州市中心医院将会在前期运行成果的基础上，不断总结经验，提高认识，深化精细化运营管理体系，助力医院科学转型，实现医院高质量发展。

国家卫生健康委医院管理研究所

国卫医研函〔2023〕199 号

国家卫生健康委医院管理研究所关于公布 DRG/DIP 课题第二批培训基地遴选结果的通知

各课题单位：

为提升医保 DRG/DIP 支付方式改革下医疗质量水平，推进医院精细化管理，促进医保实践工作经验交流，近期我所开展了《DRG/DIP 实施对医疗质量的影响评价与医院精细化管理改进研究》课题第二批培训基地遴选工作，现将相关遴选结果进行公布，内容详见附件。

联 系 人：杨威 董四平
联系电话：010-81138536
电子邮箱：yangwei@niha.org.cn

附件：DRG/DIP 课题第二批培训基地遴选结果

国家卫生健康委医院管理研究所
2023 年 11 月 2 日

附件

DRG/DIP 课题第二批培训基地遴选结果

一、正式基地

（一）DRG 组

徐州医科大学附属医院

福建省南平市第一医院

南昌大学第一附属医院

山东第一医科大学附属省立医院

青岛市市立医院

武汉大学人民医院

湘潭市中心医院

佛山市第一人民医院

西安交通大学第一附属医院

（二）DIP 组

安徽医科大学附属阜阳医院

郑州市中心医院

广州医科大学附属第一医院

二、建设基地

（一）DRG 组

福建医科大学附属第一医院

武汉市中心医院

图 23-5　医院获得荣誉

第五篇

建设新文化

第24章

卓越文化引领　赋能品牌价值

关于文化建设，新时代以来，党中央给予了高度重视。2016 年，习近平总书记提出坚定"四个自信"，即道路自信、理论自信、制度自信和文化自信。习近平总书记说："文化自信是更基础、更广泛、更浓厚的自信，是更基本、更深沉、更持久的力量。"坚定文化自信要从建设中国现代文明和传承中华优秀传统文化两个方面入手，正如习近平总书记所指出的："在新的起点上继续推动文化繁荣、建设文化强国、建设中华民族现代文明，是我们在新时代新的文化使命。""要善于从中华文化宝库中萃取精华、汲取能量，保持对自身文化理想、文化价值的高度信心，保持对自身文化生命力、创造力的高度信心。"

医院文化建设是文化强国建设的组成部分。医院文化是医院价值观在其指导理念、经营思维、管理风格和行为方式上的反映。医院价值观是在医疗实践中逐渐培养起来并被医院职工广泛认同的观念形态、价值体系及其表现形式，是医院员工恪守的价值观念和行为规范。医院的文化管理是医院管理的最高境界。

郑州市中心医院集团在 70 年的发展历程中，积累了丰厚的悬壶济世情怀、救死扶伤情结、精益求精精神、默默奉献品质和精细管理风格，形成了中心医院文化。我们的医院文化集中体现了中心医院人的精神风貌，是医院发展的宝贵精神财富。它具有强烈的感召力和向心力，是推动医院不断走向卓越的不竭动力。

一、医院文化的核心价值观

2011 年 3 月 15 日，郑州市中心医院第三届二次工会会员代表大会暨三届三次职工代表大会审议通过了以医院愿景、医院精神、服务理念和工作理念为内容的医院文化核心价值观。

医院愿景：以人为本，规范管理，和谐医患，科学发展。

医院精神：创新、实干、敬畏、贡献。

服务理念：病人的需要是第一位的。

工作理念：求是、求实、求新、求和。

二、医院的十大卓越文化

2019 年，正值郑州市中心医院建院 65 周年，院党委发起了建设中心医院卓越文化的大研讨。大研讨的要求是，坚持继承与创新相结合、科学精神与人文精神相结合、发展共性与突出个性相结合。大研讨的目的就是建立起能解决医院发展的现实问题的卓越文化。

经过 4 个多月的反复讨论，数次修订，最终形成了由医院功能定位、围绕患者关切、技术核心要素、员工综合素养四个部分组成的郑州市中心医院十大卓越文化。我院四届二次职代会对此进行了认真的审议并得以通过。具体内容表述如下：

1. 建设国家中心城市标志性医院，做最好的自己。

围绕健康中国战略，服务郑州国家中心城市建设，实施差异化发展，争创国家区域医疗中心。将郑州市中心医院建成河南省医学中心，建成综合实力强大、品牌影响深远、百姓口碑响亮、国内业界认可的国家中心城市标志性医院。定每年的 10 月 21 日为院庆日，弘扬爱院精神；以"诚、敬、静、谨、恒"作为中心医院人为人处世的原则，做终身学习者；整合现有资源，让中心医院人能谋事干事成事。

2. 病人的需要是第一位的，创最佳体验医院。

以患者利益最大化为出发点，以尊重、友善的态度，为患者提供专业的医疗服务。共情，让医患彼此信任。

3. 践行"精益敏捷"，做郑州市民自己的医院。

精：即精准、精益求精，适应精准医疗时代要求，患者病情与医疗资源精准匹配，为每位患者正确选择和精确应用适宜的诊疗方法。益：即增加、群众受益，实现医源性损害最小化、医疗耗费最低化以及病患获益最大化。敏：即快速，迅速反应，急危重症"时间窗"内快速救治，日间手术快捷服务，住院"六个无"（无痛、无血、无栓、无应激、无感染、无风险）的快速恢复过程。捷：即便捷、快速高效，以高效快速的急诊救治体系满足患者的刚性需求；以以人为本的门诊服务满足亚急性患者的选择性需求；以精准化的健康管理服务满足群众互动式需求。以"精益敏捷"做郑州市民信得过的医院，为人民群众提供流程更科学、模式更连续、服务更高效、环境更舒适、态度更体贴的医疗服务。

4. 强化最佳"时间窗"理念，彰显医院品质。

时间就是心肌，时间就是大脑，时间就是生命！以优化的流程、精湛的技术、默契的配合，让患者在疾病的关键时期得到及时、准确的救治，赢得生命的黄金时间。

5. 创新驱动，紧跟世界技术先进水平。

创新引领未来。以提升急危重症和疑难杂症诊治水平为导向，着力推动内涵建设；以新技术、新业务为引领，开展精准医疗，实施品牌战略；强化重点专科、打造特色专科、提升弱势专科；紧跟国际，贴近前沿。

6. 弘扬工匠精神。

大医工匠，崇尚技术。工匠精神就是敬业奉献精神、精益求精精神、探索创新精神，是职业道德、职业能力、职业品质的集中体现，是工作态度，更是人生态度。大力弘扬工匠精神、技师精神，营造尊重技能、崇尚技能、人人学习技能的良好职业氛围，为推动建成卓越医院提供源源不断的动力。

7. 竞争合作精细化，质量安全可持续。

以差异化竞争谋发展。通过强化优势学科催生特色专科，通过较强学科间的合作实现"1+1＞2"的效果，通过精细化管理提升品牌效应。创建低感染医院，构建全员、全部门、全过程感染防控体系；以安全为基，以质量为本，建立健全质量安全、可持续发展体系，奠定医院高质量发展基础。

8. 来了，就是中心医院人。

"来了，就是中心医院人"，这是中心医院人的组织认同和文化共情。来自东海之滨的中心医院的初创者们，不仅带来了技能，还带来了兼容并蓄的海派优秀文化基因，它是我们引以为荣的宝贵精神财富之一，中心医院人代代传承。医院尊重、关怀每一位职工，为每个人提供良好的发展平台，致力于以职工满意来促进医院发展。每一位职工都是医院的梁柱基石，也是医院改革发展成果的共享者和最大受益者。同时，医院的发展需要个人利益服从集体利益，集体利益是任何个人的根本利益。践行"奉献、友爱、互助、进步"的我院白玉兰志愿服务精神，凸显精准奉献的社会价值，与医院共创共荣。

9. 做自媒体时代有影响力的健康管理者。

敢用、会用、善用新媒体是信息和"大数据"时代的要求。医院每一位员工要强化宣传意识和健康管理意识，充分利用自媒体平台，争当医院形象宣传员和在群众中有影响力的健康管理者。这是爱院如家的体现，也是个人社会价值的体现。

10. 践行 8S，实行 OKR、OGSM、卓越绩效管理。

坚持问题导向、目标导向，熟练运用 8S（整理、整顿、清扫、清洁、素养、安全、节约、学习 8 个英语单词的第一个字母，是一种管理法）和 OKR（目标与关键成果法）、OGSM（关键绩效指标）、卓越绩效管理等现代管理工具，做到目标明确、以终为始，要事第一、任务清晰，日事日毕、清单管理，秩序井然、素养提升。以卓越绩效管理提升品牌、价值、特色、竞争力，打造精益敏捷、追求卓越的医院。

中心医院十大卓越文化提出之后，以多种形式进行宣传、推广和传播，全院上下开展了学习活动。十大卓越文化已经成为 5,000 余名中心医院人共同的价值取向和精神指引。2022 年 1 月 26 日，我院隆重召开第四届五次工会会员代表大会暨第四届五次职工代表大会，听取审议并表决通过了对以医院愿景、医院精神、服务理念和工作理念为内容的医院文化核心价值观赋予新的内涵并增加了医院价值观项。

> 医院使命：生命守护，健康陪伴。
> 医院愿景：建设诊疗精准、管理精益、体验最佳的国家区域医疗中心。
> 医院价值观：精艺、敏捷、创新、卓越。
> 医院精神：创新、实干、敬畏、贡献。
> 工作理念：求是、求实、求新、求和。
> 服务理念：病人的需要是第一位的。

中心医院高度重视医院文化建设，在医院发展战略、中长期发展规划、院党委年度工作要点、医院年度重点工作等计划安排中，文化建设都占有重要位置。

随着医院的文化建设，医院的发展也到达一个新的高度。经过不懈的努力，我院形成了"一院多区、特色突出、实力强大、相互支撑"的现代医院集团式发展模式。

三、医院的感染防控文化

疾病诊疗的过程也是感染防控（以下简称"感控"）的过程。郑州市中心医院感控工作走过了从经验感控到循证感控，从基础感控到精准感控的路程，通过加强组织管理、建立健全制度体系、重视人才队伍建设，医院的感控水平不断提高。在感控实践中，我院形成了独具特色的感控文化。

2019 年 1 月，我院率先提出"创建低感染医院"，积极着手构建全员、全部门、全过程的感控体系及多专业、跨部门合作的管理模式。经过一段时间的努力，"低感染"已成为中心医院人的最佳实践之一，感控文化已深植于医院卓越文化之中，是医院医疗品质的璀璨明珠。

（一）患者感控 —— 双重风险转变为双重受益

1. 让患者受益。

人类健康史、医疗发展史、医学进步史的核心就是与病菌的搏斗史，感染的风险无处不在。病患遭受着病体与感染双重风险，我院以标准化的防控体系，最大限度地降低感染风险，让患者远离感染，加速康复。变患者的双重风险为双重受益。

2. 感染患者管理。

感染患者与一般患者分室安置，杜绝交叉感染。

3. 就诊期间培养患者良好的卫生习惯。

将就诊过程作为培养患者养成良好卫生习惯的过程，餐饮前、触摸口鼻和眼睛前、接触电梯按钮及门把手等公共设施后，洗手或手消毒；执行呼吸道卫生和咳嗽礼仪。

4. 终末消毒。

转科、出院后彻底进行清洁消毒。

（二）员工感控 —— 既做白衣天使，更做钢铁战士

1. 合理安置患者。

最大限度地保障感染患者单间隔离，高风险感染患者实施保护性隔离。

2. 严格执行手卫生。

保持手部干净清洁，保证接触下一位患者的手一定不是接触过感染患者而未洗的手。

3. 科学佩戴口罩。

进行一般诊疗活动时佩戴医用外科口罩；接触经空气传播或经飞沫传播的呼吸道传染病患者时佩戴医用防护口罩，并且要 4 小时更换一次。

4. 安全注射。

保障对接受注射者无害，实施注射操作的医务人员不暴露于可避免的风

险之中，注射后医疗废物不对环境和他人造成危害。

5. 诊疗操作规范。

严格执行标准预防及额外预防措施，诊疗流程规范，各类操作按照先一般患者、后感染患者依次进行。

6. 精准评估风险，实施综合感控。

评估患者感染高风险因素，采取合理干预策略，降低感染潜在风险。

7. 建立行为屏障。

不把上一位患者携带的病原体带给下一位患者，也不把病原体带回家；全过程、全方位保障患者、陪护、员工及家人安全。

（三）医院感控 —— 基础感控、循证感控、精准感控"三驾马车"并驾齐驱

1. "大感控模式"提升感染性疾病诊疗水平。

建立感染、感控、检验三足鼎立的"大感控模式"。感控先行，检验支撑，感染性疾病规范诊疗，国内顶级专家会诊，最大限度地保障高水平地诊疗感染性疾病。

2. 医院检验工作具备"一锤定音"的检测能力。

我院实验室达到生物安全二级水平，病原学诊断综合能力强，能科学指导临床诊疗。

3. 用药精准，"一剑封喉"。

严把用药指征，临床药师及时完善诊疗方案，合理用药，助力患者快速康复。

4. 统筹规划，保障先行。

最大限度地投入财力，医院设施设备配置充足，为各项防控措施的落实提供坚实的物质保障。

5. 诊疗用品安全合规。

重复使用的诊疗器械、器具和物品消毒灭菌合格率100%，一次性物品一次性使用。

6. 诊疗环境清洁安全。

定时清洁消毒，诊疗环境符合感控、传染病防控及医院卫生学要求，不把环境中的病原体带给患者。

7. 监测防护，"固若金汤"。

医院建立了完善的感染监控系统，提供实时预警，以及时发现感染散发病例、聚集性病例，做到科学防控；建立了完善的内镜清洗消毒追踪监控系统，实现对内镜清洗、消毒、储存、使用的全过程实施监控，保证每一条内镜都用得放心；其他还有消毒供应中心清洗包装灭菌质量监控系统、药学部合理用药监控系统等都充分发挥了大数据优势，信息化体系助力精准感控。

8. 多种措施并举，护佑安全。

Ⅰ类切口手术部位感染率在历次的全国绩效考核中连获满分，医院感染现患率远低于同级医院，形成了普通患者不感染，感染患者不蔓延的局面。严重感染患者即刻实施多学科诊疗（MDT），"线上＋线下"精准治疗，让患者在郑州市中心医院就能享受到国内知名专家的诊疗服务。

四、医院文化建设为医院卓越发展夯实基础

我院医院文化提出的愿景、价值观、精神、理念承载了一种精神追求，对个人来讲，它是思考人生、辨别是非的心灵尺度；对于科室来讲，它是凝聚人心、心理认同、共同奋斗的精神依据和推动力量。

医院各科室以医院十大卓越文化为总引领，制定本科室的愿景、价值观、精神、理念。明确要干什么、干成什么和怎么干。在共同的精神追求下，营造出"科室有生气、专家有名气、职工有士气"的发展环境。全院职工立足本职、凝心聚力，推动了医院各项工作走向卓越。

根据上级党组织的统一部署和要求，院党委积极开展"不忘初心、牢记使命"主题教育，以提升"战斗力"，增强"免疫力"，强化"约束力"为标准，加强政治学习，我院基层党组织的战斗堡垒作用得以加强。深化"一支部一品牌"建设，制订"医心向党·健康有我"活动计划，创党建品牌；党建工作扎实、

深入，在创品牌、立目标、促学科发展的医院工作实践中，打造"政治功能强、支部班子强、党员队伍强、作用发挥强"的"四强"党支部，持续推动医院高质量发展。由于卓有成效的党建工作，我院党委先后荣获郑州市直机关"双抓双促"党建引领高质量发展十佳基层党组织、中共郑州市委市直机关工作委员会"先进基层党组织"、郑州市卫生健康系统"先进基层党组织"称号，我院急诊党支部入选全国公立医院临床科室标杆党支部。

医院公益属性持续强化。2013年1月，我院成立了白玉兰志愿服务总队，如今注册志愿者已有4,600余人。白玉兰志愿总队坚持并深入细致地开展"健康中原行·大医献爱心""银杏相伴·健康同行""文明使者·服务先锋"三大志愿服务项目，惠及群众，为群众健康保驾护航，获得社会广泛好评，荣获全国和全省"最佳志愿服务组织"称号。精细化后勤管理水平持续提升，垃圾分类、智慧厕所、健康食堂、暖心开水等举措大大提升患者就医舒适度。

精细化管理助推内涵建设，实现管理的转型升级。被上级管理部门批准成为郑州市病案质量控制中心、河南省"按疾病诊断相关分组付费"试点医院，"按疾病诊断相关分组付费"试点医院全省只有四家，我院是郑州市唯一一家。加速康复外科的发展，打造舒适化医疗服务。2020年1月，我院骨科成为国家加速康复外科骨科试点单位，我院加速康复外科实现日间手术病种和外科科室全覆盖，初步形成了颇具特色的精准外科加速康复体系。我院的多学科诊疗模式优势凸显，急危重症快速救治中心优势持续巩固，其他如胸痛中心、卒中中心、创伤救治中心，在全国综合排名中位居前列。2019年5月16日，在高速公路上遭遇严重交通事故的王先生一家三口，在我院多学科团队与中牟县第二人民医院接力救治下转危为安。坚持"病人的需要是第一位的"服务理念，我院的多学科合作模式，致力于为患者提供标准化、连续性、精细化诊疗服务。2018年6月，甘肃17岁男孩辛云在郑确诊为暴发性心肌炎，中心医院多学科团队齐心协力，历经71天，曾经命悬一线的他最终和死神擦肩而过，出院回家……

"数据多跑路，患者少跑腿。"医院以全流程的"指尖上的医院"，构建起智慧医疗服务新模式。多卡融合、床旁结算、多区域多渠道、诊间支付、智能导诊、信用支付，让就医更便捷。抗击新冠肺炎疫情的战场上，无论是集团作战的同心协力，还是驰援武汉的义无反顾，都展示了中心医院人的责任和担当。"白求恩式好医生"是践行白求恩精神和医疗卫生职业精神的典范，是中国医师界的优秀代表和榜样。2017年，我院妇产科主任王雅莉荣获全国首届"白求恩式好医生"称号。我院积极参加"当代白求恩行动"，用实际行动为我国卫生健康事业的发展贡献力量。2018年，我院荣获"人文爱心医院"称号，同年，大外科主任李学民荣获第二届"白求恩式好医生"称号。首届郑州市好医生、值得患者后事相托的消化内科主任吴慧丽街头救人后默默离开，被全城寻找的河南最美护士丁妙文，先人后己、守护白衣天使职责的急诊科护士刘祥达，深坑救人的急诊科护士李瞳，冰河救人的急诊科护士王旭，等等，他们都是中心医院人中的优秀代表。

郑州市中心医院的医院文化建设熔铸着所有中心医院人的信仰追求、价值取向、精神品质和团队气质，医院文化为推动医院快速、高效、卓越发展，夯实了根基。

第25章

从舒心就医到精准就医
更佳的患者就医体验

一、国内外患者就医体验相关研究

"患者体验"的概念起源于 1986 年，由美国学者 Harvey Picker 提出，可以定义为患者对健康保健的体验，以及从患者那里收到的对这些体验的反馈，即通过获取患者就医过程中的体验和感受的反馈，找出医疗服务中需要改进的地方；通过有的放矢的改进，改善患者对医疗服务的体验，从而体现"以病人为中心"的思想。

美国医疗机构早些年就意识到，仅仅提供规范的医疗服务并不足以吸引患者，因为患者认为医院提供规范的诊疗服务是理所应当的。于是，许多医院管理层开始关注患者体验，将提高患者体验作为工作重点之一。美国著名医疗传媒公司健康领导者（Health Leaders）在 2009 年的一项调查中发现：被调查的医疗行业的高管人数超过 200，几乎所有这些人都认为提高患者体验将是未来的重点，其中 45% 的人认为这将成为他们未来 5 年工作的重中之重。

参与医疗市场患者满意度测量表研究的除了医疗机构，还有医保公司、社会调查机构等。其中，影响较大的有医疗服务质量监测量表（Quality of Care

Monitors，QCM）、咨询满意度量表（Consultation Satisfaction Questionnaire，CSQ）和外科手术满意度量表（Surgery Satisfaction Questionnaire，SSO）等。2002 年，欧洲机构研制出 Picker 患者体验量表（Picker Patient Experience Questionnaire，PPE），由传统的满意度问法转变为以患者为中心设计回答的问题。Picker 患者体验量表针对患者亲身经历过程中的事项，进行 8 个维度的满意度调查与分析、解答与问法。包括资讯与教育，协调整合的服务，舒适的物理环境，情感支持，尊重患者表达需求，家庭与朋友的参与，转换与接续的服务，整体感知等。该量表在全球范围内已成为患者体验的基本框架，也成为患者满意的度量表。

就国内而言，卫生部于 1991 年开发了《职工满意度调查表》《门诊和住院患者满意度调查表》《合同单位对医院满意度调查表》。由中南林业大学商学院教授甘瑁琴等研发的《消费体验满意度调查问卷》以施密特战略体验模块为框架，结合中国患者和文化特点，以体验的视角，即感官体验、情感体验、思考体验、行动体验、关联体验为基础，共分 5 个维度 20 项内容，对患者的医疗消费需求进行调查分析。门诊患者满意度从 2018 年开始纳入国家三级公立医院绩效考核的考核指标，门诊满意度评价自此成为风向标性指标，引领公立医院的发展。门诊满意度调查的问题维度包括挂号体验、医患沟通、医护人员应答性、隐私保护、环境与标识等多个方面。以上几项指标作为医院门诊提升患者体验的抓手，为实现从舒心就医到精准就医提供了有益的探索方向。

二、舒心就医

舒心就医是患者在门诊就医过程中最想获得的服务体验。郑州市中心医院门诊以智慧医院建设为主线，以预约诊疗精准化为途径，以支付手段多样化为依托，以志愿服务和社工活动为助力，借助综合服务平台搭建志愿接力式服务，共同营造舒心就医的诊疗环境。

（一）预约服务精准化

2019 年 1 月《国务院办公厅关于加强三级公立医院绩效考核工作的意见》发布，预约诊疗工作被纳入公立医院绩效考核，成为 55 个核心指标之一，指标导向逐步提升。为解决患者预约挂号难、排队环节多、等候时间长等突出问题，满足老百姓看病不再烦心的最大愿望，医院将预约诊疗建设工作列入 2019 年门诊核心工作，明确要求"提高预约精准度，优化号源到分钟"。由门诊办公室牵头负责，先后制定了《门诊预约诊疗管理制度》《门诊号源管理制度》，实行预约实名制，建立了预约"爽约单"制度，对预约爽约、取消次数频繁等行为进行约束。

预约诊疗，如同一道贴心的桥梁，缩短了患者与医院之间的距离，医院在追求预约量的同时，也在追求预约品质的不断提升。医院提供多种形式的预约服务：包含学习强国平台、河南省预约挂号平台（118114）、郑好办 App、互联网医院、支付宝生活号 / 小程序、96595 电话、院内自助机、HIS（医院信息系统）诊间、官方网站、人工窗口、第三方预约平台等十余种预约途径，支持医保电子凭证、身份证、医保实体卡、人脸识别等多种有效证件和证明方式的预约诊疗；落实分时段、精准到分钟的预约；精细化号源系统设计，通过大数据精准测算，实现不同科室特点、不同出诊医师人数、不同专家看诊习惯的个性化预约。为解决医师因临时工作需要造成的停、改诊问题，医院还探索了一键停、改诊提交，由门诊排班员统一审核，审核完成后，患者收到停、改诊短信通知，及时提醒患者进行改约，合理安排时间，把管理和服务落到实处。

为了让更多的人享受到预约诊疗的便利，对于需要帮助的年迈体弱、行动不便、智能手机使用不顺畅的群体，医院还提供更多的人性化服务，如志愿者、导医协助预约，人工电话 24 小时服务等。同时，门诊导医服务部为进一步做好医院与患者之间的沟通桥梁，扩大"医院粉丝群体"，做好候诊的增值服务，由护士主导的候诊区"一起健康吧"互动小讲课，根据患者需求，邀请门诊专科专病出诊医师一同走进候诊区，融入患者，拉近医患距离，增强医患沟通，2023年共宣教27,375场次。这项活动开展以来深受广大患者的好评。

自我院开展预约诊疗工作以来，我们采取了一系列旨在提高服务效率和质量的措施，让就诊患者都能得到及时的诊治，医院的预约诊疗率稳步提升，从2019年的5.70%提高到2023年的70.39%；患者预约后平均等待时间逐年下降，从2019年的68分钟降低到2023年的15分钟。

（二）支付方式多样化

支付，是门诊服务的辅助环节，却是患者门诊活动的关键内容之一。它不是单一节点，而是散布在整个门诊服务各环节中的前置节点，是所有患者都需要经过的环节。支付作为改善医疗服务的重要内容，历来受到各级卫生健康主管部门和医院的高度重视。对于患者来说，缴费不排队不跑趟、看病更快捷，是他们最大的愿望。

我院率先在全市医疗机构中开展市医保电子结算，并成为门诊慢病处方共享平台建设试点。2019年，为解决缴费排队难题，医院推行诊间支付。在门诊设置自助机56台，遍布门诊各个楼层，每个楼层都配备导医护士对使用自助机出现困难的人们进行指导；每个诊室设置一个扫码墩，为患者手机支付扫码提供便捷服务；优化指引单，在检验检查单和药品处方单左上角设计有支付二维码，患者可以通过移动设备扫码支付。提供包括银联扫码墩、线上销售点情报管理系统即云pos、微信、支付宝、电子医保、院内自助机，聚合支付等线上、线下多种支付方式。2019年10月至12月，今日头条、《河南日报》《河南工人日报》《郑州日报》《郑州晚报》、河南电视台、郑州电视台等十多家媒体分别对我院推出的诊间支付措施进行了专题报道。自推行诊间支付以来，诊间支付比例逐年提升，2023年占比达94.31%。

作为河南省首家"信用医疗"试点医院，2019年11月，我院推出"信用医疗"并正式"上线"运行。患者在门诊诊疗前，通过认证个人信息，以签约的方式获取使用信用额度支付的服务授权，授权成功的患者，可在当日所有诊疗过程结束后，通过手机或人工窗口以"只付一次"的方式进行结算。"信用就医"快速推广，大大简化了患者就诊流程，缩短了平均诊疗时间、提高了门诊非医疗服务质量，实现了郑州市商鼎分"信易医疗"激励场景。2023年7月，按照医院进一步完善使用渠道、拓展应用场景、扩大覆盖人群的统一要求和部署，门诊办公室、信息科、财务科等多部门联动推进，医院"信用医疗"正式接入郑州市城市大脑工程，在郑州的"信用医疗"平台正式落地。资格审核"一键通"、信用额度授权、诊后结算"一键通"，通过大数据中心"郑好办"平台也能实现，进一步强化了患者就医的便捷感。医患关系，也是信任关系，"信用医疗"带给患者的是一种舒心的医疗体验。

（三）门诊一站式综合服务

我院始终坚持打造"舒心就医"品牌，在门诊大厅显要位置设置了门诊"一站式综合服务中心"，公示服务内容、办事流程等，不断优化门诊服务流程、完善服务措施、提高服务效率，有效引导患者快速、准确地到达办理事项区域，一站式解决患者就诊需求。

门诊一站式综合服务中心服务项目多，服务内容由原来的21项拓展为现在的44项，主要为前来办理业务的群众提供挂号、导诊、金融服务、医保服务、政策咨询、代邮寄检查结果、受理投诉建议、打印复印、业务盖章、便民设备租借、业务集中办理等服务，做到"一窗受理，一站服务，一章管理"。

门诊一站式综合服务中心每天都接待不同的患者，发生在这里的感人故事数不胜数。

门诊大厅一站式综合服务中心一片繁忙，"耳鼻喉科在六楼""直梯在右手边""一楼有内科知名专家，同时我们这里还有北京、上海的专家，可以供您选择"等的应答声不绝于耳。

导医朱梦华注意到一位大娘看起来不太舒服，快步走到身边询问情况，大娘说她早上做检查不能吃饭，这会儿肚子有点儿不舒服。朱梦华说："这边先休息下，安排您优先检查，之后马上带您在自助售卖机上买些食物，吃点东西，看看会不会缓解。"边说边搀着大娘走向检查室。

一位粗心的爸爸把自己7岁的小孩丢失，来综合服务中心求助，导医王娜立刻联系各楼层分诊台护士和志愿者寻找。孩子 10 分钟之内被找到，家属感激万分，脱口而出"郑州市中心医院人真好"。

一位年迈的患者蹒跚地走进了医院门诊，他身体虚弱，行动不便，眼中透露出一丝迷茫，导医刘宁看到后，立刻迎上去，微笑着搀扶，询问情况并给予帮助。

这是常发生在门诊综合服务中心的小事，导医姑娘们带着对工作的热情与责任，认真观察和对待每一位患者，持之以恒地把优质服务体现在自己的行动上。

我院还推出了特色服务，如提供门诊检查检验集中预约服务。超声检查一直是医技检查排队难的重中之重，是门诊环节中的堵点。门诊办公室于 2018 年 11 月 10 日组建了"超人圈"，应用问卷调查法、头脑风暴法、文献研究法进行现状调研，动态收集超声患者检查的相关数据，实施了"超声检查前预准备""合理分流患者""医师人力资源管理""智慧超声医技预约"等一系列措施，成功缩短了门诊超声检查等候时长，减少了患者就医时间成本，提高了超声资源使用效率。超声科检查等待平均时间由之前的 95 分钟降低至 30 分钟 7 秒。

在超声检查集中预约成功实施的基础上，门诊办公室于 2019 年 10 月，在河南省率先开设了"门诊医技检查预约中心"。预约中心依托信息化支撑，设置医技检查预约窗口，实行"当日事当日毕"。随后，医院又将该模式升级为"住院、门诊医技检查全预约模式"，即建立全资源预约平台，统一号源池，改变原有患者至各医技科室分散预约的方式，各医技检查项目设立互斥原则，将检查项目统筹安排在同一天的相邻时间段，同时开通手机预约、电话预约、自助机预约、现场预约、病区预约等多途径预约方式，实现临床科室、医技科室、患者三方信息互联互通，患者根据预约时间至医技科室检查即可。这一措施减少了诊区拥堵及患者空等现象，提升了服务效率。患者办理业务等待时间明显缩短，门诊患者的满意度逐年提升。

（四）门诊接力式服务

我院长期践行"病人的需要是第一位的"服务理念，坚持以优质服务树立良好社会口碑，建设最佳体验医院。2023年2月23日，门诊全面启用"服务我接力，温暖在传递"免费精准接力陪诊服务。该项服务措施是在不增加人力成本的前提下，充分调动门诊现有的医师、护士、技师、志愿者等人力资源，多渠道发现有需求的患者并施以救助。施救对象，一是由护士主动寻找的行动不便、表述不清、高龄无陪护服务的人群，二是医生专家在接诊过程中发现的需要提供陪护服务的人群，还有一些是外地患者主动求助和对环境和流程不熟悉的患者。对求助者，以接力的方式进行帮助。其服务内容有多项，如精准分诊、导医、巡诊陪同、代报代取、代缴代取、代取药、住院手续办理等。

为了进一步做好该项服务，门诊部于2023年11月15日正式在手机端实现"线上陪诊预约服务"，主要针对高龄老人（80岁以上）、残障人士或行动不便的患者提供免费预约陪诊。

自接力服务措施实施以来，截至2023年，得到接力服务的患者共1,569人，听到最多的一句话是："没想到能有这待遇！"

接力服务中发生了许多感人的故事。

程女士深受腰椎疾病折磨，需要不定时往返郑州市中心医院进行复查、理疗。又到了复查的时间，以往程女士由其爱人照顾陪诊，这次不巧，爱人需要照顾家中突然身体不适的老人，孩子太小不能陪诊。无奈之下，程女士在郑州市中心医院互联网医院微信公众号上看到门诊预约陪诊服务的信息，她第一时间在手机上预约成功。导医组长刘宁接收到预约信息后主动联系了程女士，了解其身体情况及需求后，就诊当天早早安排好导医在门诊大厅综合服务中心备好轮椅等待程女士。程女士8：25到达门诊，导医协助其挂号取号后于8：31就诊于骨科，8：42在志愿者陪同下前往放射科进行核磁共振检查，9：20骨科回诊，回诊结束后在导医护送下离院。就诊过程顺利，从入院到离院，总耗时约60分钟。程女士就医每一站均有医护人员或志愿者陪同,帮助其挂号、缴费、预约检查、代取报告、就诊指导等。在随访时,程女士感慨地对工作人员说:"你们这里陪诊不仅不收费,服务还这么到位,给你们点个大大的赞!"

接力服务开展以来,门诊导医承担着艰巨而又温暖的使命:细心观察,伸出援助之手,帮助、安慰患者;也是这个使命,让她们收获患者的微笑。她们以温暖的接力式服务带给患者舒心就医体验。

(五)门诊社工服务和志愿者服务

社会工作介入医疗服务是很早就存在的社会现象。

英国约在 1880 年就有慈善医院和地方医疗机构聘用社会工作者,美国的医务社会工作开始于 1905 年的马萨诸塞州总医院。中国在 1921 年,北平协和医院创立了医院社会服务部,之后南京鼓楼医院、上海仁济医院等也相继设立了医疗社会服务部。1952 年后中断,改革开放后恢复。2000 年,北京大学深圳医院建立了"社会工作部"。2023 年,国家卫生健康委、国家中医药局发布的《关于开展改善就医感受提升患者体验主题活动的通知》中明确提出,建立医务社工和志愿者制度,鼓励设置医务社工部门和岗位。

郑州市中心医院于 2018 年成立了医务社工部,设在门诊办公室。医务社工部致力于做医患沟通的"链接者",打造门诊诊疗"舒心就医"品牌。

医务社工部的工作关注事前、事中、事后全过程。

事前,识别风险点,实现全系统各部门的上下联动、左右协同,联合安全保卫科、信息科预警联动,共同防范、干预医患冲突苗头问题。对投诉涉及的重点环节实现全程质量管控。

事中,引入专业社工以第三方视角介入门诊投诉处理,共协调处理各种患者反映问题 930 件。利用社会工作专业理念和工作方法,拓宽医患互动形式、打通患者心声倾诉渠道。认真分析患者诉求,发现医患沟通盲点和错位点,及时沟通、及时解释、及时化解。

事后,聚焦典型案例,分析患者诉求,重点关注流程不畅、沟通欠缺等门诊投诉事件，以案促改，优化门诊服务。加强流程化管理，利用管理工具复盘投诉，补齐短板，堵塞漏洞，畅通流程化衔接，培养工作人员的主动服务意识和技能，实现闭环管理。

医务社工部还积极学习贯彻习近平总书记在全国卫生与健康大会上的指示精神，坚定不移地执行预防为主的方针，努力为人民群众提供健康服务和健康保障。将患者的健康作为工作的另一个重点，积极发挥"链接者"的作用，链接中国社会福利基金会芳香病房项目，促进试点病区住院患者康复；广泛吸纳社会爱心团队为来院就诊患者提供常态化爱心服务。社工深入病区访谈患者 130 人次，挖掘 9 例病区个案、开展 3 个小组工作，转介民政慈善等资源解决患者救治困境；搭建"一起健康吧"义诊平台弥合医患信息差；开展主题义诊健康宣教项目，搭建线上线下、院内院外体系化诊疗通道；推广极简就医，延伸医疗服务，拓展专科技术宣传范围，深度挖掘医疗服务可及性，扩大医疗覆盖率。共组织活动 404 次，涉及社区、学校、地铁站、公园等多个场所，服务群众 37,310 余人次。广泛宣传了健康理念，提升了群众的健康素养，对促进医疗服务优质发展也起到了重要作用，得到了上级部门的认可和社会各界的广泛好评。

"一起健康吧"被评为优秀志愿服务项目，先后荣获"郑州市社科普及 2022年度优秀志愿者团队""郑州市慈善公益组织最具公信力项目""郑州市最具影响力慈善项目""中原区新时期文明实践志愿服务优秀项目"等荣誉称号。

院内外丰富多彩的志愿者活动是舒心就医的又一个亮点。为满足门诊患者多元化需求，医院安排了院外爱心志愿者，这些爱心志愿者来自高校、社会志愿组织和个人，为有需要的患者提供门诊志愿服务。服务内容包括指引、秩序维护、视频问诊、接力式服务、剪发等。通过对招募的社会爱心人士、高校学子、离退休职工等各方人士进行常态化、规范化、集中化专业培训，不断扩大志愿服务活动的影响力，构建医院人文关怀氛围，树立绿城使者文明形象。截至目前，白玉兰志愿服务总队先后获得多项荣誉，被全国宣传推选学雷锋志愿服务"四个100"先进典型活动组委会评为"优秀志愿服务组织"，被河南省精神文明建设指导委员会评为"最佳志愿服务组织"，被郑州市精神文明建设指导委员会评为"郑州市优秀志愿服务组织"，被中原区精神文明建设指导委员会评为"中原区最美志愿服务队"。

我院组织开展的医务社工和志愿者工作极大地提升了医院人文关怀氛围，让就诊患者切实感受到了医院"病人的需要是第一位的"卓越理念，涌现出许多感人故事。

> 2021年初春的一天，一位头缠纱布、步履蹒跚的退休老人到医院门诊就医，经诊断需要住院治疗，老人在门诊出口处徘徊，医务社工部魏海英主任发现后，主动上前询问。老人自述祖籍广东，早年间来郑工作，目前丧偶独居，因无人照顾，拒绝住院治疗。了解到老人的情况后，魏主任安排医务社工给予关注。医务社工和家庭医生一起上门为老人做健康检测，在家庭医生和医务社工的耐心沟通下，老人同意住院，医务社工协助老人办理住院手续及搬送住院所需物品。老人多次感激地说："你们比我的家人还好！"

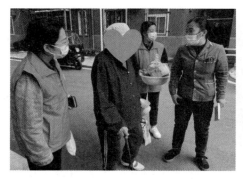 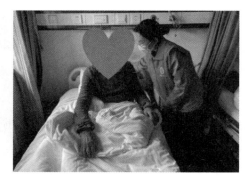

图 25-1　从社区接独居老人住院　　　　图 25-2　慰问住院独居老人

（六）环境标识改造和持续优化

患者来到医院，因环境陌生和不了解诊疗环节、就诊流程，往往无所适从。设置清晰醒目准确的导引标识，显得至关重要。我们在门诊楼显要处设置了医院各部门的各种指示标识；在患者行走路线上的各衔接处，做了醒目的位置标识，并根据使用情况进行了三次标识系统的优化和升级。

结合就诊环节，将患者需要了解的各种诊疗程序、流程及专家、技术信息等，以流程图、动画短视频等形式进行展示。以减少患者往返、就近诊疗为原则，对门诊楼各层的科室布局进行整合，做到让患者在不超过 50 m 范围内一站式解决就医。

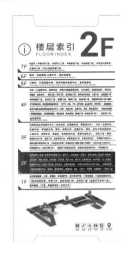 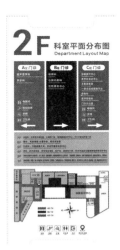

图 25-3 老版楼层索引标识 图 25-4 升级版楼层索引标识

门诊楼各关键部位均设置安全警示标识，卫生设施、特殊患者的特殊需求设施、各种方便临时生活需求的设施等随处可见。诊室及候诊区域的布置处处干净整洁、宽敞明亮、温馨祥和。

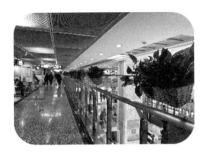 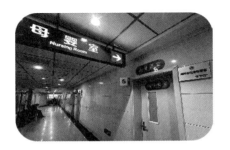

图 25-5 整洁温馨的就诊环境 图 25-6 郑州市优秀母婴室

以上措施方便了患者就诊，也增加了良好的就医体验。郑州市中心医院门诊围绕"舒心就医"的全流程，不断提升医疗服务的舒适化、智慧化、数字化水平，着力打造流程更科学、模式更连续、服务更高效、环境更舒适、态度更体贴的医疗服务模式，强化贴心服务，不断完善综合服务体系，让患者不断增强就医获得感。

三、精准就医

郑州市中心医院的精准医疗，以医学亚专业不断分化为背景、医疗技术的精细化发展为保障、患者需求为导向、专科专病门诊和 MDT 门诊为载体，不断地践行医院"精益敏捷"的卓越文化理念。

（一）专病门诊建设

专病门诊是新近发展的一种门诊服务模式。它是以某种疾病或症状命名的门诊，其坐诊或参加的医生对本病有专长。专病门诊以患者为中心，方便患者快捷找到所需医疗资源，具有提高诊疗准确率和高效性的优势，利于医院集中力量开发核心技术、打造品牌特色、提供优质服务。

我院专病门诊随着患者的需求和医院对科室亚专业的细化而逐渐丰富起来，截至 2023 年，开设专病门诊 79 个，包括肥胖症门诊、疝病门诊、胆石症门诊、房颤门诊、高血压门诊、癫痫病门诊、脂肪肝门诊等，专病门诊平均每月接诊量达到 2,500 人次。专病门诊受到了患者的充分好评。

24 岁的巴图尔生活在呼和浩特，日常爱好就是下班健身。不知什么原因，他左边大腿根突然凸起一个肿块，经当地医院检查，诊断为腹股沟疝，接受了开放的腹股沟疝手术。术后活动不便，很多东西不能吃，也不能使劲儿。3年后，疝气复发。他在抖音上看到了郑州市中心医院胃肠、疝与腹壁外科主任高磊所治患者有 80 岁老人也有 3 岁小宝宝，特别是做完手术后患者肚子上贴的小创可贴让他好奇。于是，巴图尔驱车两天一夜，前来郑州市中心医院找高主任。他在手机上成功预约日间手术，第二天接受了手术治疗。高主任选择腹腔镜下全腹膜外腹股沟疝修补术（TEP）。

这个手术是在腹膜外的一道网眼上全部覆盖了疝气的内环口，无须再进入腹腔，相对来说对腹腔的干扰要小一些，肠胃道的恢复也会更快一些。做完手术两天后，巴图尔踏上了返程之路，临走他说：郑州真的很美！专家水平真高！

（二）MDT 诊疗模式

多学科诊疗模式（MDT），即由多学科专家针对某一种或某一系统疾病的病例进行讨论，在综合各学科意见的基础上为病人制订出最佳的治疗方案的治疗模式。MDT 模式最早于 20 世纪 60 年代由美国梅奥诊所提出，90 年代后经过得克萨斯大学安德森癌症中心（The University of Texas MD Anderson Cancer Center，UT MDA）等医疗机构正规化后迅速发展。

门诊多学科"一站式"诊疗模式的出现，使得医疗由过去的"患者围着医生转"转变为"医生围着患者转"，变"单兵种"为"多兵种"协同，可将误诊误治降到最低，缩短患者诊疗等候时间，增加治疗方案的可选择性。

在成立多学科诊疗团队之前，涉及多系统的疑难复杂疾病患者，往往要辗转周折于多个诊室，是患者投诉的隐患。

针对患者因辗转于各诊室而引起投诉的情况，我院门诊成立了三种模式的多学科诊疗团队，分别是多学科门诊、门诊疑难病例会诊和固定团队多学科会诊。

多学科门诊。由多学科医生以固定时间、固定地点、固定专科的形式进行综合诊治，增强了疾病诊断的精确性，使患者一次就诊就可以得到多名不同学科专家的联合诊治。目前已开设 5 个多学科门诊,包括肺结节多学科门诊、肥胖糖尿病多学科门诊、肾上腺相关高血压多学科门诊等。截至目前，已有 3,000 多名患者在多学科门诊接受诊疗服务。

门诊疑难病例会诊。首诊医生提出申请后，门诊专家立即组织相关专业医生对患者病情进行分析研判，综合提出诊疗方案，避免了患者的重复转诊、复检，提升了患者就诊的效率，也避免了患者因延长时间、增加经济负担的顾虑而放弃治疗的可能性，提高了患者就诊的自觉性。

固定团队的多学科会诊。在约定的时间里对某一类特定病种由相关临床和医技部门的专家会诊，提出适宜患者病情的最佳诊断和治疗方案，然后由相应的多学科团队进行联合诊断和治疗。目前，我院有多发性骨髓瘤、消化系统肿瘤、疑难重症感染等多学科团队 19 个。

目前，我院多学科门诊覆盖 12 个专科和 40 个病种，门诊疑难病例会诊涉及所有专科和病种，并设有专门的门诊 MDT 专干，负责协调和组织会诊。

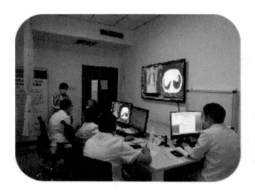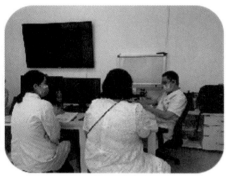

图 25-7　MDT 门诊

多学科诊疗团队成立以后，疑难复杂疾病的患者能够得到精准诊疗，极大方便了患者，获得了各界好评。

一患者以"孕 26 周,复杂先天性心脏病术后"为主诉就诊妇产科门诊，医生初步研判后申请门诊多学科会诊，邀请心脏外科、心血管内科、生殖内分泌科、超声医学科、麻醉科 5 个专业共同会诊。经科室专家会诊，结合患者身体状况,提出专业诊疗意见。患者及家属对会诊结果相当满意，要求继续妊娠。患者说：一次性解决问题，真方便。不用来回挂号候诊，节省时间，还能同时听取多位医生的诊疗意见。

郑州市中心医院在长期坚持"病人的需要是第一位的"卓越理念及以精湛诊疗技术为核心竞争力的基础上，紧扣医学发展，从舒心就医到精准就医，打造最优体验医院，实现医院卓越发展。

第26章

探索无偿献血激励举措　护佑人民健康

一、我国献血事业的历程

我国献血事业经历了有偿献血、义务献血、无偿献血三个阶段。中华人民共和国成立初期，我国医疗机构的血液来源完全是有偿献血，那时，医疗临床用血主要依靠个体供血支持。由于血液安全性及有效性无法得到保障，有的采供血机构检测技术落后，一些传染性疾病无法查验，致使经血液传播疾病的现象时有发生。1958年，我国开始向专门采供血机构发展，成立血站或血液中心。义务献血始于1965年，国务院批准在7个大城市建立血站，开始有计划、有组织、按系统地分配献血指标，由相关单位的志愿者义务献血，献血后给予献血者一定营养补助费。1978年国务院批准落实的《卫生部关于加强输血工作的请示报告》中正式提出"义务献血"。1984年，全国开始倡导无偿献血，1998年，颁布了《中华人民共和国献血法》，此后我国无偿献血事业快速发展，取得了令人瞩目的成就。

二、无偿献血事业的现状

近年来，全国无偿献血量有所下降。根据《中国红十字会2023年度报告》，

2023年全国无偿献血量为1.2亿单位，比2022年下降了15%，创下了近10年来的最低值。其中，有18个省的献血量低于全国平均水平，有6个省的献血量低于全国最低标准。此外，献血者的数量也在减少，2023年全国无偿献血人数从2018年的1,520万下降到了1,200万，献血率也从1.12%降到了0.87%，远低于联合国世界卫生组织推荐的1.8%。因此，鼓励更多的人献血，需要采取更有力的措施。首先，应通过调整献血与用血的规定，让献血证真正发挥作用，激励更多人献血。其次，应提升献血点和献血服务人员的服务质量，提供一个友好的献血环境和专业的服务，让献血过程成为一种积极愉快的经历。最后，还需要关注献血者的健康状况，消除他们对献血健康的疑虑。

近年来，郑州市中心医院积极贯彻落实健康中国战略和健康中原行动精神，更好地满足人民群众多层次、多样化健康需求，不断提升健康管理和医疗服务质量水平，进一步满足高效救治急危重症患者用血需求，提升服务品质。在院党委的领导下，以社会主义核心价值观引领干部职工，全院干部职工不断提高政治站位，坚持"人民至上、生命至上"理念，始终以献血者体验为重心，多措并举完善献血活动，全方位、多维度提升无偿献血服务水平和献血者满意度，积极营造尊重、爱护无偿献血者的良好氛围，共建"我为人人人人为我"的公益性事业氛围。助力国家创伤区域医疗中心建设、河南省消化区域医疗中心建设。

三、积极开展无偿献血工作

自2013年以来，我院组织参加无偿献血人数累计达5,319人次，1,000余名职工加入了造血干细胞库，累计献血量高达136万mL。医院无偿献血相关制度确立以来，医院无偿献血量有较为明显的增长，但目前献血量的增长已经进入一个较为缓慢的阶段。血液中心献血量持续下降，存在季节性、周期性的用血短缺现象。随着医疗技术的不断提升，临床用血量需求的持续增长，急危重症创伤患者的紧急救治，对医疗服务、用血量的需求迅猛增长。

为解决临床用血量缺乏问题，院工会翻阅了大量资料，查询全国各省市对无偿献血这一爱心行为所实行的激励优待政策，积极探索无偿献血激励措施。综合分析无偿献血主要人群分类，充分考虑不同人群的不同需求，结合实际情况，因人制宜制定对无偿献血者的激励政策。同时，加强无偿献血的宣传、教育、组织和动员工作，把无偿献血工作纳入医疗质量安全可持续服务体系之中，探索全员行动、精细化管理、零缺陷保障的无偿献血创新模式。

四、创新宣传模式，建立激励机制

（一）弘扬"无偿献血　爱心奉献"理念

无偿献血是弘扬救死扶伤、无私奉献的人道主义精神的具体体现，是临床用血供应、血液质量安全的重要保障。通过定期开展形式多样的无偿献血宣传教育活动，树立无偿献血爱心奉献理念，激励职工积极参与。通过向职工直系亲属、患者及家属、周边社区居民和社会公众宣传《中华人民共和国献血法》、无偿献血的意义及适量献血有益健康等知识和无偿献血、免费用血的相关政策，形成了中心医院献血点面向各受众群体的"1＋N"宣传模式，让更多适龄健康人员积极主动参与无偿献血活动。持续推进无偿献血工作，弘扬"人道、博爱、奉献"的红十字精神，保障临床用血。

（二）建立健全无偿献血奖励机制

对于无偿献血者，建立激励机制。医院职工层面，给予献血者荣誉褒奖和鼓励，根据连续献血次数，年度给予不同的称号及奖励，同年度献血两次的"优秀无偿献血职工"在职代会中进行表彰。社会人士层面，给予献血者体检卡，献血者可根据相应爱心值的体检卡，来我院至体检科选择适合自身的体检套餐，进行体检。在体检科服务台设立"无偿献血人员健康体检窗口"，全面了解体检者身体状况，为其设计合理的个性化的体检套餐，重视对其后期的健康随访，为社会无偿献血人员提供健康增值服务。从而扩大郑州市中心医院无偿献血影响力，让更多的人民群众参与到无偿献血活动中，让他们感受到中心医院对无偿献血者的温暖与关爱。

五、推动无偿献血可持续发展

（一）内部激励举措

加强对无偿献血职工的人文关怀，激励广大职工积极参与无偿献血事业，持续优化职工无偿献血工作。我们修订了《郑州市中心医院职工无偿献血制度》，完善献血工作方案，规范献血流程。以各种形式向本院职工及其直系亲属、家人，本院患者及患者亲属宣传无偿献血政策，普及无偿献血的科学知识。

根据年度工作计划安排，组织相关科室职工参加每周二"日常献血"活动，每周二献血车都会开到医院门诊楼前，从而带动了患者家属及陪护参与到无偿献血队伍中来。每月定期在院内开展以不同形式的"主题献血""应急献血""日常献血"等无偿献血活动。深入开展"一次定向精准献血，升华亲情终身朋友"活动，先后组织了"新年献爱心·行动传真情""献血做表率·白玉兰志愿者在行动""酷暑献爱心·行动传真情"等无偿献血活动，组织广大职工以履行公民义务为光荣，本着关心社会、关爱他人的精神，积极参加到光荣的无偿献血队伍中来。全力保障临床用血需求，保证急危重症患者得到及时高效的救治。

一手抓无偿献血健康宣传，一手抓志愿服务，院工会为适龄健康职工成立无偿献血志愿者服务队伍，完善职工志愿者血型数据库，统计全院职工志愿者个人信息共 3,518 名，其中 A 型血 930 名，B 型血 1,226 名，O 型血 1,010 名，AB 型血 352 名。同时，每年新入职职工加入志愿者队伍，将不断注入新鲜血液。应对"血荒"时期，储备献血资源，为保证"精准献血"的及时高效性，用实际行动践行人民至上、生命至上的理念。

（二）社会激励举措

医院事业发展部开展"社医联动公益行"，走向周边社区进行义诊相关活动；医院健康管理中心开展"健康321"活动，为"健康小屋"服务定期开展健康讲座；医院定期组织开展无偿献血宣教活动，普及《中华人民共和国献血法》，宣传无偿献血的意义、无偿献血和免费用血的相关政策，科普适量献血有益健康等知识，营造无偿献血光荣的良好氛围。

结合"学雷锋纪念日""世界献血者日"等纪念日，与周边各单位党组织联系，将党建活动与献血相结合，充分发挥党建引领作用，动员广大党员积极参加无偿献血活动。以中心医院献血站为中心，深入周边社区、周边各友好单位、周边地铁口，将主题献血、纪念日活动、党建活动有机结合，建立多部门合作、全社会参与的无偿献血机制，由点到线，由线到面，密切配合，形成合力，打造"热血中心医院"特色服务品牌。

（三）拓宽宣传媒介

通过郑州市中心医院微信公众号、视频号等网络媒介，定期宣传无偿献血活动，充分利用新闻媒体和院报院刊、网站、LED屏、自办电视节目等自媒体平台，宣传无偿献血健康知识和献血流程。讲好身边故事，引领志愿献血行为，营造健康文化氛围。与医院周边地铁站、公交站的有关部门联系，摆放或张贴中心医院无偿献血活动公益广告；在全院门诊、急诊、各病区健康宣教栏放入中心医院无偿献血公益宣传彩页；以无偿献血为主线，加强健康宣传教育工作。设立无偿献血健康宣教专栏，制定健康宣教手册，采用多种形式为无偿献血者提供无偿献血指导、饮食指导、康复运动指导等。

六、不断完善无偿献血激励措施

每月度、季度、年度对献血人次、献血人群及献血量进行统计、汇总分析，适时优化宣传方式及奖励机制，完善献血工作方案，规范献血流程。

为加强对无偿献血职工的人文关怀，激励广大职工积极参与无偿献血事业，我们不断优化职工无偿献血工作，细化加分细则等奖励机制：职工献血成功给予 200 元营养费，献血职工凭献血证当天休假半天，献血职工职称晋升中凭本人献血证，根据献血量和献血次数给予加分。

同一年度参与两次献血职工，评选为"优秀无偿献血职工"，给予荣誉奖励，并在职代会上进行表彰；连续三年参与献血的职工，评选为"无偿献血之星"，给予荣誉奖励，并在职代会上进行表彰；连续五年参与献血的职工，评选为"无偿献血达人"，给予荣誉奖励，并在职代会上进行表彰。职工直系亲属（父母、配偶、子女）成功献血，该职工在职称晋升中可凭直系亲属献血证，根据献血量和献血次数给予加分。

对参与我院无偿献血活动的社会人员，送上免费体检卡。献血 200 mL 送 100 爱心值体检卡，献血 400 mL 送 200 爱心值体检卡。在体检科服务台设立"无偿献血人员健康体检窗口"，为无偿献血者设计并提供科学的、个性化的体检服务。以对无偿献血者的关爱与暖心，扩大我院无偿献血影响力，让更多的人民群众参与到无偿献血活动中。

七、无偿献血激励措施实施效果

2023 年，我院总体献血情况与 2022 年相比，献血总人数增加了 347 人，同比增长率为 49.36%，年献血量增加了 12.13 万 mL，同比增长率为 44.45%。2022 年度献血两次的"优秀无偿献血职工"在职代会上受到表彰的共 7 人，2023 年度献血两次的"优秀无偿献血职工"在职代会上受到表彰的共 121 人，人数增加了 114 人，同比增长率为 1,629%。其中，自 2023 年 12 月正式实行最新无偿献血激励措施后，2023 年 12 月献血量数据统计与 11 月相比，献血人数增加了 320 人，环比增长率为 865%，献血量增加 9.36 万 mL，环比增长率为 709%。取得明显效果。

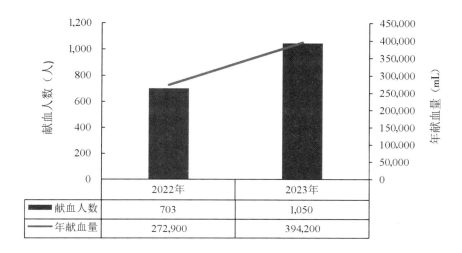

	2022年	2023年
■ 献血人数	703	1,050
— 年献血量	272,900	394,200

图 26-1　2022—2023 年医院献血情况

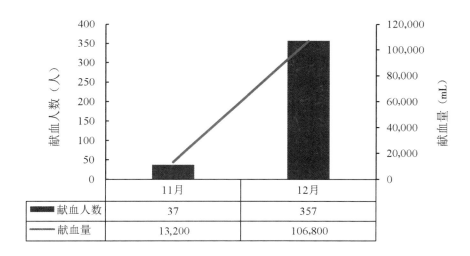

	11月	12月
■ 献血人数	37	357
— 献血量	13,200	106,800

图 26-2　2023 年 11—12 月医院献血情况

郑州市中心医院先后荣获"全国无偿献血促进奖"、河南省"学雷锋见行动 无偿献血我先行"先进集体、河南省"无偿献血优秀团队"、郑州市"无偿献血先进集体"荣誉称号。2024 年 1 月 8 日，国家卫生健康委发布《关于进一步做好无偿献血者激励奖励工作的通知》，《通知》要求："各地应高度重视无偿献血者激励奖励工作，进一步贯彻落实《献血法》，制定订完善落实献血者激励政策的具体实施细则。"这充分证明我院制定无偿献血的激励措施是正确的，也具有远见性。今后，郑州市中心医院将持之以恒地做好无偿献血的宣传工作，持续改进与完善相关激励措施。始终践行"病人的需求是第一位的"服务理念，履行社会公益职责，大力提倡和弘扬无私奉献和献血救人的人道主义精神，让无偿献血事业发扬光大。

第27章

深化清廉医院创建
激活高质量发展"廉"动力

清廉医院创建行动是贯彻落实习近平总书记关于全面从严治党和对卫生健康事业作出的一系列重要指示精神的具体实践，是清廉河南建设的重要组成部分，也是推动医院高质量发展的重要保障，更是回应人民群众关切和期盼的民生工程，是现阶段落实全面从严治党、强化医疗卫生行业监督管理的重中之重。

医疗卫生事业面对人群广泛，医疗机构的运行管理涉及大量人员、资金、设备、药品、耗材等，相对应的医疗腐败的风险也会增高。党的十八大以来，国家深入推进党风廉政建设和反腐败斗争，高度重视医疗行业的党风廉政及作风建设。2021年国家卫生健康委联合国家医保局、国家中医药局制定的《医疗机构工作人员廉洁从业九项准则》为广大医务人员划清了基本行为底线。清廉蔚然成风，各地纷纷开展清廉医院建设。

河南省卫生健康委2022年以"清廉医院创建十大行动"为抓手，深入开展清廉河南建设清廉医院创建行动，重点监管医疗机构及其从业人员的执业行为。2023年5月，河南省卫生健康委又发布全省卫生健康系统医德医风九项倡议，以前所未有的力度和举措推进党风行风清廉建设。

郑州市中心医院积极贯彻落实习近平总书记关于全面从严治党和对卫生

健康事业重要指示精神，积极围绕省卫生健康委"清廉医院创建十大行动"，坚持党建引领，把准清廉医院建设"方向盘"，推动实施具有中心医院特色的清廉医院建设五年行动计划——"一二三四五六七廉洁工程"，即落实"一个工作目标"，压实"两个责任"，紧扣"三色主体"教育，开展"四大主题活动"，完成"五个重点领域监管"，持续"规范六大行为"，加强"七大体系建设"，多措并举，扎实推动清廉医院创建上台阶、出成效，进一步实现"党风清正、院风清朗、医风清新、行风清明"的清廉医院创建目标，为实现"建设诊疗精准、管理精益、体验最佳的国家区域医疗中心"愿景提供坚强保障。

一、党建引领树方向，压实"两个责任"

"两个责任"即党委主体责任、纪委监督责任。郑州市中心医院多措并举，把清廉医院建设贯彻落实到各项业务、各个环节中，积极构建廉政风险防控体系，强化对权力运行的制约和监督，全方位织密织牢清廉医院建设保障网，营造风清气正政治生态，推动全面从严治院向纵深发展，以实际行动诠释维护人民健康的初心和责任，确保医院健康发展、高质量发展。

院党委坚决扛起清廉医院建设的政治责任，把清廉医院建设摆在重中之重的位置，坚持以党的政治建设为统领，以制度建设为支撑，以"关键少数"为重点，把清廉医院创建融入医院发展全过程、各方面。认真贯彻落实习近平总书记关于"始终抓好党风廉政建设，使不敢腐、不能腐、不想腐一体化推进有更多的制度性成果和更大的治理成效"重要指示精神，充分发挥医院党委把方向、管大局的领导作用和党建示范引领作用，精心安排部署。组织党委委员、纪委委员、分院院长、行职重点科室负责人等召开"清廉医院创建行动工作研讨会"，制定《郑州市中心医院清廉医院创建五年行动计划》和《郑州市中心医院年度清廉医院创建实施方案》及《郑州市中心医院2023年清廉微单元（元素）选树工作方案》，成立工作专班，层层召开动员会和专题学习会，充分利用文化长廊、OA网、钉钉工作广泛开展学习宣传，营造了浓厚的清廉氛围。

二、聚焦"三色"教育，弘扬廉洁从业"主旋律"

郑州市中心医院坚持以文化人，培根铸魂，不断创新廉政教育形式和内容，采用精准化、特色化警示教育，使廉政教育更有针对性和实效性，有效提高警示教育的震慑力。创新"红黄绿"三色教育模式，深化理论武装，坚定理想信念；坚持示范引领，自觉对标对表；开展警示教育，规范廉洁用权，形成学习有榜样、时时有提醒、处处有警示的良好氛围，使广大党员干部、职工，不试"黄灯"，不闯"红灯"，永走"绿灯"通道。

（一）"红色"警示

医院定期召开警示教育大会，学习《典型案例通报》，观看廉政教育片，参观廉政教育基地，生动、形象、直观地让党员干部看到腐败的严重危害。通过以案明纪、以案释纪、以身说法，给党员干部"上发条"、敲警钟，引导党员干部常思贪欲之害、常怀律己之心、常修为政之德，时刻做到自重、自省、自警、自励。近两年，医院在重要节日前夕共召开集体廉政谈话 20 余次，传达学习典型案例 20 余次。

（二）"黄色"提醒

运用监督执纪"四种形态"，坚持问题导向，坚持对苗头性、倾向性问题抓早抓小，防患于未然。在重要时间节点向全院职工发送廉政短信、廉政倡议书，自清廉医院创建行动开展以来共下发监察建议书 36 份。给全院干部职工亮起警示"黄灯"，及时制止、及时提醒，让权力边界更清晰，风险意识、责任意识和为人民服务意识更强。

（三）"绿色"引领

持续开展以"讲述身边故事，诠释榜样力量"和"平凡岗位平凡事，讲述身边好故事"为主题的褒佳式好医生好职工先进事迹报告会和"我的初心故事"报告会等活动，使职工学有榜样、行有示范。

三、创新宣传载体，营造崇廉尚廉"好氛围"

近年来，郑州市中心医院厚植清廉文化，探索清廉医院创建新路径。通过开展"扬清廉之风，做清廉职工——'五廉'行动"系列活动，不断筑牢干部职工廉政思想防线，涵养廉洁自觉。

（一）播廉于网

运用网络积极传播廉洁理念，开展"清风有约 携手接力"廉政教育活动。2023 年，在重要节日前夕共召开集体廉政谈话会 5 次，传达学习典型案例 6 次，并在节前下发风清气正有关要求通知；日常通过医院微信群发送廉政短信，在钉钉"守正自律群"中发送廉政文案、教育视频、以案促改案例等信息供大家学习讨论。在医院 OA 网开设清廉医院专题板块，飘窗显示廉洁口号，"即点即廉"，上传以"廉政篇、警示篇、励志篇、教育篇"为主的清廉文化内容。

（二）融廉入院

举办"清风课堂"，开展"清廉守望幸福"系列活动，征集"我身边的廉洁故事"百余篇，廉洁从医微视频、摄影 30 余个，廉洁亲情寄语 300 余篇，并汇编成册。采用讲述、音乐、舞蹈、视频相结合的形式，组织"讲劳模故事 做出彩中心医院人"职工代表主题报告会，优秀职工代表用最朴实的语言讲述他们立足本职岗位践行党的初心使命、恪守廉洁从业要求，弘扬劳模精神、工匠精神的先进事迹；同时，将先进事迹收集汇编成册，让大家学有榜样，对标看齐，在全院形成崇廉拒腐、尚俭戒奢的浓厚氛围。

（三）寄廉于学

举办"清风课堂"，支部书记、重点岗位"关键少数"上讲台讲政治、讲党性、讲纪律、讲自律、讲监督、讲担当，实现廉政党课全覆盖。一是定期召开年度党支部书记述廉述学考核会，院党委成员进行现场点评，与会人员对党支部书记、中层干部、护士长进行年度测评。二是每年对"德能勤绩廉"考核排名后 1/3 的骨干人员进行提醒谈话。三是定期组织学习《医疗机构工作人员廉洁从业九项准则》等相关行业规范、行业准则。四是党委书记带头上廉政党课，院党委领导班子深入联系各支部开展廉政教育。

（四）倡廉进科

开展"清廉科室"创建活动，打造科室廉洁文化墙，其内容涵盖党风廉政建设、廉洁行医、依法执业、科研诚信、意识形态等方面，推动科室将"清廉科室"创建与业务工作深度融合、齐头并进。

（五）廉廊入园

打造廉洁文化长廊，聚焦全面从严管党治党，突出医院工作特色，兼具思想性、观赏性、先进性和教育性。

四、加强行风建设，打好作风建设"组合拳"

（一）提升综合服务能力

实施"青清医师成长计划"工程，结合医院开展的诊疗组长能力提升训练营活动，在让年轻医师提升技术水平时同步提升廉洁意识和风险防范能力。启动第二批"揭榜挂帅"关键技术工作，实施年度十大能力提升举措，落实十大质量改进目标，着力打造一支敢于创新、努力钻研的技术团队，营造比作风、比能力、比业绩、比贡献的良好氛围。

（二）规范医疗服务行为

始终把群众反映强烈的"看病难、看病贵"问题作为清廉医院创建工作重点，以"三合理一规范"为重点，扎实开展不合理医疗检查专项治理行动。实行周例会、月通报讲评制度，及时整改存在问题，规范诊疗，保持较低水平的次均就医费用。积极完成药品和耗材集中带量采购任务，建立高值医用耗材重点监控、超常预警和评价制度。加大重点监控辅助用药监管力度，对"双十"即抗菌药物和常规用药使用量前十进行管控，定期对不合理用药的品种、科室及医师个人进行全院公示，对于累计 3 个月临床使用不合理率超过 10%的重点监控辅助用药停止采购，经药事管理与药物治疗学委员会讨论停止全部中药注射剂采购，优化患者用药结构，节省医疗资源。

（三）强化医德医风考评

良好的医德医风是构建和谐医患关系的根本。医院常态化开展医德考评工作，制定《郑州市中心医院医德考评制度》，成立考评办公室及工作小组，量化考核标准，将廉洁行医、技术能力和服务能力、医疗质量、患者满意度等纳入年度医德考核范围，将医德医风考核痕迹化、档案化、规范化，并将考核结果运用在人事综合考评、职称晋升、评优评先等方面，对医德医风考评优秀者予以奖励加分或优先推荐等。在医院显著位置公布医务人员收受"红包"的举报途径，建立完善社会监督员制度，采取明察暗访等办法加大对医务人员收受"红包"线索的发现力度。对不知情或不可抗"红包"建立上缴登记制度，对查实的违规人员坚决予以严肃处罚。

（四）强化以案促改促治

每季度各党支部纪检委员轮流开展"讲故事、查风险、汲教训"活动，将廉政图像、廉政规定、廉政故事讲好吃透，切实做好以案促改促治工作。把警示教育与加强廉洁风险防控体系建设、加强党员干部队伍思想建设结合起来，推动清廉医院创建向更高水平迈进。深入开展"一老一小一青壮民生领域腐败和作风问题""'7·20'特大暴雨灾害追责问责""医药购销领域专项以案促改"等专项活动。

（五）强力推进集中整治工作

2023 年，省、市卫生健康委部署了集中整治医药领域腐败问题工作。院党委高度重视此次集中整治工作，第一时间召开党委会传达学习国家、省、市卫生健康委关于开展医药领域腐败问题集中整治工作会议精神，成立以党委副书记、院长为组长、纪委书记为副组长的集中整治工作领导小组，并组建工作专班专项推进。同时，制订郑州市中心医院《医药领域腐败问题集中整治工作方案》，明确工作要求、工作步骤和责任分工，确保集中整改工作落实到位。召开各级各类动员会、推进会，将会议精神在最短的时间内传达到各支部、各科室，覆盖到全体党员、干部和每一名职工，实现横到边、纵到底，无死角、全覆盖。根据集中整治内容，医院积极开展自查自纠，特别把"院内"关键少数"和关键岗位的腐败问题，聚焦药品、器械、耗材"带金销售"等易发多发腐败问题和"涉及医保基金使用的腐败问题"作为重中之重进行排查。医院对各个重点科室和重点岗位人员严格实行周报告制度，筑牢思想防线，营造风清气正的政治氛围。医院在抓好问题整改的同时，举一反三，规范管理，制定出台郑州市中心医院《关于不合理取酬专项清退工作实施方案》《关于医疗及科研学术活动廉洁自律管理制度》《医药代表院内拜访工作人员管理规定》等规章制度，建立监督和管理长效机制。

五、强化监督检查，打造监督执纪"新引擎"

（一）构建医保基金监管新格局

多部门联合制订《医保基金监督管理专项检查工作方案》，成立医保基金安全管理小组，常态化开展检查；上线医保智能审核系统，强化对医保基金使用全流程监管，确保医保基金得到安全、合理、高效使用。实行临床科室、医保基金安全小组、医疗保险管理委员会三级医保基金质控管理，开展月督导通报制度。在医保基金安全三级质控下，医疗行为得到不断规范，确保医保基金安全合理高效使用。

（二）严格高值耗材管理

以数字化转型为抓手，开展 SPD（医用耗材管理模式，S，Supply，供应；P，Processing，加工、处理；D，Distribution，配送）医用耗材的精益管理，使医用耗材供应商的管理由"一对多"变成"一对二"，提升管理效率。上线医用耗材信息管理系统，实现医用耗材全生命周期可追溯管理；提高智慧管理成熟度，实现重点监控耗材、集采耗材数据可视化监管；以患者为终端对象，打造植入介入耗材零缺陷管理。上线骨科耗材管理系统，实现骨科耗材扫码验收、扫码预入库、扫码计费、扫码退货等全过程扫码追溯。深化精细验收，严把耗材质量关，制定验收专项流程，定岗定人，通过技能培训、比对国家医疗器械唯一码数据库，使用放大镜/显微镜精细验收，确保耗材的合规性、安全性。多部门联合成立工作专班，每月对网采价格、出入库单据、"两票制"（药品生产—流通—医院过程中的两张发票）落实等内容开展督导检查，优先采购使用集采药品，确保超标完成。成立病历核查专班，每周开展骨科耗材、心内介入耗材等高值医用耗材使用核查，开展"病历＋归档病历"核查、评析、通报。

（三）薪酬改革提质增效

医院以着力体现医务人员知识和技术劳务价值为导向实施了 RBRVS（以资源为基础的相对价值比率）绩效改革模式，在医、护、技、药等不同岗位构建考核体系，将技术水平、疑难系数、工作质量等作为绩效分配重点指标，使医务人员薪酬真正体现知识价值和技术价值。同时，绩效设计向关键和紧缺岗位、高风险和高强度岗位、高层次人才、业务骨干和作出突出成绩的医务人员倾斜。进一步健全以公益性为导向的考核评价机制，强化公立医院公益属性，调动全院医务人员积极性。

六、利用科技助廉，拧紧重点领域"安全阀"

（一）构建智慧内控体系，防患于未然

医院上线"智慧风控系统——内部控制信息管理系统"，通过各模块的相互贯通，实现"内控、业务、财务"三融合。一是每季度开展内部控制检查，实现"强内控、防风险、促合规"的管控目标，合同拟定基本实现线上申请和审批，规范合同管理，促进事前论证审核、事中执行记录和事后追踪问效，防范、化解重大合同风险。二是借助内控信息化系统，形成对专项资金录入、使用、监管、绩效评价的闭环管理，做好《专项资金管理制度》落实。三是严格按照公务接待费、公务用车运行维护费等具体审核要求，对报销的公务接待费、公务用车运行维护费、因公出境费进行审核。

（二）加强信用管理，构建诚信体系

坚持"分级分类、动态管理、客观公正、实事求是"的信用管理原则，建立全院职工、业务往来供应商及合作银行信用管理体系，根据信用评价依据对供应商进行信用等级评价，并实施信用评价动态管理。近两年共发现一般失信供应商52家，予以约谈、警告；严重失信供应商14家，纳入"黑名单"，终止与其合作。2022年，医院还将科研诚信管理纳入职工信用档案，及时追踪各项惩处措施的落实情况，做到发现一起、查处一起，及时录入，及时通报，严肃处理。目前，已完成2016—2021年存量论文和2016年以来科研项目诚信自查工作。

（三）做好院务公开，强化群众监督

积极运用信息化手段，全面加强院务公开工作，及时公开涉及"三重一大"和与职工、群众利益相关的信息。上线"郑中心纪清医码"，在互联网医院、门诊大厅、住院服务中心、电梯入口等处的显著位置，张贴"郑中心纪清医

码"，就医群众通过手机扫码进入监督举报平台，点击"我要举报"，填写违规违纪行为发生的时间、地点、基本事实等可靠的线索或必要的证据，即可在线反映医务人员收红包、拿回扣等违反《医疗机构工作人员廉洁从业九项准则》的相关问题。及时反馈答复，做到"码"上监督马上办，不断织密清廉医院创建监督网。为此，医院聘请顾问和义务行风监督员 90 人，对医院诊疗活动进行深度体验，对医德医风、职业道德、行业纪律与医疗服务行为进行监督检查，对医院发展建设建言献策。这些措施的落实，对提升患者就医体验、树立医院良好社会形象起到积极作用。

七、弹好协奏曲，绘制清廉医院"新风貌"

自清廉医院创建以来，全院职工谋事干事工作热情日益高涨，政治生态风清气正，患者就医体验不断提升。近两年，医院共收到锦旗 858 面，表扬信 867 封，退还红包 150 余人次、金额达 20 余万元，是患者心目中真正的"无红包"医院。获河南省唯一一家"提升医疗服务十大举措标杆单位"，多届蝉联"河南省群众满意医院"。医院信用体系建设被《郑州动态》、信用中国（河南·郑州）、国家级信用信息平台《新华信用》分别进行报道。2022 年，医院被郑州市纪委监委认定为清廉医院示范点，名列清廉医院创建优秀示范点榜首。《郑州日报》、河南日报顶端新闻、学习强国、《清廉郑州建设工作简报》先后对郑州市中心医院清廉医院创建工作进行报道。医院党委副书记、院长连鸿凯在郑州市纪委监委召开的"清廉郑州工作推进会"上作典型发言，纪委书记靳凤梅在全省卫生健康系统清廉医院创建行动现场会作交流发言，在郑州大学附属医院清廉医院创建行动工作交流会议上，靳凤梅书记作交流发言，纪检监察室主任高兵作《信用为基 创新引领 助推清廉医院建设》特色论文分享。2023 年 10 月 29 日，郑州电视台《清风茶社》节目以"书记谈清廉——清者医正心，杏林沐'廉风'"为题，采访报道了中心医院清廉医院建设工作亮点和创新做法，党委副书记、院长连鸿凯，纪委书记靳凤梅，行风监督员代表接受采访。连院长在采访中表示，医院将锚定目标，踔厉奋发，努力为健康郑州贡献中心医院健康解决方案。

我们将持续深化行业作风和信用体系建设，建立健全监督制约体系。以务实重干的精神，竞逐未来的信心，全力打造医疗技术顶尖、医疗质量过硬、医疗服务高效、医院管理精细、人民群众满意的高水平现代化医院，全力营造风清气正政治生态，为郑州市中心医院高质量发展保驾护航。

第28章

信用为基　助推医院卓越发展

在党的二十大精神指引下，郑州市中心医院党委高度重视信用体系建设，坚决贯彻习近平总书记关于信用体系建设系列重要讲话精神，认真落实国家和省、市关于社会信用体系建设的各项部署要求，紧密结合行业特点和工作实际，积极探索新形势下加强公立医院信用体系建设的新思路、新举措，以廉为本、以信为基，大力营造党风清正、院风清朗、医风清新、行风清明的良好政治生态和信用环境，不断提升人民群众对医院的信任度和满意度，推动医院高质量发展再上新台阶。

一、信用体系建设是社会发展的需要

党和国家高度重视社会信用体系建设。2014 年，国务院发布了《社会信用体系建设规划纲要》，《纲要》提出："信用体系是社会主义市场经济体制和社会治理体制的重要组成部分。"它"以树立诚信文化理念、弘扬诚信传统美德为内在要求"，"目的是提高全社会的诚信意识和信用水平"。推进社会信用体系建设，增强社会诚信、促进社会互信是社会发展和进步的需要。

医院作为关乎人民群众生命健康的社会组织，其诚信度、公信力对于构建和谐医患关系、促进社会和谐健康发展有着特殊的作用。随着医疗改革不断深入，医院的诚信体系建设具有重要的现实意义。新时代下，加强医院信用体系建设，增强医院员工的诚信意识，营造诚实守信、履约践诺的良好医院文化氛围，是医院卓越发展、高质量发展的重要工作，是健康中国建设、提升人民群众就医体验和健康获得感的必不可少的重要条件。

二、建章立制，筑牢医院信用体系建设根基

2020年初，在郑州市卫生健康委的精心指导下，郑州市中心医院重塑现代医院信用管理理念，率先在郑州市卫健系统推动医院信用体系建设。在院党委的高度重视下，在院长的大力支持下，由纪委书记牵头各职能部门，成立了医院信用管理委员会和信用体系建设及管理工作专班。在此基础上，我们制定了《郑州市中心医院信用管理办法（试行）》《郑州市中心医院职工信用评价标准》等一系列信用管理制度。信用体系管理委员会、工作专班和相关职能科室明确职责分工，从全院职工、供应商及合作银行三个方面，分级分类开展信用评价和动态管理。通过信用体系制度和医院文化建设，扩大信用体系建设工作知晓率，拓宽信用知识宣传的广度和深度，在全院上下牢固树立起以诚信为荣，以损害患者的利益为耻，以诚信为基，处处为患者需求着想的职业观念。积极倡导"诚实守信、合法经营"，净化营商环境，构建"亲清共赢"新型医商关系，树立行业清廉新风。

郑州市中心医院

院内文〔2020〕8 号

郑州市中心医院
关于成立信用体系建设及管理工作专班的通知

各分院、各科室：

为加快建立医院信用体系，倡导诚实守信，有效防范风险，营造高品质的医院信用环境，推动医院高质量发展，根据习近平总书记在党的十九大报告中提出的关于社会信用体系建设重要指示精神和国务院办公厅印发《关于加快推进社会信用体系建设构建以信用为基础的新型监管机制的指导意见》（国办发〔2019〕35 号）、《河南省加快推进社会信用体系建设构建以信用为基础的新型监管机制实施方案》（豫政办〔2020〕7 号）及《郑州市社会信用体系建设规划（2016—2020 年）》（郑政办〔2016〕79 号）等相关文件精神，医院积极推进信用体系建设及管理工作。现将有关事项通知如下：

一、成立医院信用体系建设及管理工作领导小组

图 28-1　医院信用体系建设及管理工作专班文件

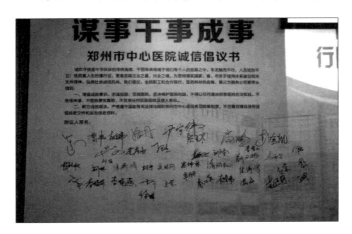

图 28-2　医院信用体系建设启动会全体人员签名承诺

三、多措并举，推进信用体系应用落实

（一）持续优化医院信用环境

医院信用体系管理委员会办公室依据《郑州市中心医院职工信用评价标准》《郑州市中心医院职工失信行为评价标准及惩戒措施》和职工信用档案记录等，对职工进行信用评级认定，并采取相应的激励和惩戒措施。我们制定的职工信用指标体系分为信用极好、信用优秀、信用良好、轻微失信、较重失信、严重失信 6 个等级。职工信用评价以信用积分形式表现，基础分为 100 分，初始评定信用等级为 A 级，良好信息加分，不良信息扣分。信用评价等级为 B 级、C 级、D 级的职工，依照《郑州市中心医院职工失信行为评价标准及惩戒措施》予以处罚。信用评价等级为 AA 级、AAA 级的职工在各类年度考核、发展党员、评先评优、职称晋升、提拔任用等予以优先推荐。失信职工可通过作出信用承诺、完成信用整改、提交信用报告、参加公益慈善活动等方式进行信用修复。截至 2023 年，全院职工共有 1,961 人次获得信用加分，2 人因违纪被信用减分。职工信用评价工作开展以来，崇尚诚信、践行诚信的良好行为规范在医院已蔚然成风，并有力推动了医院职工志愿活动的开展。

医院党委通过加强对关键岗位、关键少数及重点人员管理，凡涉及"三重一大"（重大事项决策、重要干部任免、重大项目投资决策、大额资金使用）、民主集中制、党务院务公开以及与职工、群众利益相关的信息，都必须做到"应公开、尽公开"。充分利用"道德大讲堂""先进事迹报告会""三合理一规范"（合理治疗、合理检查、合理用药、收费规范）、"专项治理医疗机构工作人员廉洁从业九项准则"等系列诚信主题学习宣传教育活动，普及信用知识，增强全员诚信意识，让诚信做人、诚信医疗、诚信服务融入每一位员工、每一项临床诊疗行为、每一个环节上，自觉遵守国家法律法规，严格规范执业行为，坚决杜绝医药购销领域不正之风。加强医院诚信管理，着力构建医务人员诚信从业的良好信用环境。

（二）不断细化诚信医疗服务举措

郑州市中心医院坚持"病人的需要是第一位的"文化理念，坚决做到廉洁诚信服务，落实各项便民利民措施。

在诊疗服务方面，我院医务人员要严格遵守诊疗规范和技术操作流程，合理检查、合理治疗、合理用药，杜绝夸大病情、过度医疗、诱导医疗等医疗欺诈行为，不以虚假广告等不正当手段欺骗、诱使患者就医、招揽患者。

在医疗质量安全方面，我院建立了完善的医疗质量管理体系，全面落实医疗质量和患者安全的核心制度，实施重点岗位、重点科室的重点监控，及时发现医疗质量和安全隐患，及时有效地防范和控制医疗风险。严格执行病历书写和病案管理制度，坚决杜绝篡改病历行为；推行临床路径管理，建立健全医疗质量与医疗安全持续改进方案；不断建立健全医疗质量和医疗安全的定期检查、监督机制，落实整改措施，保障医疗质量的持续改进。

在规范医疗收费方面，严格执行国家物价政策，医院及科室严格按照物价部门核定的收费项目、收费标准，规范收费，按规定出具费用清单和电子票据。严格管理医疗服务收费和药品价格，在注重经营和成本核算的同时，努力降低患者医疗费用。严格执行医保政策，依病情收治患者，不发生套取、骗保、挂床收费、降低门槛收治患者的行为，禁止诱导过度医疗的行为。

在提升患者就医体验方面，2019 年 9 月，医院在河南省率先创新推出了门诊"信用就医"服务，将"一一付费"变成"一次付费"，简化就诊流程，缩短患者就诊时间，真正实现"让数据多跑路、患者少跑腿"，进一步提升患者就医体验，让更多守信者实实在在地感受到"诚信有价""诚信有感""诚信有益"。我院的"96595"服务平台热线，是郑州市首家把医院内资源的调度中心和对外服务通道整合在一起的服务平台。平台热线 24 小时免费服务，全面承担健康咨询、预约诊疗、医联体双向转诊、综合调度、四级随访、投诉建议、满意度调查等工作，手机端就能解决患者及临床的需求，真正让百姓"把健康装进口袋里"。

（三）积极营造严谨求实学风

我院高度重视科研诚信和作风学风建设工作，先后制定了《科研管理临床研究不良事件报告制度》《科研管理违背科研诚信原则不良事件报告制度》《侵犯他人知识产权不良事件报告制度》《郑州市中心医院科研诚信规范和学术不端行为处理办法》，并通过网络向全院公布。从管理制度、存量论文、在研项目、教育培训等方面开展科研诚信与作风学风建设工作，对近年来医院人员发表文章情况进行检索和梳理，共收集论文自查表 736 份、科研项目自查表 172 份，均未发现有涉及违反科研诚信的相关行为。将科研诚信教育纳入全员特别是医学科研人员执业培训和教育体系中，广泛树立科研诚信意识，营造良好学术氛围。

郑州市中心医院文件

郑中心院〔2021〕80 号

郑州市中心医院
关于印发科研诚信规范和学术不端行为
处理办法的通知

各分院、各科室：

现将《郑州市中心医院科研诚信规范和学术不端行为处理办法》印发给你们，请结合工作实际，认真学习并贯彻执行。

2021 年 5 月 31 日

— 1 —

图 28-3 科研诚信规范和学术不端行为处理办法

（四）深度构建医商"亲清"合作关系

我院相关职能部门全面建立供应商和合作银行信用信息档案，根据信用评价依据进行等级评价，分为信用优秀、一般失信、严重失信。同时对供应商及合作银行进行严格的日常监管，强化动态管理，实行信用预警、信用承诺和"红黑名单"管理机制，将信用评价结果作为医院筛选合作方的重要参考依据。信用评价为一般失信的，将其列入重点关注对象名单，关注期限半年，并予以约谈、警告，视情节严重程度给予限制采购、限制支付、拒付质保金或终止合作等处理，在重点关注期限内再次发生失信行为的，将其纳入"黑名单"；信用评价为严重失信的，直接纳入"黑名单"，报医院信用管理委员会审核、医院质量与安全管理委员会备案，经院长办公会研究通过后，终止其合作关系，并视情追究其法律责任。自 2020 年至今，我们共查处存在失信行为的供应商 66 家，其中一般失信 52 家，严重失信 14 家。医院将 52 家一般失信行为供应商列入重点关注名单，与 14 家存在严重失信行为的供应商终止合作关系。通过对供应商和合作银行的信用监管，进一步规范了依法执业和医药购销行为，营造出"诚实守信、合法经营"的良好营商环境，有力推动了清廉医院建设。

近年来，工程建设领域的腐败和诚信问题持续引人关注。针对我院在建的郑州市中心医院高新医院项目，郑州市中心医院和项目承建单位中建七局共同开展了"廉洁·诚信工程联创联建"暨"廉洁·诚信文化进工地"活动。在项目建设过程中，双方以创建"优质、廉洁、诚信、阳光"工程为主题，以联创联建的形式，将中建系统"超英廉洁文化示范点建设"和卫健系统"清廉医院"建设活动紧密结合，在工地积极开展廉洁、诚信制度建设和文化宣传活动，倡导守信践诺，安全文明施工。活动明确要求，建设单位要为承建单位提供"保姆式"服务，及时结算、拨付工程款和农民工工资；贯彻"来了就是中心医院人"的医院十大卓越文化，关爱一线建筑工人身心健康，定期为施工单位人员组织免费健康体检。通过深化"亲清"合作关系，营造项目诚信友善建设氛围，助力郑州市重点民生工程建设。

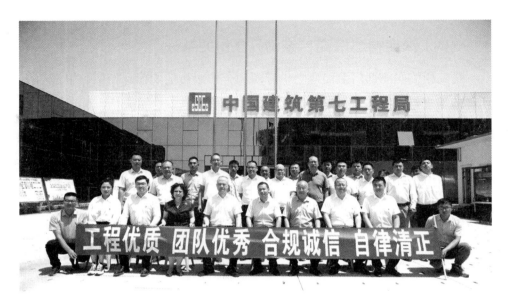

图 28-4　高新医院项目"廉洁·诚信工程联创联建"
暨"廉洁·诚信文化进工地"活动

四、扎实推进，信用体系建设初具成效

郑州市中心医院党委以信用体系建设为载体，创新地把信用体系建设引入医院发展全过程、各方面，将职工信用档案、医德医风档案、中层干部廉政档案、医师技术档案深度融合并强化结果应用，严格供应商和合作银行信用监管，确保信用体系建设工作优化升级，有力促进了我院政治生态持续净化，人民群众就医体验持续提升。

如今，讲诚信、守信用已成为中心医院人广泛认同并自觉遵守的价值追求和行为准则。医院领导班子成员以身作则，率先垂范，全院职工朝气蓬勃、正能量充盈，规矩、规则意识更牢，科研诚信度更广，创新能力更强，服务能力更优，患者满意度更高。2022 年，郑州市中心医院荣获河南省"提升医疗服务十大举措标杆单位"，是全省唯一的一家。连年荣获"河南省群众满意医院"称号。院长连鸿凯荣获 2022 年度"卓越领导力医院领导者·创新领航者"奖项。医院信用体系建设工作被《郑州动态》、信用中国（河南·郑州）、国家级信用信息平台“新华信用”等分别进行展示报道。院纪委书记靳凤梅受邀在中国医药卫生文化协会第二届中国诚信健康医疗大会上作信用体系建设经验分享。

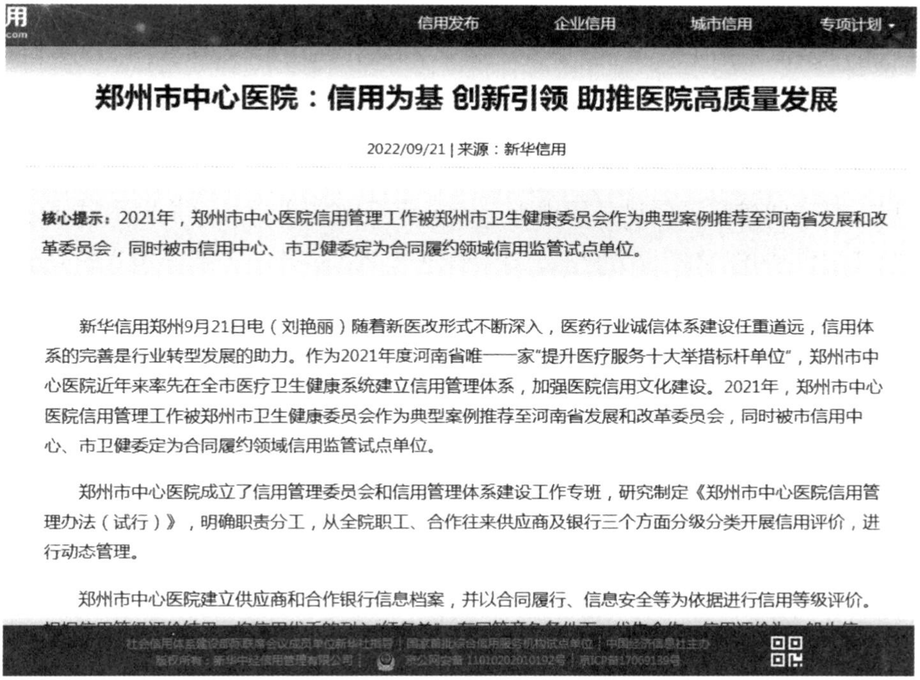

用

信用发布　企业信用　城市信用　专项计划

郑州市中心医院：信用为基 创新引领 助推医院高质量发展

2022/09/21 | 来源：新华信用

核心提示：2021年，郑州市中心医院信用管理工作被郑州市卫生健康委员会作为典型案例推荐至河南省发展和改革委员会，同时被市信用中心、市卫健委定为合同履约领域信用监管试点单位。

新华信用郑州9月21日电（刘艳丽）随着新医改形式不断深入，医药行业诚信体系建设任重道远，信用体系的完善是行业转型发展的助力。作为2021年度河南省唯一一家“提升医疗服务十大举措标杆单位”，郑州市中心医院近年来率先在全市医疗卫生健康系统建立信用管理体系，加强医院信用文化建设。2021年，郑州市中心医院信用管理工作被郑州市卫生健康委员会作为典型案例推荐至河南省发展和改革委员会，同时被市信用中心、市卫健委定为合同履约领域信用监管试点单位。

郑州市中心医院成立了信用管理委员会和信用管理体系建设工作专班，研究制定《郑州市中心医院信用管理办法（试行）》，明确职责分工，从全院职工、合作往来供应商及银行三个方面分级分类开展信用评价，进行动态管理。

郑州市中心医院建立供应商和合作银行信息档案，并以合同履行、信息安全等为依据进行信用等级评价。

图 28-5　相关媒体报道医院信用体系建设情况

完善信用体系建设、全面推进清廉医院创建任重道远。下一步，郑州市中心医院将以党的二十大和二十届中纪委二次全会精神为指导，围绕“能力与作风重塑”工作主题，聚焦清廉医院创建十大行动，在推进信用体系管理与清廉医院创建深度融合上再发力、再突破、再提升，以实际行动贯彻落实全面从严治党总要求，为助力健康河南、健康郑州贡献中心医院力量！

第29章

安消一体化建设　保障医院优质发展

　　随着医疗机构的不断增加，医院的火灾防控问题越来越受到人们的关注。针对当前医院消防建设存在的问题和挑战，郑州市中心医院提出了以安消一体化为基础的医院智慧安防建设。通过整合现有的安全系统和消防设备，探索智慧消防技术在医院安全管理中的应用，以实现医院火灾的早期预警、远程监控和自动灭火，提高医院火灾防控的能力和效率。

一、安消一体化的提出及发展

　　一直以来，传统消防管理模式主要以"消"为主，以最大效率实现对火情的处理，而对火情的预警并未给予太多的重视。但随着安全隐患日益增多，在新兴技术的推动下，出现了智慧消防概念和应用，使传统消防管理模式受到冲击并发生着巨大的变革。智慧消防是指通过应用远程监控、温度传感器、火灾烟雾监控、水压监控、电气火灾监控等感知设备，扩大监控感知覆盖范围，进而有效提升消防安全风险预测预警能力，是一种信息化的预防监管模式。

　　在智慧消防建设的基础上，将安防与消防深度融合，打造安消一体化管理体系，已成为安防和消防领域共同的发展方向。尤其是在大数据、云计算、物联网等新兴技术的快速发展之下，安消一体化格局正在加速形成。

　　近年来，国家相关部门出台了《关于全面推进"智慧消防"建设的指导意见》《关于推进医院安全秩序管理工作的指导意见》等文件，深度推进各领域开展安消一体化建设。郑州市中心医院积极响应，建立起智慧感知预警平台，实现全院消防安全防范工作规范化、可视化、流程化管理，为医院高质量发展建设目标的达成做好安全保障工作。

二、安消一体化建设的重大意义

在传统的医疗机构安全管理中，消防系统和安防系统是各自独立建设，各建筑物的消防、安防系统也是各自为政，成为长期存在的消防安全隐患。医疗机构作为人员密集型场所，存在楼宇建筑密、楼层高，大型医疗设备多、人员聚集等复杂环境特点。这就迫切要求医疗机构要加强安全管理，护航医院高质量发展。因此，安消一体化建设，对于医院高质量发展具有重大意义。

一是促进医院消防安全管理组织更加健全、医院消防安全管理体系更加规范、风险预警机制更加高效、突发事件处置机制更加健全。安消一体化建设，推动医院安全防范体系逐步实现系统化、科学化、高效化、智能化。

二是构建安全防范统一平台，促进医院安全防范可视化能力、安全防范预警能力、安全防范网上管理能力和服务水平的全面整合（监控、报警、门禁等系统），变被动应急为主动防控，实现安全防范目标。

三是安消一体化建设可以提升智能运维管理能力和水平。利用BIM（建筑业信息化模拟）三维模型实现精细化设备运维管理；可对数据进行深入利用，多维度比较、汇总、分析，进一步挖掘数据增值空间，提升安全防控智能化管理水平。对子系统设备运行数据进行实时采集，监控运行状态，实现人与人、设备与建筑物之间的互联互通，实现设备的全生命周期管理，实现安防、管理、维护同步进行。

三、安消一体化建设面临的问题

安消一体化建设，首先要了解现实情况。我们通过实地风险点排查，了解医院范围内安全风险防控的基本状况和底细，进而提出改进的目标和策略。加强顶层设计，科学规范，逐步推进。在全面的摸底调查，掌握全面情况的基础上，我们进行了深入的梳理和分析，发现存在以下问题。

（一）建筑布局落后

许多建筑大多始建于 20 世纪 80 年代中后期。原有建筑已经历经数次改动和变更，从建筑结构到功能定位近乎达到其极限，其间虽然经过数次升级改造，但仍旧无法满足医院发展需求。从安全角度看，这类建筑中，安全隐患会持续增加，将会阻碍医院高质量发展的步伐。

（二）安防管理体系不健全

以往的安全管理存在安全风险管理制度不健全的问题，甚至存在有些制度缺失、应急预案缺乏等突出问题。这种状况制约了医院安全工作的顺利开展，阻碍了医院安防管理水平的提高。对照国家有关法律法规、行业标准、地方规定，结合医院实际，制定完善的安全防范管理体系，做到管理有体系、工作有目标、考核有方案、实施有细则、制度有依据、可操作性强、时限广、参与面广等一系列的安全防范管理要求，是安消一体化建设迫在眉睫的任务。

（三）安防管理系统不完善

在双重预防（坚持治标与治本、重点治理与分级治理相结合）体系建立之前，医院安全生产管理信息系统基本上处于表层工作状态，仅有视频监控、消防中控和设备维修上报等相关部门各自独立、相互隔绝的信息系统，系统与系统之间不能相互兼容，未能实现信息资源共享。安全隐患上报流程还停留在人工巡查、书面记录等传统操作阶段，监管功能尤其是实时监管无法得到实现。隐患整改闭环管理无法得以实施，必将存在安全隐患被遗漏的风险。

（四）安防管理能力不强

一是安全检查没有建立长效性工作机制。突击检查是安全管理工作开展的主要形式，这样的检查方式造成一些空子，检查时紧抓安全，不检查时就忽视安全预防。二是安全检查没有具体的标准。对某些重点区域进行隐患查找时，没有可遵循的具体标准，对具体环节的检查落不到实处，难免会留下隐患。三是缺乏专业知识。随着医院的发展，院内大型医疗设备不断增加，危险源和风险点也不断增加，这对医院的安全风险防控、防范措施落实等方面提出了更高的要求。然而，旧的医院安全风险防控措施缺乏可操作性，安全生产事故发生概率不断攀升，给医院业务运行环境带来了诸多不稳定因素。医院还面临专职管理人员业务水平不高、专业技能水平不齐等问题。

综上所述，在大安防概念以及智能化消防的驱动下，安消一体化建设已成为医院安全管理的必要和重要手段。通过运用大数据、云计算、区块链、人工智能等技术，从数字化到智能化再到智慧化，推动安防管理手段、管理模式、管理理念的创新，使医院的安防管理智能化，是推进医院安消一体化建设和安消治理能力现代化的必由之路。

四、安消一体化建设实践

郑州市中心医院的安消一体化建设是在实施合同能源管理模式基础上进行的，参与安消一体化建设除了医院之外，还有合同能源服务企业加入其中。在实践中取得良好效果。

（一）强化过程管理，加强顶层设计

1. 树立双重预防体系基本理念。

双重预防体系基本理念，即坚持治标与治本、重点治理与分级管理相结合。树立双重预防体系基本理念，首要原则是"服务保障，抓大放小"，即突出服务保障，抓住每个部门每个环节的大问题大隐患。关注重点是人员密集场所，大型设施设备，关键的部位、环节或部门。所要达到的目的是：从辨识风险出发，把风险控制在隐患形成之前，把风险控制在风险控制的手段上。通过隐患排查，及时查找风险控制过程中可能存在的缺失和漏洞，在安全事故发生前将其消除在萌芽状态。

2. 建立健全分级管控安全生产风险防范机制。

根据上级要求，结合我院实际，建立健全分级管控安全生产风险防范机制，提前采取有效措施控制各类安全生产风险隐患，着重提高安全生产风险防控能力。及时解决安全生产风险防控方面存在的监管盲区和安全生产事故发生概率高的问题。把医院在高质量快速发展中出现的尚未被纳入视野的新的安全风险纳入管控之中，在医院年度制度修订中不断完善安全生产风险分级管控制度。对院区所有风险点和危险源，组织安全生产专家开展全面风险评估与评价，对评价结果进行等级划分。利用信息系统开展风险识别管控和隐患巡查检查，实现安全风险分级管控和隐患排查常态化。加强安全防范治理理论研究，完善相关制度体系，理论与实践相结合，推动分级管控安全防范机制科学化、规范化运行（见图29-1）。

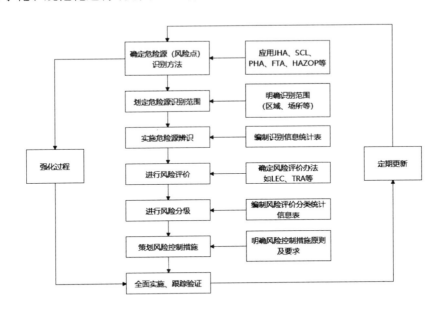

图 29-1　风险分级管控程序

3. 制订全方位安全风险、隐患排查工作方案。

在各个环节开展安全隐患大排查，把安全隐患消灭在萌芽状态。安全生产自查、巡查、排查是发现和消除事故隐患、落实安全措施、预防事故发生的重要手段，是做好安全生产双重预防工作的一种有效形式。深入细致地调查研究安全生产过程中发现的各种不安全因素，查找不安全因素节点并采取相应措施，及时整改事故隐患；把安全生产自查、检查、排查工作作为安全生产的一项工作来抓，把可能存在的安全生产风险的各种因素消除在初始阶段，做到防患于未然（见图29-2、表29-1）。

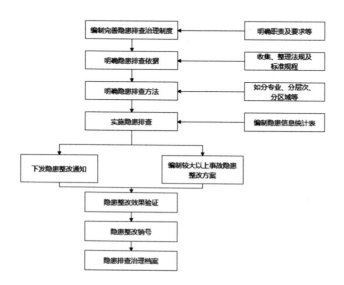

图 29-2　事故隐患排查治理程序

表 29-1　重点区域风险排查信息

设备设施基本信息				风险辨识信息					日常隐患排查	综合隐患排查		专业或专项隐患排查	季节性隐患排查	节假日隐患排查
编号	对象名称（设备设施名称）	设备设施类型	区域/位置	管辖部门/单位	序号	检查项目	检查标准	不符合标准情况	主要后果	每班一次/岗位级	每月一次/科室级	半年一次/医院级	（电气线路）每季度一次/科室	每季度一次/部门	节前2天/医院级
1	药库	场所类	2#B1F	药学部	1	防火分隔	药房应设在独立建筑内或建筑内的独立区域内，与其他场所应采取防火分隔措施。	药库应设在医院一角或与四周建筑不相毗连的独立建筑内，不得与门诊部、病房等病员密集的地方毗连，不得靠近X线胶片室、手术室、锅炉房。	火灾	√	√	√		√	√
					2	平面布置	药房内不应设置休息室、办公室，值班室夜间不应留人住宿。	药房内设置休息室	火灾	√	√	√		√	√
					3	大功率用电器	用于制剂的电器电炉、恒温箱、烤箱等电器，应由专人负责设置在制剂室内的固定地点使用。	设置在制剂室内的电炉、恒温箱、烤箱等用电器，无专人负责。	触电、火灾	√	√	√		√	√

4.完善风险评估机制。

一是及时进行安全风险评估。结合院区实际情况，合理运用脆弱性分析、风险矩阵评价法（LS）、LEC（评价作业危险性的一种方法）评价法、半定量安全评价等方法，全面系统分析院内危险源、风险点，统计并形成存在的安全风险清单（见表29-2）。

表29-2　设备设施评价记录和风险分级管控措施

检查项目（危险源）		标准	不符合标准情况及后果	现有管控措施					评价级别	风险等级
序号	检查项			工程控制	管理措施	培训教育	个体防护	应急处置		
1	火灾报警功能	消防联动控制设备能接收来自火灾报警控制器或火灾触发器件相关火灾报警信号	火灾	维保单位定期进行维保、检测	制定消防监控室管理规定；制定设备点检表，每日进行设备点检	消防监控室人员进行操作技能及理论知识培训	/	火灾事故：发生火灾报警信号，立即要求相应人员进行现场核查，如发现误报警，立即进行解除；如发现火灾真实发生，立即要求现场员工组织使用灭火器等进行灭火，报告主管领导，并疏散周边人群；当火势不可控制时，立即组织人员撤离现场，控制现场出入人员，清点现场人数，拨打119报警电话，等待救援	4	5
2	故障报警功能	当消防联动控制设备内部或与其相连的部件间发生故障时，应能在100s内发出与火灾报警信号有明显的区别的声、光故障信号	火灾	维保单位定期进行维保、检测	制定消防监控室管理规定；制定设备点检表，每日进行设备点检	消防监控室人员进行操作技能及理论知识培训	/	火灾事故：发生火灾报警信号，立即要求相应人员进行现场核查，如发现误报警，立即进行解除；如发现火灾真实发生，立即要求现场员工组织使用灭火器等进行灭火，报告主管领导，并疏散周边人群；当火势不可控制时，立即组织人员撤离现场，控制现场出入人员，清点现场人数，拨打119报警电话，等待救援	3	3

风险排查、评估后，根据风险标识的结果，逐一确定各个危险源和风险点相对应的风险等级以及面临的残余风险等级，制订预防方案。具体而言，结合风险排查和评估结果，将危险源和风险点设置为不同的风险等级，即重大风险为第一级，较大风险为第二级，一般风险为第三级，低风险为第四级；不同的风险等级，相应地标注为红、橙、黄、蓝四种颜色标示。医院的风险管理人员根据实际情况，在系统里设置必要的风险警示标志标识，向医院员工宣传并帮助其认识各区域、各重要部位等的风险警示标志标识的含义。通过在院内设置风险警示标志，警示员工安全操作、规范作业，从而在一定程度上避免风险发生。

二是完善安全风险防控三级质量控制管理体系。按照医院质量安全管理要求，建立安全风险防控三级质量管理体系，三级安全风险质量控制为安全生产管理委员会，二级安全风险质量控制为安全生产风险防控监督管理行职科室，一级安全风险质量控制为各临床、医技科室，推动医院安全风险防控能力全覆盖。安全风险防控结合《中华人民共和国安全生产法》的相关要求，以及《河南省三级医院评审实施细则（2022版）》的具体要求，制定风险管控安全生产责任制，履行风险管控责任，把源头防范、系统治理、依法监管落实到安全风险管控和生产事故隐患治理中。明确指导思想，明确工作目标，明确工作任务、措施和职责。

三是开展安全生产管理能力提升专项培训。利用安全生产月、消防宣传月开展科室安全员能力提升培训，实现医院安全风险防控能力的全面提升。通过培训，构筑安全管理的大网络，提升医院科室安全员的政治站位、大局意识，使之担当起服务医院安全的使命和责任。

（二）搭建智能感知预警平台，落实双重预防体系

在安消一体化建设中，医院搭建了智能感知预警平台。平台由三大模块组成，即智慧火灾预警系统、智慧消防水系统、智慧用电系统。为有效落实双重预防奠定了基础。

1.打通智慧消防和双重预防两大系统。

医院作为公共场所，人员密集，若发生消防安全事故，人员伤亡、财产损失将不可想象。尤其是电气化医疗设备的应用，让医院电气火灾发生的可能性大大增加。将智慧用电系统纳入双重预防体系，可全面监测医院用电安全。通过向平台端和医院管理者手机端提前预警可能发生的消防隐患，相关人员可及时、果断处置，化解风险隐患，遏制消防安全事故发生，为院内各项工作正常开展保驾护航。同时，智慧用电系统也提高了用电管理的信息化、智能化水平。

针对医院部分建筑年代较早，重新安装消防中控系统难度较大的特点，安装了智能烟感等智能消防设施。如果出现火情，智慧火灾预警系统及时反应，在智慧感知预警平台上第一时间向医院消防安全管理人员、消防负责人等发出预警，管理者得到预警后可充分调动医院人力、物力，有效地把火灾控制在萌芽状态。

　　智慧消防水系统以传感器技术、无线通信技术以及窄带物联网 (NB-IoT) 等技术实施预警管理。在医院一些消防设施的关键点、不便于巡查点安装上传感器和采集装置，定时采集消防水箱、应急水池的液面和喷淋、消火栓等系统的实时数据，对水系统水位、水压情况进行实时监控。如果水位、水压出现异常，系统将反映到智能感知预警平台，平台即刻电话通知、预警联系人，相关人员接到预警及时到现场确认情况。这样既节约巡查时间，降低人员劳动强度，也提高了预警能力（见图 29-3）。

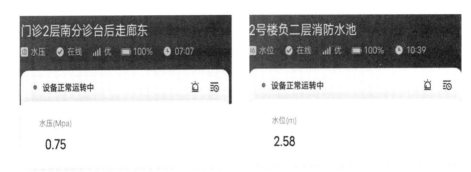

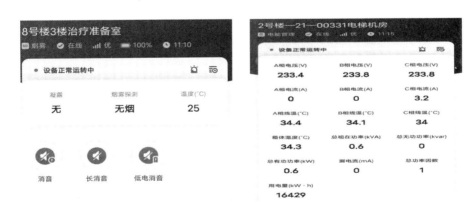

图 29-3　智慧安防实时监测数据

2.升级火险识别预警管理智能系统。

　　通过收集、统计医院危险源数据，对医院火灾危险源类型进行归纳整理，并上传到智能感知预警平台。管理人员可以关键字的形式，根据火灾危险源的各种属性信息在智能感知预警平台进行查询检索；系统以统计报表和统计图的方式，将危险源的各种统计数据显示出来。管理人员可运用科学的风险评估方法，得出安全风险系数，确定危险的大小。同时，智慧火灾预警系统可根据危险源、管理人员、现场作业人员等不同类型、不同情况生成危险源清单，供相关人员随时了解、查看危险源管理情况，并可建立起统一的危险源档案。

我院安消一体化建设以物联网技术为核心，利用覆盖面广、连接力强、功耗低、成本低的 NB-IOT 技术，将烟感探测器、电气火灾探测器、剩余电流互感器、温度传感器、水压探测器等多种类型传感探测器的无线传感终端接入智能感知预警平台，实现了对电气设备、消防用水、烟、明火及环境温度、设备环境等的实时监控，提高了处置消防隐患和危情的效率。

3. 完善消防检查闭环管理，实现实时智慧测试。

医院消防安全管理工作的一个重要环节，就是消防安全检查人员要按时、保质地完成检查任务，这需要构建提高消防安全检查效率的消防检查闭环系统。一方面，智能感知预警平台可协助医院消防管理人员依据医院建筑结构、路线等相关数据，科学制定巡视任务、巡视路线、巡视频次，合理调配防火巡视人员；消防管理人员还可根据手机终端中的巡视报表，要求巡视人员到点定位、全面记录、上报巡视信息，确保不遗漏巡视任务；对发现的问题可进行有效的跟踪处理，实现消防检查闭环管理。另一方面，通过智慧感知预警平台，管理人员能够实时查看和掌握巡视人员的巡视轨迹、工作动态和任务完成情况，加强了对巡视人员的工作监督。结合巡查员信息制定系统数据报表，对巡查员的流程管理、环节管理、绩效管理等方面进行动态跟踪，对人员的工作状态、工作效率、工作效果进行分析，使消防安全巡防工作真实有效、提高效率。

4. 动态管理消防设施设备。

智能感知预警平台实现了动态管理消火栓系统、喷淋系统、燃气灭火系统及灭火器、防火门和防火卷帘等消防设施。通过在消防供水系统中安装传感器，收集管网式水压数据、阀门状态数据、消防水位等信息，在气体灭火系统中安放传感器，收集钢瓶重量或瓶内压力、启动瓶及选择阀门状态等数据，通过智慧消防水系统，将数据上传到智能感知预警平台。管理人员可以通过客户端实时查看,可以根据各种数据状况进行评估,并可设置报警点位置。出现异常情况时,智能感知预警平台将报警信号发送给管理人员终端,使之及时进行维护和检修,以消除安全隐患。医院的摄像监控系统,如果发现不符合消防要求的现象时,能够将影响消防安全、有碍抢险救援等不良信息上传到智能感知预警平台,及时通知安防管理人员进行整改。同时,在灭火器等消防设备上安装电子标签,其生产日期、维修日期、消防设备性能参数等,管理人员通过扫描标签即可一目了然。

五、安消一体化建设经验总结

一是大幅度提高医院整体消防安全防控水平及安全治理能力,保障医院健康高质量发展。安消一体化建设为医院安防部门提供安全管理大数据,科学合理运用大数据实现安消设施设备全生命周期管理。同时,医企双方本着互惠互利原则,共同探索安消一体化建设新模式。此举为医院节省了平台建设资金,也为企业提供集约化、科学化服务,探索出一条新的合作模式。

二是提高了医院安防工作效率。在医院安防工作中,解决了管理责任不明确、日常管理有遗漏等问题,效率明显提高。在具体工作中,坚持主动巡查,工作重心前移,将被动预防转变为主动发现问题和解决问题。

三是大幅度降低隐患数量。安消一体化建设优化了巡视流程,实现了网格化管理与风险排查、隐患治理的有机结合。明确了各部门不同的检查范围、检查内容、工作要点、实施步骤和注意事项,确保检查质量。自安消一体化建设开展以来,主动排查 415 个风险点,在重点区域张贴风险四色图和应知应会的风险管控明白卡,把安全事故消除在萌芽状态,有效降低了风险隐患数量。

安消一体化模式是智慧医院建设中的重要一部分。实施安消一体化建设,提升了郑州市中心医院消防安全管理能力,为医院高质量发展提供了坚实的安全保障。

第30章

全周期医疗纠纷预防与处置模式

医疗纠纷是各类医疗机构不可回避的问题。我国在国家层面出台的一系列文件如《医疗事故处理条例》《医疗纠纷预防和处理条例》《中华人民共和国民法典》等，对医疗纠纷的应对、处置和责任判定作了明确的法律规定。《河南省医疗纠纷预防与处理办法》为我省医疗纠纷的处置与预防提供了较为具体的法律保障。医疗纠纷的预防与处置正走向法治化、规范化、标准化的发展轨道。

纵观国内外，目前尚未有一种行之有效的，可以减少医疗纠纷发生，一旦发生即可及时解决的医疗纠纷预防与处置模式。因此，在实践中探讨一种"预防、处理、总结"全过程、全方位、可持续改进的医疗纠纷防控与处置模式具有重要的现实意义。

一、医疗纠纷处置模式概要

目前，国际上对医疗纠纷的处置模式不尽相同。美国对医疗纠纷的处理主要有两种途径：一是通过协商达成和解，二是通过司法程序解决。加拿大医疗纠纷处置的方法主要是：一是协商解决，二是仲裁解决。英国医疗纠纷处置主要由三个阶段组成：一是投诉阶段，二是独立机构调解仲裁阶段（主要包括仲裁委员会、仲裁庭等），三是司法程序阶段。综合上述国家的医疗纠纷处理机制来看，大多是以协商为主，辅以司法程序或独立机构调解仲裁的方式来解决。另外，为人熟知的替代性纠纷解决方式 (Alternative Dispute Resolution，ADR) 是国际上常用的一种解决医疗纠纷的方法。ADR 概念源于美国，原指 21 世纪逐步发展起来的各种诉讼外纠纷解决机制，现已引申为对各国普遍存在的民事诉讼制度以外的纠纷解决程序或机制的总结，又称为非诉讼纠纷解决模式。ADR 的形式包括调解、仲裁、谈判 (协商)。

就国内而言，2008 年 3 月，浙江省宁波市人民政府颁发了《宁波市医疗纠纷预防与处置暂行办法》。该办法凭借第三方的力量，设置医疗纠纷"缓冲区"，把医疗矛盾从院内冲突转移到院外调解，引导医疗纠纷在法律框架内解决。宁波这一医疗纠纷处理模式受到我国社会上的广泛关注，被称为全国首创的医疗纠纷"宁波解法"，具有积极的推广意义。2013 年，北京积水潭医院形成了医疗投诉、纠纷管理专业化的特有模式——积水潭模式，开辟出了一条以专业化理念为基础，以标准化制度为准绳，以一站式服务为特色的医院投诉、纠纷专业化管理模式。

目前，国内解决医疗纠纷主要通过院内协商、第三方调解、司法诉讼等途径。医院的关注点多半是医疗争议的处理或预防，鲜有集预防、处理、总结于一体的系统化医疗纠纷解决模式，因此探究行之有效的医疗纠纷预防与处置模式显得尤为重要与意义重大。

二、创新医疗纠纷预防与处置新模式

近年来，郑州市中心医院聚焦急危重症一体化建设、ERAS（加速康复外科）管理、腔镜技能培训、日间手术推进、疑难病例讨论、"揭榜挂帅"技术推广、诊疗组建设、医患沟通培训等专项工作，医疗质量持续提升，医疗安全得到有效保障，医疗投诉和纠纷的发生率显著降低。与此同时，医院不断加大对医疗不良事件的预防与管控力度，确保医疗投诉、纠纷发生率在可控范围内，保持恶性事件"零发生"。医院通过医疗纠纷案例总结分析、沟通标准化比赛等多种方法，提升科室的纠纷风险防控能力，高度重视并把握医疗纠纷的事前预防、事中止损、事后处置的关键环节，对可能发生的医疗纠纷进行重点管理，力求将其解决在萌芽状态。通过对医院医疗纠纷预防与处置的总结与分析，结合卓越绩效管理理念，医院逐步形成了包含三大主体与三大阶段的集医疗纠纷预防、处置、分析总结于一体的独具特色的"三三"（"三大主体""三大阶段"）全周期医疗纠纷预防与处置模式。"三大主体"就是医院、医生、患者，"三大阶段"就是事前预防、事中处置、事后总结。2022 年 4 月，医院先后出台了《郑州市中心医院集团内医疗纠纷同质化管理流程》《郑州市中心医院集团内医疗纠纷标准化处置流程》《郑州市中心医院集团内医疗纠纷预防措施归纳流程》。2023 年 6 月，郑州市中心医院正式形成了《"三三"全周期医疗纠纷预防与处置模式》。

（一）领导架构与职能分工

为推进重大医疗纠纷的预防与处置模式的建立进程，医院从顶层设计入手（见图 30-1），成立了以主管院长为组长的医疗纠纷预防与处置领导小组，领导小组下设办公室，办公室设在医务科。领导小组直接指导医务科的医疗纠纷

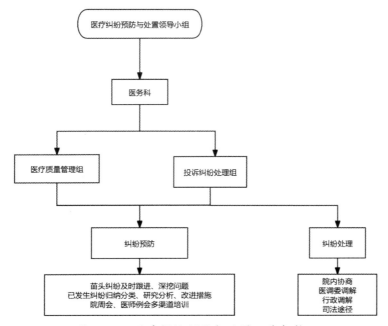

图 30-1　医疗纠纷预防与处置职能架构

预防与处置工作。为确保医疗纠纷有效预防与处置，医务科下设两个组：医疗质量管理组与医疗投诉纠纷处理组。两个组对医疗纠纷隐患事件苗头及时跟进、深挖问题，及时处置于未然；对已发生的医疗纠纷归纳分类、研究分析，制定改进措施，通过院周会、医师例会等会议形式多渠道展开培训，对员工进行医疗纠纷的预防教育；及时引导患方通过院内协商、医疗纠纷人民调解委员会调解、行政干预、司法诉讼等途径对医疗纠纷进行妥善处理、及时化解。

（二）医疗纠纷预防与处置新模式的概念及构成

"三三"全周期医疗纠纷预防与处置模式（见图 30-2）是一种全面、高效的医疗纠纷预防和解决方案。它强调了医院、医生和患者三大主体在医疗纠纷预防和处置过程中的重要作用。医院作为医疗纠纷预防与处置的第一责任方，应充分发挥其在医疗纠纷解决中的主导作用；医生作为医疗服务的提供者，应不断提高自身的专业素养和沟通能力，充分尊重患者的权益和诉求；患者作为医疗服务的接受者，也应理性对待医疗纠纷，通过合法途径维护自身的权益。新模式通过以下三个关键阶段来达到全周期管理，实现真正意义上的卓越绩效管理：

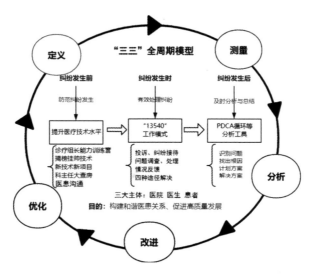

图 30-2 "三三"全周期医疗纠纷预防与处置模式

关键阶段一：预防医疗纠纷的发生。

首先，医院致力于预防医疗纠纷的发生，以确保患者的安全和权益。为此，医院通过诊疗组长能力提升训练营、"揭榜挂帅"技术的推广等举措不断提高医疗质量。通过科主任大查房、医疗值班等措施不断加强医疗安全的监控和反馈机制，以最大程度地减少医疗差错和不良事件的发生。通过这些措施的实施，医院能够为患者提供更加优质、安全的治疗和护理，使患者能够放心地接受治疗。

其次，医院注重与患者的沟通，力求为患者及其家属提供清晰、准确的医疗信息，确保患方能够充分了解医疗过程和存在的风险。通过耐心的解答和详细的解释，让患方更加了解自己的病情和治疗方案，从而能够更好地配合治疗。医务科在对医院以骨盆骨折、产科危重症患者为主的急诊科进行知情同意等诊疗流程的梳理，对即将出现的病例进行全程追踪，以全方位掌握知情同意过程、抢救流程、患者及家属满意度等第一手资料时，发现急诊科在危重患者抢救中主要存在如下问题：①抢救团队缺乏一个核心人物来进行统一的安排部署和指挥；②抢救团队缺乏一个熟悉患者病情及其家属需求的临床医生，他需要全程与患者及家属保持紧密联系；③从医院医患沟通的书面材料中发现向家属提供的信息不完整，提供的诊断信息不全面，提议的治疗或手术只有简单的名称，治疗选择的利弊、数字信息、替代治疗的选择、拒绝治疗的风险、治疗费用等重要信息不全；④各科单独沟通的书面材料较多，增加了患者家属的心理压力及负面情绪；⑤抢救团队缺乏对患者全程追踪的闭环管理。

由此，医院在分级诊疗、分级护理以及急诊分级转运取得成功的前提下，提出用"分层级知情同意"的管理模式，提升患者充分和真正参与共享医疗决策过程的可行性。对急危重症患者进行全程跟踪，通过统计沟通对象年龄、文化程度、是否熟人介绍、家属配合程度、家属期望值、病情严重程度以及是否有影响医患沟通的其他因素（经济状况、婚姻情况等）等，对沟通难易程度进行分级（见表30-1、表30-2）。采用分层级知情同意模式进行沟通，能使对急危重症患者的救治更系统、更规范、更高效。借助分层级知情同意达到以下目标：①缩短抢救等待时间，提高急危重患者救治率；②节约医疗成本，医患紧密协作，使整个救治过程更顺利，住院及康复时间更短，患者恢复更快，大大降低了医疗成本；③提高医方工作效率，在医院创伤、胸痛以及卒中等几大抢救中心基础上，分层级知情同意按清单式管理患者，使抢救团队成员之间配合更紧密，救治条理性更强，工作效率更高；④患者及其家属积极参与救治过程，减轻惊惶和恐惧的心理压力，大大提高了患者满意度；⑤使救治过程连续，形成对急诊危重患者的闭环管理。

表 30-1　严重骨盆骨折患者医患沟通情况评分表

分值 项目	2	1	0	评分
沟通对象年龄	≥ 65 岁	40—65 岁	18—40 岁	
沟通对象文化程度	小学及以下	初中—高中	本科以上	
是否熟人介绍	是	/	否	
家属配合程度	配合度低	/	配合度高	
家属期望值	高	/	低	
有影响医患沟通的其他因素（经济状况、婚姻情况等）	有	/	无	
ISS 评分	> 25 分	17—25 分	≤ 16 分	
总分	（0—4 分：A 套餐；5—9 分：B 套餐；10—14 分：C 套餐）			

表 30-2　分层级沟通套餐内容

沟通套餐	沟通主体	基础沟通	内容侧重点
A 套餐	一线医师	均需进行疾病诊治、并发症、特殊检查、特殊治疗、预后、花费等沟通	疾病诊治
B 套餐	二线医师		花费、特殊检查及治疗
C 套餐	二线 + 三线医师		并发症及预后

　　患者祁某某，42 岁，女性，孕 38+2 周，产时行胎心电子监护，见胎心最低降至 70—80 次 / 分，考虑发生"胎儿窘迫"，给予宫内复苏，胎心间断好转。一线医师建议剖宫产终止妊娠，患者阴道试产意愿强烈，拒绝剖宫产。因配合度欠佳，经分层级沟通评分为 5 分，启动 B 套餐（见表 30-1、表 30-2）。二线医师再次与患者及家属沟通，重点告知如继续试产可能发生"新生儿窒息"，治疗花费高，风险大。之后患方同意剖宫产，手术后新生儿及产妇均预后良好。

　　医院独具创新的分层级沟通方式，是以预防为主的针对性沟通。该沟通方式要求医务人员不仅要重视对疾病本身的诊治，而且要做到"会沟通、善沟通、巧沟通"，以有效的医患沟通促进医患信任、化解医患矛盾。沟通对象的年龄、文化程度、期望值等因素均对医患沟通的难易程度产生影响，应用分层级沟通贯穿急危重症患者整个诊疗过程，有助于提升医患沟通效率及救治成功率，促使医患双方相互理解、相互配合。

　　此外，医院还建立了完善的防范机制，包括针对可能出现的医疗纠纷制定的预防措施和应急预案、投诉处理及纠纷调解流程等。提高医疗质量、加强医患沟通、建立防范机制等措施的实施，旨在预防纠纷的发生，确保患者的安全和权益。这些措施的实施能够增强医院的竞争力，提高患者的满意度，有利于构建和谐、融洽的医患关系。

　　关键阶段二：强化过程管理。

　　当医疗纠纷发生时，医院职能科室会立即采取行动，按照"医疗纠纷处理标准化流程"（见图 30-3）及时对医疗争议事件进行深入调查，并对当事科室负责人及相关人员进行约谈。在此过程中，为了确保医疗纠纷得到妥善处理，医院会始终与患者及其家属保持良好沟通，以真诚、耐心的态度倾听他们的诉求，并尽最大努力达成院内和解。针对院内难以解决的医疗纠纷，医院会根据情况，适时引导患方通过第三方调解机构或司法途径来解决医疗争议。力求通过各纠纷解决途径的恰当选择，最大限度提高纠纷处置成功率。

　　为保障医疗投诉、纠纷得到及时、有效的处理，医院逐步形成了独具特色的"13540"医疗投诉、纠纷处理模式。医院严格遵循该模式，以高效、负责和透明的方式处理各类投诉。其中，"1"代表的是投诉一旦受理，即刻进行一站式服务，确保问题能够迅速得到解决。这种即时响应的工作态度，展现了医院对患者的尊重和关爱。"3"代表的是普通投诉在3天内得到回复。这一承诺体现了医院对工作效率的重视，确保患者能够及时得到反馈，问题得到妥善解决。这种快速响应机制，让患者感到安心和满意。"5"则是指复杂投诉在5天内得到回复。对于那些涉及多方协调或需要更多时间调查的投诉，医院会给予患者充分的解释和沟通，确保问题得到公正、合理的解决。这种处理方式体现了医院对患者的负责任态度。"4"是指医疗纠纷的4种解决途径，包括院内解决、医调委调解、法院调解和卫生行政部门调解。这种多元化的解决方式，为患者提供了更多的选择和保障，确保问题能够得到妥善解决。"0"代表的是销号解决，即问题得到圆满解决后进行闭环管理。这一环节确保了问题的彻底解决，避免类似问题再次发生。这种闭环管理方式，体现了医院对问题的根源性解决和持续改进的态度。

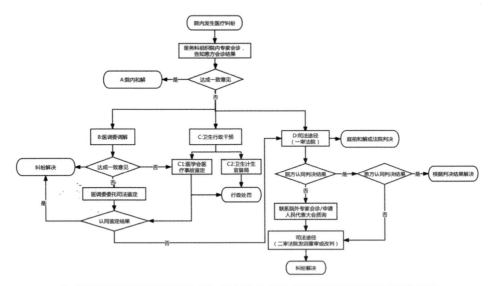

注：医疗纠纷的解决途径可为A/B/C/D任一途径，也可为A/B/D+C途径，即医疗纠纷既可有民事责任，也可有行政责任。

图 30-3　郑州市中心医院医疗纠纷处理标准化流程

在处理医疗纠纷的过程中，医院不断强化过程管理，不断优化医疗纠纷处置流程，始终坚持依法依规、公平公正的原则。无论是对于患者及其家属的合理诉求，还是对于医疗人员的合法权益，医院都会依法维护并保障。同时，医院还积极与社会各界合作，共同推动医疗纠纷解决机制的完善和发展，为构建和谐医患关系、促进社会稳定贡献力量。

关键阶段三：注重分析与改进。

医院会定期对医疗纠纷产生的根源进行深入的挖掘与分析，应用RCA（根因分析）、鱼骨图等管理工具及相关统计学方法，力求准确识别问题的本质。通过细致入微的分析与总结，找出医疗纠纷产生的根本原因与医院运行存在的缺陷。目前，医院将医疗纠纷发生的原因主要归纳为两大类：一类是医源性医疗纠纷，包括医疗过失纠纷和医方其他原因引起的纠纷；另一类是非医源性医疗纠纷，包括无医疗过失纠纷（难以避免的并发症引起的纠纷、医疗意外引起的纠纷、疾病自然转归引起的纠纷）和患方原因引起的纠纷。

医院高度重视对医疗纠纷工作的改进，因为在医疗纠纷处理过程中，医院能发现一些关键问题，例如沟通不畅、服务态度不佳等。针对这些问题，首先，医院进行深刻的分析和改进，通过PDCA（循环管理法）等管理工具的应用，拟定切实有效的预防措施，防范类似的问题再次发生，最大限度降低医疗纠纷发生率，提升服务质量和管理水平；其次，医院将医疗纠纷处理的结果及时反馈给管理层和相关的医护人员，使医院上下能够更好地了解问题原因之所在，并采取相应的措施加以改进；最后，医院还不断完善相关的制度和流程，加强医务人员的培训，确保类似的问题不再发生。有效反馈还能够提高医护人员的责任心和管理意识，从而提高整体的管理水平和医疗服务质量。

在全周期的医疗纠纷预防与处置模式下，医院不仅能够妥善解决当前的纠纷，还能够从长远的角度出发，采取切实有效的防范措施。此模式不仅有助于维护医患关系的和谐与稳定，还有助于提升医院的管理水平和医疗服务质量，进而推动医院的高质量发展。

三、医疗纠纷预防与处置新模式优点

（一）全面考量的系统性优点

新模式涵盖了医疗纠纷预防和处置的全部过程，包括预防、处理和总结反思。该模式不仅关注纠纷的处理，而且更为重视对医疗纠纷的预防和总结提升，强调了医院在应对医疗纠纷时的立体性。该模式要求医院在分析问题时全面地考虑各种因素，包括医疗服务流程、医疗技术、医院管理等各方面的问题。在处理医疗纠纷时，医院需要深入分析医疗服务流程，从患者的就诊到医生的诊断和治疗，每一个环节都需要认真审视和反思。通过对医疗服务流程的全面分析，可以发现医疗服务中的不足之处，并采取相应的改进措施，优化流程，提高医疗服务的质量和效率。医疗技术是医院在处理医疗纠纷时需要重点考虑的因素之一。随着医疗技术的不断发展和进步，医院需要关注技术的更新和应用，确保医护人员能够掌握最新的医疗技术，提高诊断和治疗的准确性和安全性。此外，医院管理也是医院在处理纠纷时需要考虑的重要方面。医院需要审视自身的管理制度、人力资源配置、物质资源配置等方面是否存在问题。通过对医院管理的全面分析，发现问题，及时改进，进一步提高管理水平和效率。这种系统性的分析方法有助于提高医院的医疗服务质量和管理水平，从而更好地满足患者的需求。

（二）相互合作的协同性优点

该模式强调医院、医生和患者之间的合作关系，促进了各方的沟通和协调，有助于构建和谐的医患关系。该模式的应用，使医院可以更好地了解患者的需求和关注点，医生可以更好地了解患者的病情并制订更加科学合理的治疗方案，而患者也可以更加清晰地了解自己的病情和治疗方案。这种医患间合作关系的建立，有助于减少医患之间的误解和纠纷，提高医疗服务的满意度和质量。该模式还强调了医患之间的情感联系和情感关怀。在医疗过程中，医生和患者不仅是医患关系，更是情感上的交流和互动关系。通过情感关怀和情感联系，可以增强医患之间的信任和理解，进一步促进和谐医患关系的建立。该模式也有助于增强医院内部的团队凝聚力和合作精神，提高医护人员的士气和满意度。

> 患者，男性，50岁，被农用三轮摩托车撞倒，以"头痛、头晕并左胸部疼痛1小时"送入医院急诊科。经查看头颅CT及胸部X线片后诊断为头皮下血肿、左胸第8肋骨骨折，腹部B超检查未见明显异常。急诊接诊医生告知其诊断及可能出现的其他后果，并在病历记载"不排除迟发性脾破裂可能"，对症处理后患者离院。离院前患者家属因为对病情不放心，询问当时在患者床旁的急诊科实习医生，实习医生说："问题不大。"6天后，患者再次入院，经检查显示脾破裂、失血性休克。急诊手术抢救，脱离危险。
>
> 出院时，患方要求医院给予赔偿："你们的医师说，问题不大，结果这么严重，命都差点保不住。"医务科了解各方面情况后，查看了急诊病历和住院病历，在急诊病历上确有"不排除迟发性脾破裂可能"字样，且有患方签字，遂对随意解释病情的实习医师进行了批评教育，并要求急诊科主任、接诊医生一同对患者家属再次进行解释，患者家属方才认可，离开了医院。

（三）迭代升级的可持续性优点

该模式要求医院定期对每类医疗纠纷进行深入的分析，通过RCA、PEST分析（宏观环境分析）等方法找出问题所在，并拟定改进措施。通过这些改进措施的实施，医院可以不断提升医疗服务质量、管理水平及整体竞争力，为患者提供更好的医疗服务。

另外，持续分析与改进也有助于医院与患者建立更加紧密的关系。通过了解患者的需求和关注点，医院可以提供更加个性化和人性化的医疗服务。

同时，医院也可以通过与患者的沟通和互动，增强患者的信任和满意度，促使医院能够适应不断变化的医疗环境，确保医院的可持续发展。该模式鼓励医院建立一种持续改进的文化氛围。医护人员需要积极参与到改进工作中来，通过团队协作和交流，不断优化医疗服务流程和技术。该模式迭代升级可持续的优点有利于提高医院的品牌形象和社会影响力，为医院的长期发展奠定坚实的基础。

医疗纠纷的良好预防与有效处理需要较强的责任意识，及时、公正、有效地处理医疗纠纷不仅有助于维护医院的声誉，也有助于保障患者的权益，进而提高患者及其家属对医院的满意度，增强他们对医院的信任和忠诚度。所以，有效的医疗纠纷管理是医院核心竞争力的重要组成部分。

"三三"全周期医疗纠纷预防与处置模式是医院全面推进卓越绩效管理的关键一环，是践行医院"病人的需要是第一位的"服务理念、预防和解决当前的医患矛盾、提升医院的管理能力的重要举措之一。郑州市中心医院将不断提高其社会影响力，持续推动医院的高质量发展。